Fisiologia e Farmacologia Aplicadas à Medicina Intensiva

Estudo Baseado em Casos Clínicos

Série CMIB - Clínicas de Medicina Intensiva Brasileira

- Volume Choque Circulatório
- Volume Gestão, Qualidade e Segurança em UTI
- Volume Terapia Nutricional no Paciente Grave
- Volume Delirium no Paciente Grave
- Volume Cuidados Perioperatórios no Paciente Cirúrgico de Alto Risco
- Volume Ecografia em Terapia Intensiva e na Medicina de Urgência
- Volume Sepse, 2ª Edição

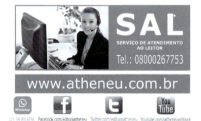

CMIB – Clínicas de Medicina Intensiva Brasileira

EDITOR
Marcos Antonio Cavalcanti Gallindo

Ano 24 – volume 27 – 2019

Fisiologia e Farmacologia Aplicadas à Medicina Intensiva
Estudo Baseado em Casos Clínicos

EDITORES
Rodrigo Santos Biondi
André Miguel Japiassú
Dimitri Gusmão Flôres
Flávio Eduardo Nácul
Frederico Bruzzi de Carvalho

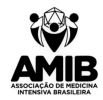
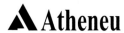

EDITORA ATHENEU

São Paulo	*Rua Avanhandava, 126 – 8º andar* *Tel.: (11)2858-8750* *E-mail: atheneu@atheneu.com.br*
Rio de Janeiro	*Rua Bambina, 74* *Tel.: (21)3094-1295* *E-mail: atheneu@atheneu.com.br*

CAPA: Equipe Atheneu
PRODUÇÃO EDITORIAL: Rosane Guedes

CIP-BRASIL. CATALOGAÇÃO NA PUBLICAÇÃO
SINDICATO NACIONAL DOS EDITORES DE LIVROS, RJ

F565

Fisiologia e farmacologia aplicadas à medicina intensiva : estudo baseado em casos clínicos / editores Rodrigo Santos Biondi ... [et al.] ; editor da série Marcos Antonio Cavalcanti Gallindo. - 1. ed. - Rio de Janeiro : Atheneu, 2019.
    320 p. ; 24 cm.   (CMIB : clínicas de medicina intensiva brasileira)

    Inclui bibliografia e índice
    ISBN 978-85-388-1052-0

    1. Fisiologia. 2. Farmacologia. 3. Medicina de emergência. 4. Tratamento intensivo. I. Biondi, Rodrigo Santos. II. Gallindo, Marcos Antonio Cavalcanti. III. Série.

19-59948   CDD: 615
                CDU: 615-085

Meri Gleice Rodrigues de Souza - Bibliotecária CRB-7/6439

17/09/2019   23/09/2019

BIONDI, R. S.; JAPIASSÚ, A. M.; FLÔRES, D. G; NÁCUL, F. E.; CARVALHO, F. B.
Série Clínicas de Medicina Intensiva Brasileira – Fisiologia e Farmacologia Aplicadas à Medicina Intensiva – Estudo baseado em casos clínicos

©*Direitos reservados à Editora ATHENEU – São Paulo, Rio de Janeiro, 2020.*

Editores

Rodrigo Santos Biondi
Especialista em Medicina Intensiva pela Associação Médica Brasileira/Associação de Medicina Intensiva Brasileira (AMB/AMIB). Fellow do American College of Critical Care Medicine. Coordenador das UTIs Adulto e do Programa de Especialização em Medicina Intensiva (PEMI) do Hospital Brasília, Brasília, DF. Diretor Científico e do Programa de Residência Médica em Medicina Intensiva do Instituto de Cardiologia do Distrito Federal (ICDF), Brasília, DF. Membro da BRICNet – Brazilian Research in Intensive Care Network. Membro do Comitê de Transplante e Doação de Órgãos da AMIB. Professor da Faculdade de Medicina da Uniceplac, DF.

André Miguel Japiassú
Médico Intensivista do Instituto Nacional de Infectologia – Fundação Oswaldo Cruz, Rio de Janeiro, RJ. Especialista pela Associação de Medicina Intensiva Brasileira (AMIB). Doutor em Ciências pela Fundação Oswaldo Cruz.

Dimitri Gusmão Flôres
Médico Especialista em Medicina Intensiva pela Associação de Medicina Intensiva Brasileira (AMIB). Coordenador Médico da UTI do Hospital da Mulher, Salvador, Bahia. Professor Adjunto da Faculdade de Medicina da Bahia (UFBA). Professor Permanente do Programa de Pós-Graduação em Medicina e Saúde – PPgMS (UFBA). Coordenador do Programa de Especialização em Medicina Intensiva (PEMI) e Residência Médica em Medicina Intensiva do Hospital da Cidade, Bahia.

Flávio Eduardo Nácul
Doutor em Medicina pela Universidade do Estado Rio de Janeiro (UERJ), Rio de Janeiro, RJ. Fellowship em Medicina Intensiva pela Lahey Clinic & Tufts University, Boston, EUA. Médico do CTI do Hospital Universitário da Universidade Federal do Janeiro (UFRJ), Rio de Janeiro, RJ. Médico do CTI – Cirúrgico do Hospital Pró-Cardíaco, Rio de Janeiro, RJ.

Frederico Bruzzi de Carvalho
Médico Especialista em Medicina Intensiva pela Associação de Medicina Intensiva Brasileira (AMIB). Mestre em Infectologia e Medicina Tropical pela Faculdade de Medicina da Universidade Federal de Minas Gerais (UFMG), Belo Horizonte, MG. Rotina do CTI do Hospital Luxemburgo, do Instituto Mario Penna, Belo Horizonte, MG. Coordenador Médico do CTI Adulto do Hospital João XXIII, da Fundação Hospitalar do Estado de Minas Gerais, Belo Horizonte, MG.

Colaboradores

ALEXANDRE GUIMARÃES DE ALMEIDA BARROS
Coordenador da UTI Adulto do Hospital São Luiz, Cáceres, MT.

ALLANA DOS REIS CORRÊA
Professora Adjunta do Departamento de Enfermagem Básica da Escola de Enfermagem da Universidade Federal de Minas Gerais (UFMG), Belo Horizonte, MG.

ANA LUIZA FERREIRA SALES
Médica Cardiologista do Serviço de Insuficiência Cardíaca e Transplante Cardíaco do Instituto Nacional de Cardiologia, Rio de Janeiro, RJ. Médica Cardiologista do Hospital Universitário Pedro Ernesto da Universidade do Estado do Rio de Janeiro (UERJ), Rio de Janeiro, RJ. Médica do CTI Cirúrgico do Hospital Pró-Cardíaco, Rio de Janeiro, RJ.

ANDRÉ GOBATTO
Médico Intensivista e Preceptor da Residência de Medicina Intensiva do Hospital da Cidade, Salvador, Bahia. Médico Assistente e Preceptor da Clínica Médica do Hospital São Rafael, Salvador, BA e do Hospital Sagrada Família, Salvador, BA. Professor de Clínica Médica e Medicina Intensiva da UNIME, BA e Unifacs, BA.

ANDRÉ GUSTAVO NEVES DE ALBUQUERQUE
Médico do CTI do Instituto Nacional de Câncer, Rio de Janeiro, RJ. Médico do CTI do Corpo de Bombeiros Militar do Estado do Rio de Janeiro, Rio de Janeiro, RJ.

ANDREA JULIÃO DE OLIVEIRA
Médica Neurofisiologista Clínica do Serviço de Neurofisiologia Clínica/ Eletrencefalografia do Hospital Felício Rocho, Belo Horizonte, MG.

ANDREA ZAPPALÁ ABDALLA
Médica Residente do Instituto de Cardiologia do Distrito Federal, Brasília, DF.

ANDRIELE VIEIRA
Doutoranda em Ciências da Saúde pela Universidade do Extremo Sul Catarinense, Criciúma, SC.

ANTÔNIO AURÉLIO DE PAIVA FAGUNDES JÚNIOR
Coordenador da UTI do Hospital Ortopédico e Medicina Especializada, Brasília, DF.

ANTONIO MAURÍCIO DOS SANTOS CERQUEIRA JUNIOR
Médico Intensivista do Hospital da Mulher, Salvador, Bahia. Especializando do Programa de Especialização em Medicina Intensiva (PEMI), Hospital da Cidade, Salvador, Bahia. Doutorando em Medicina pela Escola Bahiana de Medicina e Saúde Pública, Salvador, Bahia.

ARY SERPA NETO
Médico da Unidade de Terapia Intensiva do Hospital Israelita Albert Einstein, São Paulo, SP. Pesquisador do Instituto Israelita de Ensino e Pesquisa, São Paulo, SP.

BÁRBARA BOTELHO SCHIAVO
Residente de Cardiologia pelo Hospital Pró-Cardíaco, Rio de Janeiro, RJ.

BRUNA BRANDÃO BARRETO
Médica da Unidade de Terapia Intensiva do Hospital da Mulher, Salvador, Bahia.

BRUNA FIGUEIREDO MANZO
Docente do Departamento de Enfermagem Materno-Infantil e Saúde Pública da Universidade Federal de Minas Gerais (UFMG), Belo Horizonte, MG.

BRUNO CÉSAR RODRIGUES DO AMARAL
Médico Residente do Instituto de Cardiologia do Distrito Federal, Brasília, DF.

CARLOS DARWIN GOMES DA SILVEIRA
Médico Intensivista do Hospital Santa Luiza Rede D'Or São Luiz, Brasília, DF. Docente da Graduação em Medicina da Escola Superior de Ciências da Saúde (ESCS/DF).

CECILIA GOMEZ RAVETTI
Professora Adjunta do Departamento de Clínica Médica da Faculdade de Medicina da Universidade Federal de Minas Gerais (UFMG), Belo Horizonte, MG.

DOUGLAS MATOS
Médico Residente do Centro de Terapia Intensiva (Adulto) do Hospital Israelita Albert Einstein, São Paulo, SP.

EDMILSON BASTOS DE MOURA
Docente da Graduação em Medicina da Escola Superior de Ciências da Saúde (ESCS/DF). Intensivista do Hospital Sírio-Libanês, Brasília, DF, Hospital Santa Luzia Rede D'Or São Luiz, Brasília, DF e Instituto Hospital de Base, Brasília, DF.

EDUARDO PICCININI VIANA
Coordenador do Centro de Ensino e Treinamento em Anestesiologia do Hospital das Clínicas do Município de São Bernardo do Campo, SP.

EDVAR FERREIRA DA ROCHA JUNIOR
Médico Residente do Instituto de Cardiologia do Distrito Federal, Brasília, DF.

ELAYNE KELEN DE OLIVEIRA
Médica Residente de Clínica Médica da Universidade Estadual de Campinas (Unicamp), Campinas, SP.

FABIANA BASTOS REZENDE
Membro do Corpo Clínico da Unidade de Terapia Intensiva do Hospital João XXIII (FHEMIG), Belo Horizonte, MG e do Serviço de Endocrinologia do Hospital Vera Cruz, Belo Horizonte, MG.

FÁBIO FERREIRA AMORIM
Médico Clínica Respirar, Brasília, DF e Intensivista do Hospital Santa Luiza Rede D'Or São Luiz, Brasília, DF. Professor do Curso de Medicina da Escola Superior de Ciências da Saúde (ESCS), Brasília, DF. Coordenador do Programa de Pós-Graduação em Ciências da Saúde da Escola Superior de Ciências da Saúde (ESCS), Brasília, DF. Gerente de Educação Médica da Escola Superior de Ciências da Saúde (ESCS), Brasília, DF.

FABIO TANZILLOTO MOREIRA
Médico Intensivista e Preceptor da Residência de Medicina Intensiva do Departamento de Terapia Intensiva do Hospital Israelita Albert Einstein, São Paulo, SP.

FELIPE DAL-PIZZOL
Professor Titular do Curso de Medicina da Universidade do Extremo Sul Catarinense, Criciúma, SC. Coordenador Médico da UTI do Hospital São José, Criciúma, SC.

FERNANDA BAUMLE REESE
Preceptora da Especialização em Medicina Intensiva do Programa CEPETI, Curitiba, PR. Coordenadora da UTI Geral do Hospital do Trabalhador, Curitiba, PR.

GLAUCO A. WESTPHAL
Médico Intensivista do Hospital Municipal São José de Joinville, SC. Coordenador da UTI de Adultos do Centro Hospitalar Unimed de Joinville, SC. Médico da Central de Transplantes de Santa Catarina, SC.

GUSTAVO EDUARDO PIRES FONTENELLE
Professor de Endocrinologia pela Universidade Federal do Delta do Parnaíba (UFDPar), Parnaíba, PI.

HÉLIO PENNA GUIMARÃES
Professor Afiliado do Departamento de Medicina da Escola Paulista de Medicina da Universidade de São Paulo (EPM-Unifesp), São Paulo, SP. Médico Coordenador da UTI de Clínica Médica da Universidade Federal de São Paulo (Unifesp), São Paulo, SP. Médico da Unidade de Terapia Intensiva do Instituto de Infectologia Emílio Ribas, São Paulo, SP. Professor das Disciplina de Medicina de Emergência e Medicina Intensiva do Centro Universitário São Camilo, SP.

KELLY NOVAES ROCHA
Médica do Hospital Geral de Joinville, Joinville, SC.

KELSON NOBRE VERAS
Médico Intensivista Diarista no Hospital de Urgências de Teresina, PI.

LAIO COIMBRA
Especializando em Medicina Intensiva pelo Hospital da Cidade, Salvador, Bahia.

LAURA LINO PASSOS MACHADO
Residente em Cardiologia pelo Hospital Pró-Cardíaco, Rio de Janeiro, RJ.

LÍVIA PEREIRA MIRANDA PRADO
Anestesiologista do Hospital de Base de São José do Rio Preto, SP.

LOUISE FREIRE
Médica Cardiologista da Unidade de Emergência e do Centro de Insuficiência Cardíaca do Hospital Pró-Cardíaco, Rio de Janeiro – RJ. Médica da Unidade Coronariana e da Unidade de Emergência da Casa de Saúde de São José, Rio de Janeiro – RJ.

LUANA ALVES TANNOUS
Diretora Clínica do Serviço de Medicina Intensiva do Hospital Universitário Cajuru, Curitiba, Paraná. Professora da Escola de Medicina da PUC, PR.

LUDMILA CHRISTIANE ROSA DA SILVA
Acadêmica de Medicina na Universidade Federal de Minas Gerais (UFMG), Belo Horizonte, MG.

LUIZ GUILHERME VILLARES DA COSTA
Médico Anestesiologista do Corpo Clínico do Hospital Israelita Albert Einstein, São Paulo, SP.

MARCOS NOGUEIRA DE OLIVEIRA RIOS
Médico Intensivista do Hospital da Mulher, Salvador, Bahia. Médico Intensivista do Hospital Aliança, Salvador, BA.

MARIANA LUZ
Médica da Unidade de Terapia Intensiva do Hospital da Mulher, Salvador, BA.

MARILIA CANEDO MESQUITA CINTRA
Residente em Medicina Intensiva no Instituto do Rim de Goiânia, Goiânia, GO.

MARINA B. W. HORNER
Médica Intensivista do Hospital Municipal São José, Joinville, SC. Médica Intensivista do Centro Hospitalar Unimed, Joinville, SC. Médica Intensivista do Regional Hans Dieter Schmidt, Joinville, SC. Médica Intensivista do Hospital Dona Helena, Joinville, SC.

MATHEUS SILVA VAZ PEREIRA
Especializando em Terapia Intensiva pelo Hospital Estadual Alberto Torres, São Gonçalo, RJ.

MURILLO SANTUCCI CESAR DE ASSUNÇÃO
Médico Intensivista do Centro de Terapia Intensiva (Adulto) do Hospital Israelita Albert Einstein, São Paulo, SP.

PABLO BRAGA GUSMAN
Coordenador do Programa de Residência Médica de Anestesiologia, Hospital Meridional, Cariacica, ES.

PEDRO HENRIQUE ROSA DA SILVEIRA
Médico Rotina da UTI do Hospital Brasília, Brasília, DF.

PEDRO TÚLIO ROCHA
Nefrologista/Intensivista do Hospital Universitário Clementino Fraga Filho da Universidade Federal do Rio de Janeiro (HUCFF-UFRJ), Rio de Janeiro, RJ. Nefrologista/Intensivista do Hospital São Lucas, Rio de Janeiro, RJ.

PLINIO GOMES
*Coordenador da Equipe Multidisciplinar de Terapia Nutricional (EMTN) do
Hospital Pró-Cardíaco/Empresa de Serviços Hospitalares (ESHO), Rio de
Janeiro, RJ. Médico Intensivista do CEMO/INCa, Rio de Janeiro, RJ.*

PULCHÉRIA LEÔNCIO PEREIRA ARAÚJO
*Médica Intensivista do Hospital das Clínicas da Universidade
Federal de Minas Gerais (UFMG), Belo Horizonte, MG.*

RENATO ZITRON
Médico Residente em Anestesiologia do Hospital Israelita Albert Einstein, São Paulo, SP.

RICARDO GOULART RODRIGUES
*Preceptor do Programa de Residência Médica em Medicina Intensiva do
Hospital do Servidor Público Estadual (HSPE), São Paulo, SP.*

ROBERTA TEIXEIRA TALLARICO
Médica Rotina do Hospital Ortopédico e Medicina Especializada (HOME), Brasília, DF.

ROGÉRIO RIBEIRO DA SILVEIRA
*Rotina da UTI Neurológica do Hospital Estadual Alberto Torres, São Gonçalo,
RJ. Membro do Comitê de Neurointensivismo da Associação de Medicina
Intensiva Brasileira (AMIB). Membro da Atual Diretoria da Sociedade
de Terapia Intensiva do Estado do Rio de Janeiro (SOTIERJ).*

SUZANA MARGARETH LOBO
*Professora Livre-Docente da Faculdade de Medicina de São José
do Rio Preto (FAMERP), SP. Chefe do Serviço de Terapia Intensiva
do Hospital de Base de São José do Rio Preto, SP.*

VIVIANE BERNARDES DE OLIVEIRA CHAIBEN
*Médica do Hospital Universitário Cajuru, Curitiba, PR. Professora da
Faculdade de Medicina da Pontifícia Universidade Católica (PUC-PR).*

VIVIANE VIDAL SABATOSKI MOURA
Cardiologista do Instituto de Cardiologia do Distrito Federal, Brasília, DF.

Agradecimentos

Aos colaboradores, que aceitaram o desafio de escrever um livro em um formato inovador, dedicando empenho e compartilhando conhecimento em seus capítulos.

Aos nossos professores e a todos aqueles que, durante a nossa trajetória, nos impulsionaram a seguir em frente, seja em busca do conhecimento ou nos apoiando nos momentos de incerteza.

Aos nossos colegas de trabalho, de todas as gerações, profissões ou especialidades, por manterem vivo o nosso espírito científico e humanístico em prol do paciente.

Ao paciente, e seus familiares, que confia no nosso julgamento e se doa no momento mais frágil de sua vida, esperando o melhor tratamento e cuidado.

Aos nossos familiares, que nos dão energia e refúgio nas batalhas diárias.

Aos Drs. Ciro Leite Mendes e Marcos Antonio Cavalcanti Galindo, respectivamente Presidente da Associação de Medicina Intensiva Brasileira (AMIB), biênio 2018-2019, e Editor da Série *Clínicas de Medicina Intensiva Brasileira*, que acreditaram na proposta e nos incentivaram desde o início nessa empreitada.

À Editora Atheneu, pela competência técnica utilizada na elaboração deste livro.

Os Editores

Apresentação

O conhecimento da Fisiologia e da Farmacologia é primordial na condução de casos no dia a dia de toda Unidade de Terapia Intensiva (UTI) do mundo. Nenhuma outra especialidade tem tantos casos tão diversos e desafiadores simultaneamente, em um curto espaço de tempo. As evidências científicas diretas nem sempre são capazes de definir quais as melhores condutas a serem adotadas. Do mesmo modo, poucas especialidades lidam com pacientes com diversas alterações orgânicas simultâneas e com o uso de múltiplos medicamentos que interagem entre si. A complexidade, portanto, é a regra nas UTIs.

Este livro é resultado da percepção que, apesar da importância dos temas, de modo geral, ambos ficaram muito distantes na formação acadêmica dos profissionais de saúde. Por vezes, vemos grandes dificuldades no entendimento de um modo ventilatório, na interpretação de um conjunto de dados hemodinâmicos ou na escolha de um fluido a administrar ao paciente. Até mesmo o entendimento de alterações orgânicas decorrentes de certas patologias não é claro, o que pode retardar a percepção de sinais precoces de piora.

O livro foi elaborado baseando-se em casos clínicos, com o intuito de alinhar o conhecimento da Fisiologia e da Farmacologia na prática clínica. Apesar de estar dividido em seções, não há qualquer hierarquia entre os capítulos. O leitor pode ler desde o primeiro até o último na sequência ou, se preferir, ler aqueles capítulos que tenha algum interesse especial ou dúvida.

Os autores dos capítulos são profissionais que trabalham com pacientes críticos e têm amplo domínio sobre os assuntos desenvolvidos. Sua visão individual sobre os temas abordados pôde enriquecer ainda mais o conteúdo para o leitor mais interessado.

Por fim, este livro não tem a pretensão de esgotar os temas, o que seria impossível. Outrossim, trata-se de um apanhado sobre os temas mais corriqueiros e que mais geram discussões e dúvidas no dia a dia, abordados de modo didático e com o foco na aplicabilidade clínica sempre que possível.

Os Editores

Prefácio

Em minhas atividades como docente de graduação, pós-graduação e preceptor de Residência Médica, sempre procuro impelir os meus alunos à busca pelo entendimento profundo da Fisiologia, Fisiopatologia e Farmacologia aplicadas de modo coerente com minha própria experiência. Isso porque sempre tive a profunda convicção, desde os meus tempos de graduando em Medicina, que esse era o caminho mais óbvio e eficiente para a assimilação e fixação do que envolve em seguida todos os principais aspectos da doença, desde a apresentação clínica, passando pela prevenção, evolução natural, técnicas diagnósticas e, por fim, o tratamento. Esse foi o método que sempre usei e que ainda utilizo no meu próprio aprendizado: primeiro entender o fundamental para depois concluir o óbvio.

Em terapia intensiva, um campo imbricado que envolve a complexa fisiopatologia das diversas condições prevalentes, além da miríade de opções terapêuticas medicamentosas e suas inúmeras interações possíveis, o entendimento desses conceitos básicos é ainda mais fascinante e necessário.

Quando o estudo dessas interessantes dimensões é vinculado à análise de casos clínicos reais, o aprendizado, além de mais eficiente e enriquecido, ganha contornos de praticidade e aplicabilidade que alimentam ainda mais o interesse pelo conhecimento, em um círculo virtuoso que finda por promover solidez e perenidade ao saber.

E é esse, essencialmente, o propósito desta obra, que tenho o prazer de prefaciar. Intitulado *Fisiologia e Farmacologia Aplicadas à Medicina Intensiva: Estudo Baseado em Casos Clínicos*, este é mais um volume da tradicional Série *Clínicas de Medicina Intensiva Brasileira*, que, integrando a apresentação de casos clínicos típicos no contexto da Terapia Intensiva com o ensinamento dos conceitos fisiológicos, fisiopatológicos e farmacológicos envolvidos em cada um dos cenários, propicia um aprendizado fluido, agradável e prático.

Com a certeza de que a leitura será utilíssima,

Ciro Leite Mendes
Presidente da Associação de
Medicina Intensiva Brasileira (AMIB)
Gestão 2018-2019

Sumário

SEÇÃO 1 - Célula e Tecidos 1

1. **Potencial de Membrana** 3

    1.1 Paciente com Hipercalemia Apresentando Arritmias Cardíacas 3
        Antônio Aurélio de Paiva Fagundes Júnior

2. **Transporte Transmembrana e Sinalização Celular** 9

    2.1 Paciente com Hiponatremia Encontrado em Coma na Sua Residência 9
        Roberta Teixeira Tallarico

    2.2 Efeito Celular Adrenorreceptores (Sinalização e 2º Mensageiro) 17
        Felipe Dal-Pizzol | Andriele Vieira

3. **Metabolismo Celular** 23

    3.1 Paciente com Choque Séptico e Hiperlactatemia (Produção de Lactato) 23
        Flávio Eduardo Nácul | Kelly Novaes Rocha | Pedro Túlio Rocha

4. **Função Endotelial, Difusão de Nutrientes, Eletrólitos e Fluido Extracelular** 27

    4.1 Troca de Nutrientes e Difusão nos Capilares 27
        Roberta Teixeira Tallarico

    4.2 Farmacocinética das Drogas 35
        Marcos Nogueira de Oliveira Rios | Dimitri Gusmão Flôres

    4.3 Papel do Óxido Nítrico no Choque Vasoplégico 43
        Rodrigo Santos Biondi | Bruno César Rodrigues do Amaral

SEÇÃO 2 - Nervos e Músculos 47

5. Potencial de Ação Nervoso e Papel da Mielina 49

5.1 Paciente com Falência Ventilatória Secundária a Esclerose Múltipla 49
Luana Alves Tannous | Fernanda Baumle Reese | Viviane Bernardes de Oliveira Chaiben

6. Papel da Acetilcolina na Fenda Sináptica e Junção Neuromuscular 55

6.1 Ação dos Bloqueadores Neuromusculares 55
Pablo Braga Gusman | Eduardo Piccinini Viana

7. Autorregulação da Pressão Intracraniana e Pressão de Perfusão Cerebral 59

7.1 Paciente com AVCi Maligno Evolui com Rebaixamento Súbito do Nível de Consciência 59
Dimitri Gusmão Flôres | Antonio Maurício dos Santos Cerqueira Junior

8. Receptores GABA e NMDA 67

8.1 Paciente com *Status Epilepticus* 67
Alexandre Guimarães de Almeida Barros | Andrea Julião de Oliveira

SEÇÃO 3 - Cardiovascular e Hemodinâmica 79

9. Conteúdo Arterial de Oxigênio e Conceito de DO_2 Crítico 81

9.1 Mecanismos de Compensação na Anemia 81
Pedro Henrique Rosa da Silveira | Rodrigo Santos Biondi

10. Determinantes do Tônus Vascular e Pressão Arterial 87

10.1 Uso de Drogas Vasopressoras no Controle da Pressão Arterial 87
Laura Lino Passos Machado | Bárbara Botelho Schiavo | Flávio Eduardo Nácul

10.2 Identificando Adequadamente a Onda Arterial 91
Mariana Luz | Bruna Brandão Barreto | Dimitri Gusmão Flôres

11. Fluxo Coronariano e Determinantes da Perfusão Miocárdica 99

11.1 Paciente Admitido no Departamento de Emergência com Dor Torácica e Supra de ST 99
Helio Penna Guimarães

12. Função Ventricular e Valvar, Ciclo Cardíaco 109

12.1 Uso dos Betabloqueadores na Insuficiência Cardíaca..............109
Viviane Vidal Sabatoski Moura | Elayne Kelen de Oliveira

13. Miocardite Aguda com IC Aguda 115

13.1 Uso de Agentes Inotrópicos... 115
Louise Freire | Ana Luiza Ferreira Sales | Flávio Eduardo Nácul

14. Interação Cardiopulmonar 121

14.1 Paciente com Choque, em Ventilação Mecânica, É Avaliado Quanto à Fluido-Responsividade 121
Murillo Santucci Cesar de Assunção | Douglas Matos

15. Retorno Venoso... 141

15.1 Determinantes e Débito Cardíaco 141
Rodrigo Santos Biondi | Edvar Ferreira da Rocha Junior

16. Diferença Arteriovenosa de CO_2.. 147

16.1 Paciente com Choque Circulatório 147
Lívia Pereira Miranda Prado | Suzana Margareth Lobo

17. Monitorização com Ecografia.. 151

17.1 Cálculo do VTI no Ecocardiograma..151
Pulchéria Leôncio Pereira Araújo | Frederico Bruzzi de Carvalho | Cecilia Gomez Ravetti

SEÇÃO 4 - Respiratório 157

18. Volumes Pulmonares 159

18.1 Paciente em Pós-Operatório de Cirurgia Bariátrica Evolui com IRpA e Necessidade de Intubação Orotraqueal 159
Ary Serpa Neto | Luiz Guilherme Villares da Costa | Renato Zitron | Fabio Tanzilloto Moreira

19. Adaptação à Hipoxemia Crônica e Vasoconstrição Hipóxica 163

19.1 Paciente Admitido com Síndrome do Desconforto Respiratório Agudo e Hipertensão Arterial Pulmonar 163

Fábio Ferreira Amorim | Ricardo Goulart Rodrigues | Carlos Darwin Gomes da Silveira

20. Relação Ventilação-Perfusão e Efeito *Shunt* Pulmonar 173

20.1 Paciente Admitido com Embolia Pulmonar, Mantendo Hipoxemia apesar do Incremento Progressivo da FiO_2 173

Fábio Ferreira Amorim | Ricardo Goulart Rodrigues | Edmilson Bastos de Moura

21. Avaliação do Fluxo Expiratório 179

21.1 Paciente Admitido com DPOC Exacerbado por Broncoespasmo, Apresentando Auto-PEEP 179

Fábio Ferreira Amorim | Ricardo Goulart Rodrigues

22. Física dos Gases 191

22.1 Lei de Laplace da Tensão Superficial de uma Esfera e o Papel do Surfactante Alveolar 191

Ludmila Christiane Rosa da Silva | Allana dos Reis Corrêa | Bruna Figueiredo Manzo

SEÇÃO 5 - Controle Endócrino, Metabólico e Renal 197

23. Fluxo Sanguíneo Renal 199

23.1 Paciente Previamente Hipertenso, Admitido Chocado após Hemorragia Digestiva Alta, Evoluindo com Injúria Renal Aguda 199

Andrea Zappalá Abdalla | André Gustavo Neves de Albuquerque | Rodrigo Santos Biondi

24. Metabolismo da Insulina 207

24.1 Distúrbios Hiperglicêmicos 207

Kelson Nobre Veras | Gustavo Eduardo Pires Fontenelle

25. Diluição e Concentração Urinária 219

25.1 Paciente com TCE Evolui com Poliúria 219

Matheus Silva Vaz Pereira | Rogério Ribeiro da Silveira

25.2 Efeito dos Diuréticos 223
Fabiana Bastos Rezende

26. Resposta Endócrino-Metabólica ao Choque 229

26.1 Efeito do ADH em Resposta ao Estado de Choque 229
Marina B. W. Horner | Glauco A. Westphal

26.2 Efeito Endócrino-Metabólico do Uso de Hidrocortisona
no Choque Séptico 234
Marilia Canedo Mesquita Cintra | Flávio Eduardo Nácul

SEÇÃO 6 – Sangue, Imunidade e Coagulação 239

27. Hematopoese 241

27.1 Paciente com Anemia Ferropriva Admitido na UTI com
Rebaixamento de Consciência 241
Laio Coimbra | André Gobatto

28. Resposta Imune a Infecções e Cascata Inflamatória 249

28.1 Paciente em Tratamento Quimioterápico para CA
de Pulmão, Admitido com Neutropenia Febril 249
Bruna Brandão Barreto | Mariana Luz | Dimitri Gusmão Flôres

29. Hemostasia e Coagulação Sanguínea: Uso de
Anticoagulantes 259

29.1 Paciente com Embolia Pulmonar Tem Indicação de
Anticoagulação 259
Antônio Aurélio de Paiva Fagundes Júnior

SEÇÃO 7 – Gastrointestinal e Hepático 263

30. Secreção Gástrica 265

30.1 Uso de Inibidores de Bomba de Prótons 265
Viviane Vidal Sabatoski Moura | Elayne Kelen de Oliveira

31. Absorção e Metabolismo de Nutrientes 271

31.1 Paciente com Síndrome Disabsortiva Pós-Pancreatite
Crônica 271
Plinio Gomes

Índice Remissivo 275

Seção

1

Célula e Tecidos

1

Potencial de Membrana

1.1 Paciente com Hipercalemia Apresentando Arritmias Cardíacas

Antônio Aurélio de Paiva Fagundes Júnior

Caso clínico

Paciente de 65 anos, hipertenso e diabético, com doença arterial coronária. Relata infarto prévio e história de insuficiência cardíaca, em acompanhamento ambulatorial. Em uso de enalapril 20 mg/dia, carvedilol 50 mg/dia, espironolactona 25 mg/dia e furosemida 40 mg/dia. Relata início de quadro diarreico há 5 dias, associado a vômitos de repetição. Evoluiu com hiporexia e prostação. À admissão, apresenta-se consciente, porém sonolento. O exame do aparelho cardiovascular revela FC: 100 bpm. PA: 100/60 mmHg. Pulsos finos, enchimento capilar preservado. Eupneico, FR: 20 irpm. $SatO_2$: 96%. Os exames laboratoriais colhidos na Unidade Básica de Saúde (UBS) revelam: ureia 189 mg/dL; creatinina 2,6 mg/dL; Na: 145 mmol/L; K: 6,0 mmol/L. O eletrocardiograma realizado na UBS encontra-se na Figura 1.1.1.

Objetivo de estudo

- Discutir o efeito dos eletrólitos no potencial de membrana celular e sua automação.

Todas as células têm um potencial elétrico através da membrana celular. O potencial de membrana é a diferença de potencial existente entre o meio intra e extracelular. Todas as células têm um potencial elétrico através da membrana.

A membrana celular possui um conjunto de proteínas que permitem o transporte de substâncias entre os meios intra e extracelular. Os íons são substâncias que não podem atravessar a dupla camada lipídica. Dessa forma, entram e saem da célula através de canais iônicos existentes nessas proteínas. Nas células miocárdicas, os principais canais iônicos são os de sódio, potássio e cálcio (Figura 1.1.2).

Em repouso, a membrana habitualmente permite um fluxo de sódio (3 íons Na^+) para fora da célula ao mesmo tempo que há um fluxo de potássio para dentro dela (2 íons K^+) deixando um déficit real de íons positivos no interior. Isso produz uma carga negativa no interior da membrana celular. O potencial da membrana de algumas células é -90 mV, isto é, o intracelular é 90 mV mais negativo que o potencial no líquido extracelular (Figura 1.1.3).

Durante o processo de despolarização, a membrana fica subitamente permeável aos íons sódio, permitindo o fluxo de grande quantidade de sódio para o intracelular. O estado normal de repouso (–90 mV) desaparece.

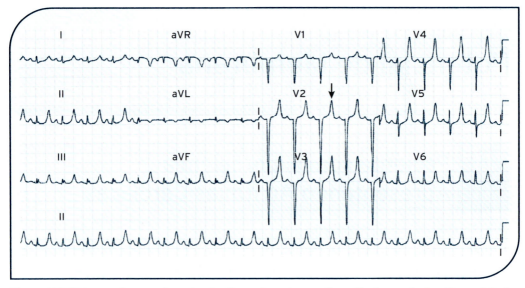

Figura 1.1.1. Eletrocardiograma[1] revelando ritmo sinusal com alteração da repolarização ventricular revelada por ondas T apiculadas (seta).

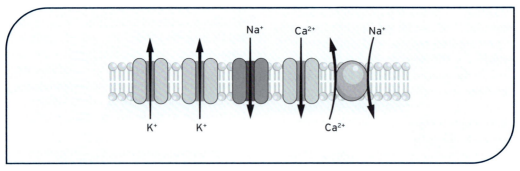

Figura 1.1.2. Canais iônicos de sódio, potássio e cálcio na membrana celular.[2] Na⁺ (sódio), K⁺ (potássio) e Ca²⁺ (cálcio).

Na repolarização, identifica-se que, após a membrana ter ficado muito permeável aos íons sódio, os canais de sódio começam a se fechar, enquanto os canais de potássio abrem-se mais do que o fazem normalmente, permitindo a rápida difusão de íons potássio para o exterior da fibra, o que restabelece o potencial negativo de repouso. Uma característica das células miocárdicas é o seu longo período refratário (**Tabela 1.1.1** e **Figura 1.1.4**).

As alterações encontradas no caso clínico descrito nos revelam o papel do potencial de ação da membrana em estados patológicos.

Trata-se de paciente portador de insuficiência cardíaca, secundária a infarto do miocárdio prévio. Paciente usuário de diurético de alça (furosemida) para controle de sintomas de dispneia, além de diurético antagonista da aldosterona, poupador de potássio (espironolactona). Apresentou quadro

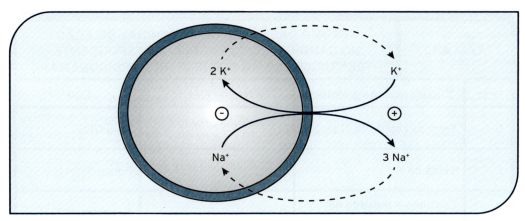

Figura 1.1.3. Potencial de repouso da membrana celular com fluxo de sódio para o extracelular e de potássio para o intracelular.[3]

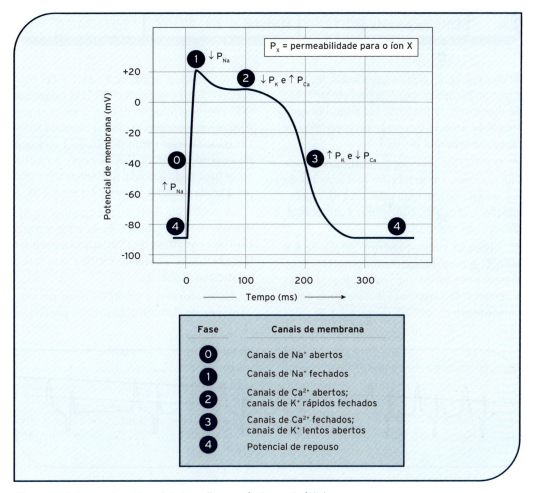

Figura 1.1.4. Fases de potencial de ação na célula contrátil.[4]

TABELA 1.1.1	RESUMO DAS FASES DO POTENCIAL DE AÇÃO NO CARDIOMIÓCITO E SUA CORRESPONDENTE IDENTIFICAÇÃO AO ECG (ELETROCARDIOGRAMA)		
Fase	Fluxo nos canais iônicos	Potencial elétrico	ECG
0	Entrada rápida de Na^+	Aumento de -90 mV até +20 ou +30 mV	R ou QRS
1	Saída de K^+	Diminui de +20 mV até 0 mV	Ponto J
2	Continua a entrada de Ca^{++} e saída de K^+	0 mV	Segmento ST
3	Saída de K^+	Torna-se mais negativo, de 0 mV até -90 mV	Onda T
4	Entrada e saída de K^+	Mantém-se em -90 mV	Segmento T-Q

de diarreia, com vômitos associados, levando a quadro de desidratação, agravado pelo uso de diuréticos. O paciente foi admitido com sinais de uremia (prostração, hiporexia) e com hipercalemia (K: 6,0).

O primeiro sinal eletrocardiográfico de hipercalemia, em geral com níveis acima de 5,5 mEq/L, reflete uma alteração de repolarização ventricular, com ondas T apiculadas, como visto na Figura 1.1.1.

Níveis de potássio sérico acima de 6,5 mEq/L podem induzir uma paralisia progressiva dos átrios com ondas P achatadas e aumento do intervalo PR e eventual desaparecimento da onda P (Figura 1.1.5).

Níveis séricos acima de 7 mEq/L estão relacionados a alargamento do QRS, com complexos QRS com morfologias muitas vezes bizarras. Além disso, podemos encontrar bloqueio atrioventricular com ritmo de escape juncional ou ventricular, bloqueios de ramo, e muitas vezes uma onda senoidal que reflete um ritmo pré-parada cardíaca (Figuras 1.1.6 e 1.1.7).

A evolução final de um quadro de hipercalemia não tratada pode ser a parada cardíaca em ritmo de fibrilação ventricular (Figura 1.1.8), atividade elétrica sem pulso ou mesmo assistolia.

Dessa forma, a compreensão do mecanismo de funcionamento do potencial

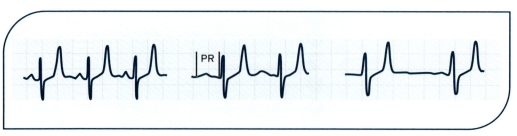

Figura 1.1.5. Alterações da onda P e PR na hipercalemia.[5] Encontramos, respectivamente, ondas P normais, onda P achatada e PR aumentado e desaparecimento da onda P.

Capítulo 1 Potencial de Membrana

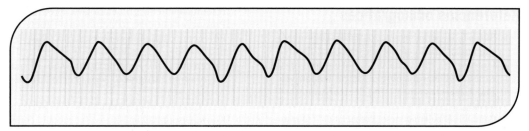

Figura 1.1.6. Onda senoidal, refletindo com QRS alargado e alterado. Ritmo pré-parada cardíaca.

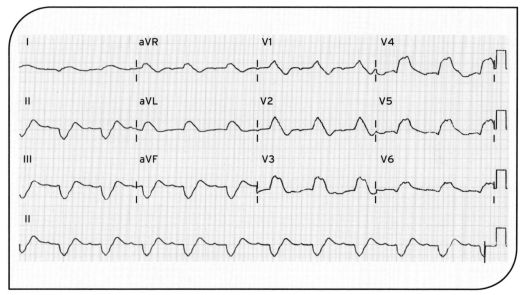

Figura 1.1.7. Aumento do intervalo PR e alargamento do QRS, com padrão "bizarro", secundário a hipercalemia.

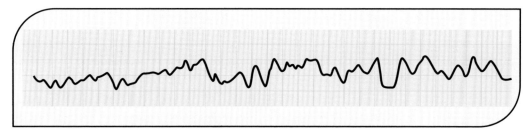

Figura 1.1.8. Fibrilação ventricular secundária a hipercalemia.

de ação da membrana permite o entendimento das alterações eletrocardiográficas encontradas em estados de hipercalemia. O reconhecimento dessas alterações é fundamental para um tratamento precoce, muitas vezes indispensável para preservar a vida de pacientes com essa condição clínica.

Referências bibliográficas

1. Burns E. Hyperkalaemia; 2019 mar. Disponível em: https://litfl.com/hyperkalaemia-ecg-library.
2. Lourenço O. Potencial de acção no músculo cardíaco: Electrofisiologia Básica. Disponível em: http://angomed.com/electrofisiologia-basica.
3. Comoli E. Bioeletrogênese: Potencial de Repouso e Potencial de Ação. Disponível em: https://edisciplinas.usp.br/pluginfile.php/3848195/mod_resource/content/2/Bioeletrog%C3%AAnese_Potencial%20de%20Membrana%20e%20Potencial%20de%20A%C3%A7%C3%A3o-EC2017.pdf.
4. Silverthorn DU. Fisiologia Humana – Uma abordagem integrada. 5 ed. Porto Alegre: Artmed; 2010.
5. ECG Changes of Hyperkalemia you Need to Know. Disponível em: https://acadoodle.com/articles/5-ecg-changes-of-hyperkalemia-you-need-to-know.

2

Transporte Transmembrana e Sinalização Celular

2.1 Paciente com Hiponatremia Encontrado em Coma na Sua Residência

Roberta Teixeira Tallarico

Caso clínico

Paciente de 75 anos, sexo feminino, encontrada arresponsiva em sua residência, pulso presente, pressão arterial de 120/80 mmHg, frequência cardíaca de 65 bpm, frequência respiratória de 12 irpm, afebril, glicemia capilar de 85 mg/dL. Solicitada transferência para Unidade de Terapia Intensiva (UTI). Após admissão em UTI e primeiros exames completares, foram evidenciados: tomografia computadorizada (TC) e angiotomografia computadorizada (angio-TC) de crânio (protocolo para acidente vascular cerebral – AVC) normais; ureia: 40 mg/dL; creatinina: 1,2 mg/dL; hemoglobina: 8 g/dL; hematócrito: 29%; leucócitos totais: 8.500 µL; sódio: 112 mEq/L; potássio: 3,1 mEq/L; glicemia: 176 mg/dL.

Objetivos de estudo

- Discutir transporte transmembrana de sódio e água.
- Discutir efeitos da hiponatremia no sistema nervoso central (SNC) e suas consequências.

Discutir transporte transmembrana de sódio e água

A membrana celular é composta de uma camada dupla de lipídeos que contém um número expressivo de moléculas proteicas em seu interior. Essas proteínas atravessam toda a membrana e auxiliam ou impedem o transporte através da mesma. Todas as moléculas e íons encontram-se em constante movimento através dos fluidos corporais e cada um deles se movimenta de uma forma específica.

A água é a substância que mais se difunde através das membranas celulares e o seu transporte transmembrana ocorre de diversas formas.

A difusão da água através da membrana celular ocorre sem gasto energético e através de canais proteicos conhecidos por aquaporinas ou canais de água (Figura 2.1.1).

Esses canais seletivamente permitem a passagem rápida de água através das membranas de forma altamente especializada. Essa difusão pode ocorrer nas duas direções (intracelular e extracelular) e inclusive ao mesmo tempo. As aquaporinas podem sofrer alterações a depender do estado fisiológico do organismo e principalmente através da ação direta do hormônio antidiurético (ADH). Na presença de ADH ocorre uma maior disponibilidade de aquaporinas e maior reabsorção de água pelos túbulos renais. O efeito final é uma urina mais concentrada e mais água presente no citoplasma das células tubulares renais.

A taxa de difusão da água através das membranas é também influenciada pelas diferentes concentrações através da membrana.

Taxa de difusão = (Ce − Ci)

Ce é a concentração extracelular e Ci é a concentração intracelular.

Em membranas semipermeáveis, o transporte transmembrana da água ocorre por meio da osmose. O objetivo é manter equilíbrio suficiente e que as células permaneçam em ambientes isotônicos. Caso haja desregulação da movimentação das moléculas de água através das membranas, as células podem evoluir com edema (meio extracelular hipotônico) ou desidratação (meio extracelular hipertônico), a depender da direção do movimento da água (Figura 2.1.2).

Observa-se na Figura 2.1.2 que a água atravessa a membrana semipermeável a fim de igualar a osmolaridade nas duas regiões. Esse movimento se dá para que o equilíbrio na concentração de água ocorra nos dois

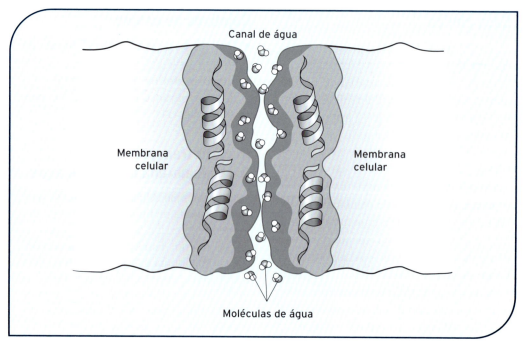

Figura 2.1.1. Canais de água: aquaporinas.

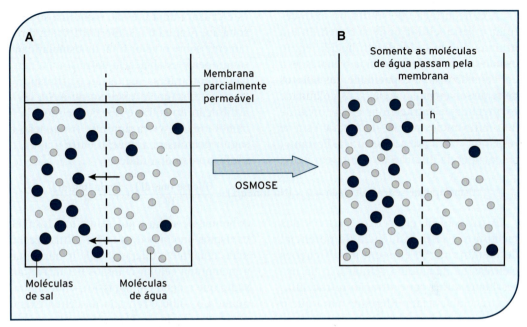

Figura 2.1.2. Transporte de água por osmose.

compartimentos, a fim de manter o equilíbrio osmolar. O processo de osmose pode sofrer influência, ser interrompido ou revertido, a depender da pressão aplicada sobre a solução. Essa pressão é chamada de pressão osmótica e sua ação é permitir que se mantenham as soluções separadas, não havendo difusão da água através da membrana. A pressão osmótica impede que qualquer soluto penetre através da membrana (**Figura 2.1.3**).

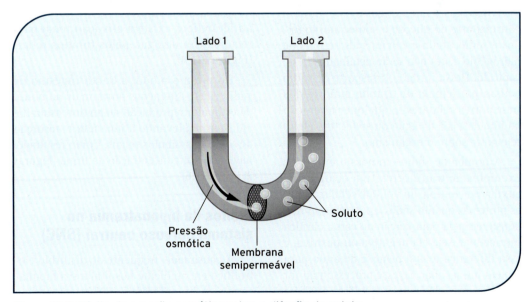

Figura 2.1.3. Efeito da pressão osmótica sobre a difusão do soluto.

A concentração de soluto no extracelular e intracelular pode ser medida em gramas ou em unidade conhecida como osmoles. A unidade de medida osmoles leva em consideração a capacidade dos solutos de se dissolverem em água. A osmolalidade extracelular e intracelular é em torno de 300 miliosmoles por kg de água e esta se relaciona com a pressão oncótica. Portanto, a depender da diluição do soluto em água, este causará uma pressão osmótica sobre a solução. A água e o sódio participam diretamente sobre o valor final da osmolaridade sanguínea e estabelecem entre si uma relação importante na regulação do transporte transmembrana. O excesso de água leva a diluição do sódio e por consequência a osmolaridade sérica diminui. A equação a seguir demonstra a relação entre a água, o sódio e a osmolaridade.

$$\text{Osmolaridade sérica calculada} = 2 \times [\text{Na}^+](\text{mEq/L}) + \frac{\text{Glicose (mg/dL)}}{18} + \frac{\text{Ureia (mg/dL)}}{6}$$

A difusão de eletrólitos através das membranas sofre influência do potencial de membrana. Se existem modificações elétricas na membrana celular não há necessidade que a concentração intracelular e extracelular sejam diferentes para que o transporte transmembrana de íons ocorra. Um exemplo é o sódio (íon positivo), que é atraído por um potencial transmembrana negativo e repelido por um potencial transmembrana positivo.

Além disso o sódio também pode ser difundido através da membrana celular a depender de outros canais como as bombas de sódio de potássio. Essa difusão é ativa e envolve gasto energético. Existe ainda o cotransporte de glicose e sódio, aminoácidos e sódio, sódio e cálcio, sódio e íons de hidrogênio. Estes não serão detalhados neste capítulo. Dessa forma o transporte de sódio e água participam da grande maioria dos transportes celulares, e qualquer alteração na homeostasia da água ou sódio terá efeito relevante sobre o organismo.

A bomba de sódio e potássio é um dos exemplos de transporte ativo celular que auxilia no controle do volume celular. Tanto as proteínas quanto sódio e potássio são responsáveis pela polarização da carga elétrica intracelular, seja ela negativa ou positiva, e essa diferença leva a osmose de água para o meio intracelular. Se esse processo não for equilibrado e checado, a célula se encherá de água até que sua membrana se rompa.

A bomba de sódio e potássio é um dos mecanismos que impedem que a célula receba mais água que o tolerado. Vale lembrar que a membrana celular é menos permeável ao sódio que a água e o potássio; sendo assim, quando o sódio é retirado da célula existe maior chance de que ele permaneça no meio extracelular, em relação a retornar ao meio intracelular.

A osmolaridade influencia no transporte de água e sódio para o meio intracelular; porém, existem mecanismos de compensação que são ativados a todo o momento. Em estados de hipovolemia existe uma maior tendência em se poupar água e, sendo assim, além da produção de hormônios antidiuréticos existe a ativação renal para recuperação de água pelos túbulos renais (Figura 2.1.4).

Do mesmo modo, a baixa ingestão de sódio causa alterações hormonais ao ponto de estimular a produção de angiotensina II e aldosterona, levando a uma alta reabsorção de sódio nos túbulos renais. Como resultado, haverá maior concentração da urina (**Figuras 2.1.5 e 2.1.6**).

Efeitos da hiponatremia no sistema nervoso central (SNC)

A causa mais frequente de distúrbio eletrolítico em ambiente hospitalar é a hiponatremia. A hiponatremia está relacionada a distúrbios da sede e da vasopressina, ambos

Capítulo 2 — Transporte Transmembrana e Sinalização Celular

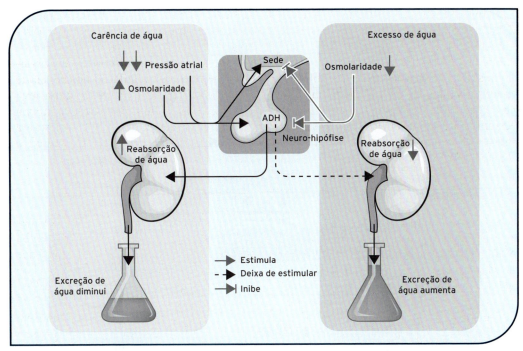

Figura 2.1.4. Regulação hormonal da absorção renal da água no néfron distal (túbulo contornado distal e ducto coletor).

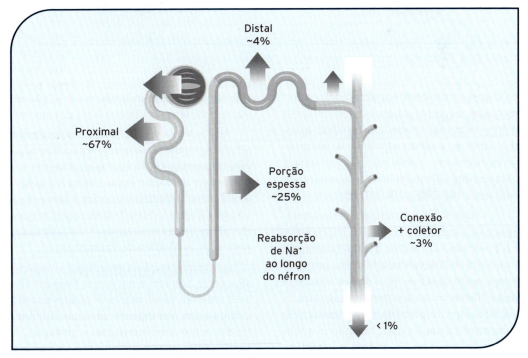

Figura 2.1.5. Reabsorção de sódio pelos nefróns.

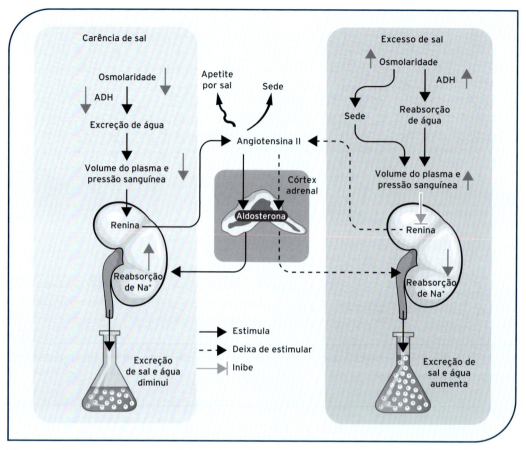

Figura 2.1.6. Regulação hormonal da reabsorção renal do cloreto de sódio no néfron distal.

processos controlados por neurônios osmorreceptores no sistema nervoso central (SNC). A hiponatremia severa aguda leva, invariavelmente, a edema cerebral. A liberação da vasopressina, a sede e a resposta renal à vasopressina colaboram com a osmolaridade corporal entre 280 e 300 mOsm/L.

A vasopressina é sintetizada pelos neurônios magnocelulares no núcleo supraóptico e núcleo paraventricular do hipotálamo. Os axônios distais desses neurônios se projetam para a neuro-hipófise, local onde a vasopressina é liberada para a corrente sanguínea. A liberação de vasopressina é estimulada pelo aumento da osmolaridade sanguínea quando esta atinge o ponto de limiar osmótico. Em situação com osmolaridade sanguínea inferior a 285 mOsm/L não há detecção de vasopressina sendo liberada na circulação.

Alterações no volume sanguíneo ou pressão arterial são potentes estímulos para liberação de vasopressina. Outro fator que influencia sua liberação é o volume extracelular. A hipovolemia reduz o gatilho osmótico e aumenta a resposta à osmolaridade; sendo assim, pequenas alterações na osmolaridade são suficientes para altas produções de vasopressina.

Existe diferença na resposta à vasopressina entre homens e mulheres. Homens são mais sensíveis às alterações osmolares quando comparados à mulheres nas suas diferentes fases do ciclo menstrual e gestação. A testosterona parece aumentar a síntese e a liberação osmótica da vasopressina.

Edema cerebral e encefalopatia hiponatrêmica

A rápida redução da osmolaridade pode levar a um influxo de água abaixo do gradiente de osmolaridade nas células cerebrais e, consequentemente, a edema cerebral. Os sintomas mais precoces incluem fadiga, náusea, vômitos, cefaleia, letargia, alterações de marcha, esquecimento e confusão. Pode haver ainda convulsão, herniação cerebral, coma e morte. Pacientes com herniação cerebral podem evoluir com diabetes *insipidus* e diabetes *mellitus* causadas por infarto pituitário ou hipotalâmico. Os pacientes em maior risco de morte e de sequelas nesses casos são as mulheres na pré-menopausa.

O canal de água identificado como aquaporina-4 (AQP-4) tem papel importante na gênese do edema cerebral na hiponatremia aguda. As células cerebrais expressam AQP-4 em grande quantidade na fronteira entre os podócitos gliais e o espaço subaracnoide, ventrículos e vasos sanguíneos. AQP-4 é abundante também no núcleo supraóptico e órgão subfornicial. Esses canais são polarizados em células gliais com grande concentração nas membranas que estabelecem contato com os vasos sanguíneos. Quanto maior a expressão de AQP-4, maior o edema cerebral e maior a pressão intracraniana decorrente da hiponatremia. Existe correlação genética quanto à expressão do gene da AQP-4 e já se sabe que pacientes com alteração genética levando a hipoexpressão da AQP-4b têm menor lesão cerebral decorrente à hiponatremia aguda. Por outro lado, em casos de edema vasogênico sabe-se que esses pacientes têm maior risco de edema cerebral.

Edema pulmonar de origem neurogênica

Associado à hiponatremia severa, esses pacientes podem desenvolver falência respiratória hipercápnica ou normocápnica. A hipóxia tem associação com pior prognóstico. A falência respiratória normocápnica é a mais comum e é causada por edema pulmonar não cardiogênico, de provável origem neurogênica. O tratamento com solução salina hipertônica com controle do edema cerebral pode tratar e reverter o quadro de edema pulmonar nesses casos. O tratamento deve considerar uso de solução salina 3% respeitando tempo de infusão e aumento gradual do sódio sérico (até 10-12 mEq/L em 24 h). A correção deve seguir 3 mEq/L nas primeiras horas e outros 9 mEq/L durante as 21 horas restantes, não ultrapassando o fluxo de 0,5-1 mEq/L/h. De forma prática, seria: uso de salina 3% a 0,5 mL/kg/h em pacientes assintomáticos, 1-2 mL/kg/h para os pacientes sintomáticos e chegar até 2-4 mL/kg/h em paciente que apresentam coma ou convulsão relacionados à hiponatremia (manter essa dose por no máximo 2 h).

Nos pacientes com hiponatremia e hipoxemia, o tratamento deve incluir suplementação com oxigenoterapia.

Como conclusão, a hiponatremia é um diagnóstico frequente em ambiente de UTI. O entendimento do transporte transmembrana de água e sódio é mandatório para o reconhecer as principais causas de hiponatremia e instituir o tratamento adequado. O papel da água e do sódio na osmolaridade sanguínea está diretamente associado às repercussões da hiponatremia sobre o sistema nervoso central. A difusão de água através dos canais de água tem um importante papel na hiponatremia. Os hormônios vasopressina, angiotensina II e aldosterona influenciam nas respostas fisiológicas e patológicas dos distúrbios de água e sódio. A ação da vasopressina e a determinação do limiar osmolar de gatilho podem variar conforme perfil genético e sexo. A aquaporina-4 parece ter maior expressão nas células cerebrais, e quanto maior em quantidade, maior a repercussão da hiponatremia aguda sobre o sistema cerebral, tendo como resultado aumento do edema cerebral a encefalopatia hiponatrêmica. Os efeitos secundários relacionados ao edema cerebral são a hipóxia normocápnica, associada a insuficiência respiratória, e o edema pulmonar não cardiogênico de origem neurogênica. No caso descrito, além de encontrar a causa da hiponatremia devemos nos atentar para estado osmolar e volemia da paciente. O tratamento da hiponatremia deve incluir reposição de água e sódio nesse caso. A alteração do nível de consciência tende a ser reversível após tratada a hiponatremia.

Referências bibliográficas

1. Andrade AF, et al. Coma e outros estados de consciência. Rev Med (São Paulo. 2007 jul-set; 86(3):123-31.
2. Gentile JK, Rojas SS, Viega VC. Distúrbios hidroeletrolíticos na terapia intensiva. In: Rojas SS, Veiga VC. Manual de neurointensivismo da Beneficência Portuguesa. São Paulo: Atheneu; 2013. p. 355-61.
3. Hall JE. Gyton and Hall textbook of medical physiology. 13 ed. Elsevier; 2016. p. 47-59, 371-407, 787-94.
4. Mendes PD, et al. Distúrbios da consciência humana – parte 1 de 3: bases neurobiológicas. Rev Neurocienc. 2012; 20(3):437-43.
5. Peri A. Management of hyponatremia: causes, clinical aspects, differential diagnosis and treatment. Expert Rev Endocrinol Metab. 2018; p. 1-9.
6. Rocha PN. Hyponatremia: basic concepts and practical approach. J Bras Nefrol. 2011; 33(2):248-60.
7. Spasovski G, Vanholder R, Allolio B, Annane D, Ball S, Bichet D, et al. Clinical practice guideline on diagnosis and treatment of hyponatraemia. Nephrol Dial Transplant. 2014; 29(Suppl 2):i1-i39.
8. Tan B, Suarez JI. Acid-base and electrolyte disturbances. In: Darsie ME, Moheet AM. The pocket guide to neurocritical care. United States: Neurocrit Care; 2017. p. 180-2.

Capítulo 2   Transporte Transmembrana e Sinalização Celular

2.2 Efeito Celular Adrenorreceptores (Sinalização e 2º Mensageiro)

Felipe Dal-Pizzol | Andriele Vieira

Caso clínico

Paciente com choque séptico, hipotenso mesmo após ressuscitação volêmica. Iniciada noradrenalina, com melhora da pressão arterial. Optado por iniciar dobutamina. Quais os efeitos celulares das drogas iniciadas?

Objetivos de estudo

- Demonstrar os mecanismos de ação dos principais agonistas de receptores adrenérgicos.
- Apresentar os mecanismos de sinalização celular dos agonistas adrenérgicos mais utilizados na clínica.

O choque de origem circulatória é definido pela presença de insuficiência circulatória que impede o corpo de manter uma adequada perfusão orgânica e suprir suas demandas por oxigênio. Geralmente, o quadro se caracteriza pela presença de baixos níveis pressóricos.

As drogas vasoativas são fármacos comumente utilizados na medicina de urgência, com a finalidade de restaurar a pressão de perfusão tecidual em pacientes hemodinamicamente instáveis, depois de adequada reposição de fluidos. Durante o tratamento de choque, a reposição hídrica deve ser seguida por agentes vasopressores. Vasopressor é um agente que causa aumento da pressão sanguínea. O tratamento com vasopressor é uma importante etapa do suporte hemodinâmico dos pacientes em choque. Diferentes tipos de vasopressores estão disponíveis. O uso de drogas vasopressoras tem como finalidade não

apenas a adequação dos valores de pressão arterial média (PAM), mas também a melhoria de parâmetros de oxigenação tecidual.

As catecolaminas são ainda os fármacos mais utilizados como vasopressores. Agem estimulando receptores adrenérgicos (RA) dos tipos α e β (alfa-adrenérgicos e beta-adrenérgicos) e dopaminérgicos em diferentes tecidos, os quais oferecem a distribuição distinta de tais receptores. A primeira classificação dos tipos de RA foi proposta por Ahlquist (1948): o tipo α seria ativado por agonistas com ordem de potência noradrenalina (NA) > adrenalina (Adr) >> isoproterenol (ISO), enquanto para RA do tipo β, a ordem seria ISO > NA $\approx$ Adr; quanto maior a cadeia ligada ao N-terminal, maior a ação agonista.

Os receptores adrenérgicos modulam os efeitos das catecolaminas endógenas, estes são divididos de acordo com suas propriedades farmacológicas, acoplamento à proteína G (GPCRs – *G protein coupled receptors*); a associação destas características formam três grupos: α_1 (α_{1A}, α_{1B} e α_{1D}), α_2 (α_{2A}, α_{2B} e α_{2C}) e β (β_1, β_2 e β_3).

Os receptores α_1 ligados à proteína Gq utilizam uma variedade de segundos mensageiros intracelulares para modular suas funções celulares. Os adrenoceptores α_1 ativam o influxo de cálcio por meio da ativação de canais de cálcio dependente e independente de voltagem, além da mobilização do cálcio intracelular. Todos os receptores α_1 ativam as fosfolipases C (PLC). A ativação da PLC promove a clivagem do fosfatidilinositol 4,5-bifosfato (PIP2), gerando diacilglicerol DAG) e inositol 1,4,5-trisfosfate (IP3). O DAG

17

e o IP_3 promovem a ativação da proteína quinase C (PKC) que age fosforilando seus alvos específicos. Os receptores α_1 adrenérgicos são encontrados, principalmente, na musculatura lisa vascular. Com a ativação desses receptores, ocorre vasoconstrição e aumento na pressão arterial. Também são observados efeitos na contração do músculo liso do útero, contração do esfíncter da bexiga, inotropismo cardíaco, relaxamento da musculatura lisa gastrointestinal, secreção salivar e glicogenólise hepática.

Os receptores adrenérgicos α_2, diferentemente dos α_1, são acoplados à proteína Gi. Quando ativada, inibe a adenilato ciclase (AC), reduzindo a formação de 3'5'-monofosfato cíclico de adenosina (AMPc), diminuindo a ativação de proteína quinase A (PKA). Dessa forma, pode bloquear a ação da PKA em receptores de membrana ionotrópicos específicos, tornando-os menos sensíveis aos seus ligantes, consequentemente levando ao menor fluxo de íons através dos poros dos canais. Os receptores α_2 podem ser considerados, portanto, inibitórios. Estão localizados na membrana pré-sináptica de neurônios nos centros superiores e quando ativados induzem efeitos ansiolíticos, sedativos, simpatolíticos e anti-hipertensivos.

Assim como os receptores α_1, os receptores β-adrenérgicos fazem a ligação agonista-receptor mediada pela proteína de ligação Gq e Gs, interagindo assim com o efetor (adenil ciclase), ativando ou inibindo a produção de AMPc (2º mensageiro). Essa sequência de eventos acarreta modificações nas enzimas e nos canais de íons, desencadeando, entre outras respostas, alterações no metabolismo e, principalmente, no trânsito de Ca^{2+} citosólico (Figura 2.2.1). Os receptores β-adrenérgicos são associados a efeitos inibitórios, como vasodilatação, relaxamento da musculatura uterina e dos brônquios. Os receptores β_1 são encontrados em maior densidade no miocárdio e nó sinoatrial, e receptores β_2, localizados em maior número no músculo liso dos brônquios, vasos, útero, bexiga e

intestino. Estes são responsáveis por vasodilatação, broncodilatação e relaxamento da bexiga, e aumentam tanto a glicogenólise e gliconeogênese no fígado quanto a secreção de insulina e glucagon pelo pâncreas. Os receptores β_3 estão envolvidos na lipólise do tecido na estimulação do gasto energético e na sinalização da insulina.

No coração, o adrenoceptor β_1 é predominante, representando no ventrículo até 80% dos receptores adrenérgicos, enquanto o β_2, até 30%. No átrio humano, a relação é de até 70% para 40% respectivamente. Ambos receptores estão acoplados à proteína Gs e a estimulação destes provoca uma elevação do segundo mensageiro AMPc. Os receptores β_1 e β_2 estão envolvidos em efeitos inotrópicos e cronotrópicos positivos no miocárdio induzido por catecolaminas como adrenalina e noradrenalina.

A quantidade e distribuição dos receptores adrenérgicos são importantes fatores na resposta da célula ou órgão às aminas simpaticomiméticas. Dessa forma, é necessária a modulação da função desses receptores para a homeostase celular, ou seja, para diminuir ou cessar a transdução de sinal e proteger a célula da ação exagerada de agonistas. Para isso ocorre um processo de dessensibilização (fosforilação) dos receptores (GPCRs). Durante esse processo, os adrenorreceptores β se translocam da membrana plasmática para uma vesícula de fração e, a partir desta, o receptor pode ser reciclado para a membrana plasmática quando é desfosforilado. A dessensibilização de receptores adrenérgicos também está envolvida em processos patológicos, tais como sepse, hipertensão pulmonar, artrite reumatoide e isquemia cardíaca.

A sequência dos GPCRs inclui certos resíduos que podem ser fosforilados por quinases, como a PKA, PKC e quinases de GPCRs (GRKs) específicas ligadas a membrana. Dentre as GRKs, a GRK2 é a principal isoforma encontrada participando da regulação de diversos GPCR, dentre eles, os receptores adrenérgicos.

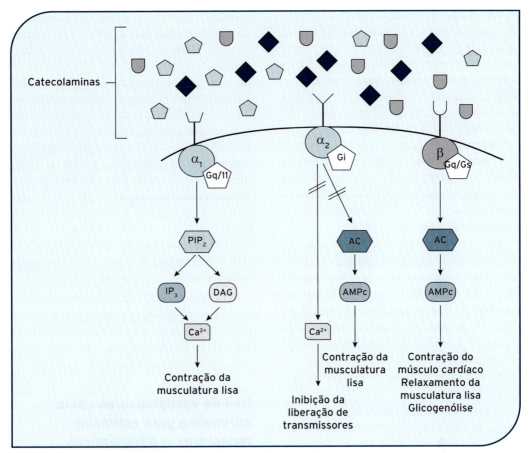

Figura 2.2.1. Mecanismos dos receptores adrenérgicos, as catecolaminas são os ligantes endógenos dos receptores α_1, α_2 e β. Receptores α_1 associados a proteína $G_{Q/11}$ resultam na clivagem de PIP_2, gerando DAG e IP_3, com aumento intracelular de Ca^{2+}. Receptores α_2 associados a proteína Gi inibem a ação de AC, levando a uma diminuição da atividade AMPc. Os β-receptores, associados à proteína Gs, levam a um aumento da atividade de AMPc intracelular.

A mesma é altamente expressa no cérebro, leucócitos, coração e baço, seguida por pulmão e rim. A bibliografia sugere que esta isoforma (GRK2) tem um importante papel na neurotransmissão e na resposta imune e inflamatória. Além disso é considerada a mais relevante no sistema cardiovascular.

Estudos recentes sugerem que a GRK2 está envolvida no sequestro dos adrenorreceptores β. Exposição prolongada do adrenorreceptores β a agonistas adrenérgicos leva à regulação negativa do receptor; esta, por sua vez, é definida como um declínio no número total de receptores. Consequentemente, a *downregulation* desenvolve-se mais devagar, levando horas ou dias. Portanto, a fosforilação do receptor é um mecanismo efetivo para modular a responsividade da cascata de transdução de sinal mediada por receptores β-adrenérgicos.

Na insuficiência cardíaca, GRK2 é regulada positivamente e afeta a captação de glicose no miocárdio nas fases iniciais da doença, indicando que as modificações metabólicas como hiperativação do sistema adrenérgico e a captação alterada de glicose são relevantes na progressão da doença. Pesquisas recentes mostram que GRK2 também pode estar localizada na mitocôndria, onde atua como um protetor para a célula, aumentando a produção de ATP e promovendo a mitogênese. GRK2 transporta o citosol para a membrana plasmática ancorado em G3 livre através dos seus domínios PH (pleckstrin homology) e ligação no terminal carboxilo, após a estimulação por catecolamina e insulina. Da mesma forma, a isquemia causa acúmulo celular e mitocondrial agudo de GRK2, preservando assim a perda de ATP e induzindo a biogênese mitocondrial após isquemia.

Em contrapartida, a alta expressão de GRK2 gera hiporresponsividade dos receptores beta-adrenérgicos vasculares, contribuindo para o quadro de hipertensão. Em pacientes sépticos há um aumento nos níveis de GRK2 em neutrófilos, o que se correlaciona com a dessensibilização de receptores quimiotáxicos CXCR1 e CXCR2 e consequente falência na migração de neutrófilos para o foco infeccioso.

O *overdrive* adrenérgico induzido pela liberação elevada de catecolaminas e anticorpos agonistas adrenérgicos β_1 pode induzir alterações cardíacas como as encontradas na insuficiência cardíaca, tanto em animais como em humanos.

Uso de vasopressores como noradrenalina para estimular receptores α e β-adrenérgicos

A noradrenalina é um neurotransmissor do sistema nervoso simpático e precursor da adrenalina. A noradrenalina é um agente vasopressor importante, e por meio de seus efeitos, principalmente o α mais intenso que β-adrenérgico, aumenta a pressão arterial, mas com risco de diminuir o débito cardíaco, efeito indesejável quase restrito a hipovolemia simultânea.

A noradrenalina é um potente fármaco agonista α_1-adrenérgico, com efeito residual β_1-adrenérgico; pode promover o aumento da resistência vascular sistêmica e do volume sistólico (10% a 15%) e aumento do débito cardíaco em torno de 10% a 20%, a despeito de sua função predominantemente alfa-adrenérgica. Em diversos estudos clínicos, a noradrenalina é usada como único agente vasopressor para correção de anormalidades hemodinâmicas do choque séptico, em doses entre 0,2 e 1,3 µg/kg/min. A dose de noradrenalina é ajustada pela resposta clínica (pressão arterial), iniciando-se com 24 µg/min (0,05 µg/kg/min). A frequência cardíaca permanece estável e nos casos em que a dopamina induz taquicardias significativas (FC > 130 bat/min), a noradrenalina pode substituí-la.

Por seus efeitos vasoconstritores significativos, a noradrenalina pode limitar o aporte de oxigênio às células. Um cenário comum é a adição de dobutamina à noradrenalina para garantir adequado débito cardíaco.

Uso de vasopressores como adrenalina para estimular receptores α-adrenérgicos

Em casos selecionados pode-se administrar adrenalina. Os efeitos dependem da dose de administração: em doses menores (0,005 a 0,02 µg/kg/min) predominam os efeitos β-adrenérgicos, incluindo um aumento da frequência cardíaca, débito cardíaco e vasodilatação periférica. Em doses maiores que 0,02 µg/kg/min, o efeito é predominantemente α-adrenérgico, ocorrendo aumento da pressão arterial com arterioconstrição e aumento do retorno venoso por venoconstrição.

Uso de vasopressores β como a dobutamina

A dobutamina é indicada quando se faz necessário suporte inotrópico para o tratamento de pacientes com estados de hipoperfusão nos quais o débito cardíaco é insuficiente para suportar as demandas circulatórias. É indicada também quando é necessário o suporte inotrópico para o tratamento de pacientes nos quais a pressão de enchimento ventricular anormalmente aumentada pode levar a um risco de congestão pulmonar e edema.

A dobutamina é um agente inotrópico de ação direta. Sua atividade primária resulta da estimulação dos receptores β_1 do coração; tem poucos efeitos em receptores α_1 (vasoconstritor) e β_2 (vasodilatador). A ação da dobutamina, ao contrário da dopamina, não depende da liberação de norepinefrina endógena.

A dobutamina produz um menor aumento da frequência cardíaca e uma menor diminuição da resistência vascular periférica que o isoproterenol. Em pacientes com depressão da função cardíaca, a dobutamina e o isoproterenol aumentam o débito cardíaco até níveis semelhantes.

Como a dobutamina não age sobre receptores dopaminérgicos, não dilata seletivamente os vasos renais ou esplâncnicos; assim, a dobutamina pode melhorar o débito sanguíneo renal, a taxa de filtração glomerular, o débito urinário e a excreção de sódio. Para aumentar o débito cardíaco geralmente se emprega uma dose de 2,5 a 10 mcg/kg/min. Recomenda-se iniciar com a dose menor (2,5 mcg/kg/min).

Farmacocinética

O início da ação da dobutamina ocorre 1 a 2 minutos após o início da infusão, entretanto podem ser necessários até 10 minutos quando a velocidade de infusão é baixa. As concentrações plasmáticas de dobutamina atingem o estado de equilíbrio aproximadamente 10 minutos após o início da infusão.

A meia-vida plasmática da dobutamina em humanos é de 2 minutos. A meia-vida de eliminação é de cerca de 9 minutos. A duração da ação é de menos de 5 minutos.

Porque não usar a fenilefrina?

Fenilefrina é uma catecolamina sintética com efeitos exclusivamente α-adrenérgicos, que aumenta a resistência vascular periférica rapidamente e pode causar a queda rápida do débito cardíaco. Esse agente adrenérgico está reservado para situações excepcionais.

A fenilefrina é fármaco de ação essencialmente α_1-adrenérgica, de início rápido e curta duração. É usada no choque séptico, com citação de potencial para diminuição de débito cardíaco e frequência cardíaca nesses pacientes. Há, no entanto, a descrição de diminuição de transporte de oxigênio e fluxo sanguíneo em circulação esplâncnica, quando comparada à noradrenalina.

Efeitos adversos de uso de drogas vasopressoras

A tentativa de melhorar a oxigenação tecidual mantendo uma pressão arterial média que permita a autorregulação orgânica por meio do uso de drogas vasopressoras pode trazer consequências hemodinâmicas.

A taquicardia é a manifestação mais frequente, principalmente em pacientes com hipovolemia, isquemia e necrose de extremidades, úlceras de estresse, íleo e má absorção, isquemia mesentérica, deterioração da barreira da mucosa gástrica e entérica, e vasoconstrição coronariana (vasopressina). Além disso, o uso de vasopressores pode provocar diminuição no índice cardíaco e no transporte de oxigênio.

Como conclusão, o conhecimento dos receptores estimulados por cada droga, bem como a ação desses receptores, permite uma escolha mais racional e consequente previsibilidade de resposta. O uso integrado e embasado de dois ou mais agonistas adrenérgicos, de mecanismos diversos entre si, pode ser necessário e benéfico ao paciente crítico.

Referências bibliográficas

1. Cotecchia S. The alpha1-adrenergic receptors: diversity of signaling networks and regulation. J Receptor Signal Transduction Res. 2010; 30(6):410-9.
2. Michelotti GA, Price DT, Schwinn DA. Alpha 1-adrenergic receptor regulation: basic science and clinical implications. Pharmacol Ther. 2000; 88(3):281-309.
3. Bhave G, Zhu W, Wang H, Brasier DJ, Oxford GS, Gereau RW. cAMP-dependent protein kinase regulates desensitization of the capsaicin receptor (VR1) by direct phosphorylation. Neuron. 2002; 35:721-31.
4. Barros RA, Okoshi MP, Cicogna AC. Via beta-adrenérgica em corações normais e hipertrofiados. Arq Bras Cardiol. 1999; 72(5).
5. Perez DM, Deyoung MB, Graham RM. Coupling of expressed alpha 1B-and alpha 1D-adrenergic receptor to multiple signaling pathways is both G protein and cell type specific. Mol Pharmacol. 1993; 44:784-95.
6. Minneman KP. Alpha 1-adrenergic receptor subtypes, inositol phosphates, and sources of cell Ca2+. Pharmacol Rev. 1988; 40:87-119.
7. Brodde OE, Michel MC. Adrenergic and muscarinic receptors in the human heart. Pharmacol Rev. 1999; 51:651-90.
8. Rang HP, et al. Noradrenergic transmission. In: Rang & Dale's Pharmacology. [S.l.]: Elsevier; 2007. p. 168-88.
9. Ryan JJ, et al. Right ventricular adaptation and failure in pulmonary arterial hypertension. Can J Cardiol. 2015 abr; 31(4):391-406.
10. Ciccarelli M, Chuprun JK, Rengo G, Gao E, Wei Z, Peroutka RJ, et al. G protein coupled receptor kinase 2 activity impairs cardiac glucose uptake and promotes insulin resistance after myocardial ischemia. Circulation. 2011; 123:1953-62. doi: 10.1161/ CIRCULATIONAHA. 110.988642.
11. Arraes SMA, et al. Impaired neutrophil chemotaxis in sepsis associates with GRK expression and inhibition of actin assembly and tyrosine phosphorylation. Blood. 2006 nov; 108(9):2906-13.
12. Tallo FS, Guimarães HP, Lopes RD, Vendrame LS, Lopes AC. Drogas Vasopressoras nos Estados Choque: Qual é a Melhor Opção? Rev Bras Clin Med. 2008; 6:237-42.
13. Ahlquist RP. A study of adrenotropic receptors. Am J Physiol. 1948; 153:586-600.
14. Mackenzie SJ, Kapadia F, Nimmo GR, et al. Adrenaline in treatment of septic shock: effects on haemodynamics and oxygen transport. Intensive Care Med. 1991; 17:36-9.
15. Lasmar MF, Guimarães HP. Drogas Vasoativas. In: Falcão LFR, Guimarães HP, Amaral JLG. Medicina Intensiva para a Graduação. São Paulo: Editora Atheneu; 2006. p. 159-66.
16. Marin C, Eon B, Saux P, et al. Renal effects of norepinephrine used to treat septic shock patients. Crit Care Med. 1990; 18:282-5.
17. Hesselvik JF, Brodin B. Low dose norepinephrine in patients with septic shock and oliguria: effects on afterload, urine flow, and oxygen transport. Crit Care Med. 1989; 17:179-80.
18. Bailey AR, Burchett KR. Effect of low-dose dopamine on serum concentrations of prolactin in critically ill patients. Br J Anaesth. 1997; 78:97-9.
19. Redl-Wenzl EM, Armbruster C, Edelmann G, et al. The effects of norepinephrine on hemodynamics and renal function in severe septic shock states. Intensive Care Med. 1993; 19:151-4.
20. Martin C, Papazian L, Perrin G, et al. Norepinephrine or dopamine for the treatment of hyperdynamic septic shock? Chest. 1993; 103:1826-31.
21. Ruokonen E, Takala J, Kari A, et al. Regional blood flow and oxygen transport in septic shock. Crit Care Med. 1993; 21:1296-303.
22. Gregory JS, Bonfiglio MF, Dasta JF, et al. Experience with phenylephrine as a component of the pharmacologic support of septic shock. Crit Care Med. 1991; 19:1395-400.
23. Flancbaum L, Dick M, Dasta J, et al. A dose-response study of phenylephrine in critically ill, septic surgical patients. Eur J Clin Pharmacol. 1997; 51:461-5.
24. Reinelt H, Radermacher P, Kiefer P, et al. Impact of exogenous beta-adrenergic receptor stimulation on hepatosplanchnic oxygen kinetics and metabolic activity in septic shock. Crit Care Med. 1999; 27:325-31.
25. Mutlu GM, Factor P. Role of vasopressin in the management of septic shock. Intensive Care Med. 2004; 30:1276-91.
26. Zhong H, Minneman KP. Alpha1-drenoceptor subtypes. Eur J Pharmacol. 1999; 375(1-3):261-76.

Metabolismo Celular

3.1 Paciente com Choque Séptico e Hiperlactatemia (Produção de Lactato)

Flávio Eduardo Nácul | Kelly Novaes Rocha | Pedro Túlio Rocha

Caso clínico

Paciente masculino, 70 anos, com história de hipertensão arterial, fibrilação atrial crônica e alcoolismo, procura a emergência com forte dor abdominal. Ao exame físico apresenta PA 110/70 mmHg, FC 88, ausculta cardiopulmonar normal, dor e defesa difusas ao exame do abdome. O exame laboratorial mostra acidose metabólica e hiperlactatemia importantes. Qual a sua hipótese diagnóstica?

Objetivo de estudo

- Revisar a fisiopatologia da hiperlactatemia.

A hiperlactatemia ocorre comumente no paciente crítico e é considerada um marcador de gravidade da doença.[1,2] Portanto, é fundamental que o médico intensivista conheça os mecanismos que a produzem, bem como a sua abordagem diagnóstica e terapêutica.

Basicamente, a glicose é uma molécula insolúvel à membrana plasmática, que entra na célula por meio de um processo chamado difusão facilitada (a favor de seu gradiente de concentração) com o auxílio de proteínas transportadoras (GLUTs) presentes na superfície das células. Dentro da célula, a glicose é fosforilada em glicose-6 fosfato pelas enzimas hexoquinase e fosfoquinase. A seguir, a glicose-6 fosfato pode seguir várias rotas metabólicas, incluindo a sua transformação em ácido pirúvico através de uma via metabólica chamada glicólise ou via glicolítica. A glicólise consiste em uma sequência de várias reações enzimáticas, que ocorre no citosol, podendo ser realizada tanto em anaerobiose como em aerobiose, em que a glicose é oxidada, tendo como produtos finais duas moléculas de ácido pirúvico. A velocidade da via glicolítica é controlada principalmente pela enzima fosfofrutoquinase, que é ativada na falta de ATP e inibida no seu excesso. Ela também aumenta quando ocorre ativação do receptor beta-adrenérgico, como no estresse intenso ou no uso de fármacos agonistas β, como a adrenalina, por exemplo.

O ácido pirúvico, por sua vez, pode seguir basicamente duas rotas metabólicas:

1. Entrar na mitocôndria para formar ATP (rota vantajosa energeticamente porque produz um maior número de moléculas de ATP) na presença de oxigênio. O ácido pirúvico entra na mitocôndria, onde a enzima piruvato desidrogenase (PDH)

catalisa a sua transformação em acetil-Coa, sendo que uma das coenzimas é a tiamina (vitamina B1). A seguir, a acetil-coA combina com o ácido oxaloacético, dando início ao ciclo de Krebs, também conhecido por ciclo do ácido cítrico ou ainda ciclo do ácido tricarboxílico. Ele consiste em oito reações controladas enzimaticamente que produzem NADH2, FADH2 e ATP. As moléculas de NADH2 e FADH2 vão participar então da cadeia respiratória para formar ATP, CO_2 e água.

2. Ser convertido em ácido láctico na ausência de oxigênio. Nesse cenário o ácido pirúvico é metabolizado em ácido láctico por ação da enzima lactato desidrogenase (LDH) (Figura 3.1.1). Depois de formado, o lactato pode ser transformado novamente em glicose, em um processo chamado neoglicogênese, que ocorre principalmente no fígado (Figura 3.1.2).

Com base nas informações acima, a hiperlactatemia pode ocorrer por meio de diversos mecanismos, como: 1) aumento da velocidade da via glicolítica; 2) anaerobiose; 3) inibição da PDH (ocorre na sepse ou nos estados com redução de tiamina); 4) disfunção mitocondrial; e 5) disfunção hepática.

1. Aumento na velocidade da via glicolítica: o estresse produz um aumento na produção da adrenalina pela adrenal em um fenômeno conhecido por resposta

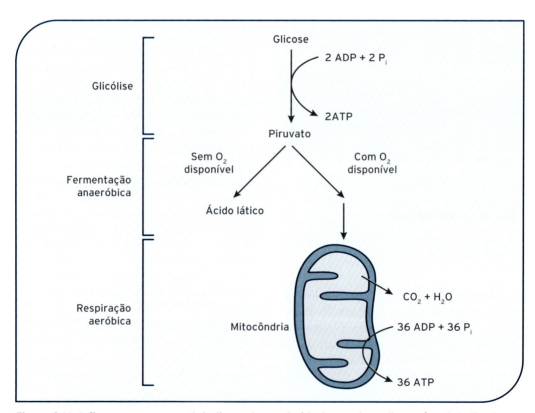

Figura 3.1.1. A figura resume o metabolismo dos carboidratos onde a glicose é metabolizada em ácido pirúvico na via glicolítica. Na aerobiose, o ácido pirúvico entra na mitocôndria, onde é transformado em acetil-CoA por ação do complexo enzimático piruvato desidrogenase (PDH). A acetil-Coa participa do ciclo de Krebs e cadeia respiratória para formar ATP. Em anaerobiose, o ácido pirúvico é convertido em ácido lático.

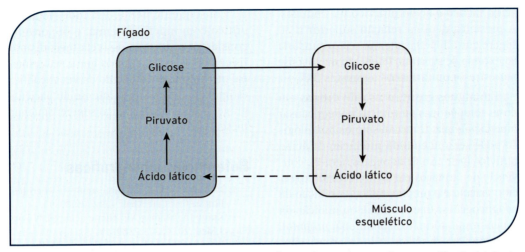

Figura 3.1.2. O ácido lático produzido nos tecidos é transformado em glicose no fígado (ciclo de Cori). Na disfunção hepática essa transformação não ocorre, resultando em acúmulo de ácido lático. O ciclo de Cori é uma das formas de neoglicogênese (formação de glicose a partir de outros produtos como aminoácidos, intermediários do ciclo de Krebs e ácido lático, por exemplo).

simpatoadrenal. A adrenalina estimula os receptores beta-adrenérgicos, que por sua vez ativam a bomba de sódio-potássio ATPase, produzindo entrada de potássio nas células e aumento da velocidade da via glicolítica.[3]

2. Anaerobiose: foi considerada por vários anos a principal causa de hiperlactatemia. Na ausência de oxigênio, o ácido pirúvico é convertido em ácido láctico em uma reação de redução por ação da enzima LDH.

3. Inibição do complexo PDH: existem várias evidências científicas sugerindo que na sepse ocorre inibição do complexo PDH resultando em um menor aproveitamento da glicose para produzir energia. Alguns estudos demonstraram que a ativação farmacológica do complexo PDH por meio do dicloroacetato pode melhorar a sobrevida de animais de laboratório portadores de sepse. Além disso, a tiamina, cofator do complexo PDH, cuja concentração plasmática está frequentemente reduzida na sepse, poderia ser um dos fatores responsáveis pela redução da ação do complexo da PDH. Estudos recentes sugerem que o uso de tiamina em pacientes com sepse pode reduzir a mortalidade dos pacientes, mas ainda sem estudo clínico de qualidade.

4. Disfunção mitocondrial: a redução da capacidade da mitocôndria em utilizar oxigênio, secundária à disfunção mitocondrial das fases mais avançadas da sepse, pode produzir hiperlactatemia.

5. Disfunção hepática: nessa condição, o lactato não é convertido em glicose por meio da neoglicogênese, com consequente acúmulo de lactato nas células e sangue.

Na realidade, o aumento da velocidade da via glicolítica é o mecanismo mais importante de hiperlactatemia no paciente crítico. Dessa forma, o lactato permanece sendo um marcador de gravidade da doença, mas não é indicativo de metabolismo anaeróbico, já que a anaerobiose é apenas um dos mecanismos de hiperlactatemia. Uma das maneiras de diferenciar se a hiperlactatemia é secundária ao aumento da glicólise (excesso de substrato) ou não, consiste em dosar o ácido pirúvico e calcular a relação entre as concentrações de ácido láctico e ácido pirúvico plasmáticos. A presença de uma relação superior a 20 sugere que a hiperlactatemia seja secundária ao excesso de substrato (aumento da glicólise por estresse ou fármacos agonistas β).[4,5]

Em alguns casos, o uso de drogas em doses terapêuticas ou tóxicas podem causar hiperlactatemia. O mecanismo fisiopatológico pode ser aumento da produção de ácido pirúvico (pelo uso de agonistas beta-2), conversão de fármacos em ácido láctico (drogas cujo veículo é o propilenoglicol), inibição da neoglicogênese (metformina), ou inibição da cadeia respiratória (oxazolidinona, propofol, nitroprussiato de sódio, ácido valproico, citalopram, mirtazapina, olanzapina, venaflaxina e inibidores da transcriptase reversa).[6]

Além disso, em todo o paciente com câncer e hiperlactatemia, a possibilidade da presença do efeito Warburg deve ser considerada. Em 1923, Otto Warburg observou que tecidos com câncer apresentam um aumento importante da glicólise, com consequente excesso na formação de ácido pirúvico e ácido láctico. Esse fenômeno é conhecido por efeito Warburg, que permanece pouco compreendido mesmo após vários anos de pesquisa a seu respeito. Segundo alguns autores, o excesso de lactato teria papel na carcinogênese, por meio de múltiplos mecanismos, incluindo o estímulo à angiogênese.[7]

Consequentemente, em todo paciente crítico com hiperlactatemia, é importante considerar todos os possíveis mecanismos fisiopatológicos, lembrando que o seu principal mecanismo é o aumento da via glicolítica estimulado pelo estresse intenso do paciente grave. O nosso caso clínico sugere isquemia mesentérica.

Referências bibliográficas

1. Mizock BA, Falk J. Lactic acidosis in critical illness. Crit Care Med. 1992; 20:80-93.
2. Kraut JA, Madias NE. Lactic acidosis. N Engl J Med. 2014; 371:2309-19.
3. Levy B, Gibot S, Franck P, Cravoisy A, Bollaert PE. Relation between muscle Na+K+ ATPase activity and raised lactate concentrations in septic shock: a prospective study. Lancet. 2005; 365:871-5.
4. Garcia-Alvarez M, Marik P, Bellomo R. Sepsis-associated hyperlactatemia. Crit Care. 2014; 18:503.
5. Kushimoto S, Akaishi S, Sato T, Nomura R, Jujita M, Kudo D, et al. Lactate, a useful marker for disease mortality and severity but an unreliable marker of tissue hypoxia/hypoperfusion in critically ill patients. Acute Med Surgery. 2016; 3:293-7.
6. Blohm E, Lai J, Neavyn M. Drug-induced hyperlactatemia. Clin Toxicol. 2017; 55:869-78.
7. Matthew G, Haiden V, Cantley LC, Thompson CB. Understanding the Warburg Effect: The Metabolic Requirements of Cell Proliferation. Science. 2009; 324:1029-33.

4

Função Endotelial, Difusão de Nutrientes, Eletrólitos e Fluido Extracelular

4.1 Troca de Nutrientes e Difusão nos Capilares

Roberta Teixeira Tallarico

Caso clínico

Paciente de 82 anos, acamado, proveniente de *home care*, com má aceitação de dieta há vários meses, deu entrada na UTI com diagnóstico de pneumonia por broncoaspiração. Avaliado pela fonoterapia e contraindicada dieta por via oral, sendo passada sonda nasoenteral e iniciada dieta. Após dois dias de dieta observa-se queda importante nos níveis de fósforo, magnésio e potássio, associada a edema de membros inferiores.

Objetivos de estudo

- Discutir a absorção dos nutrientes nos capilares sanguíneos.
- Discutir as principais causas e repercussões orgânicas relacionadas à síndrome de realimentação.

Discutir a absorção dos nutrientes nos capilares sanguíneos

É considerado nutriente todo o elemento que pode ser utilizado pela célula no processo de geração de energia (oxigênio, glicose, ácidos graxos e aminoácidos). Para que esses nutrientes cheguem até as células, eles precisam atingir os capilares sanguíneos e passar para o meio intracelular. Cada nutriente é transportando para dentro de uma célula de uma forma específica. As características do meio extracelular podem auxiliar ou dificultar este processo. O meio extracelular é rico em sódio, cloreto, bicarbonato e dióxido de carbono. O meio intracelular contém maior concentração de potássio, magnésio e fosfato. Além disso, a perfusão tecidual, ou seja, o quanto de sangue que chega aos capilares sanguíneos, está diretamente associada à absorção dos nutrientes pela célula. A manutenção da microcirculação é mandatória para que as células recebem oxigênio, glicose, ácido graxos e aminoácidos.

Oxigênio

O sistema respiratório é responsável pela aquisição de oxigênio que será utilizado pelas células, por meio das membranas alveolares pulmonares. A hematose ocorre devido à diferença de concentração de oxigênio e gás carbônico, por meio de um processo de difusão. A membrana respiratória pode ser mais ou menos permeável à troca gasosa. Os fatores que podem influenciar a troca gasosa são: espessura da membrana, área de superfície da membrana, coeficiente de difusão dos gases e a pressão parcial dos gases através da membrana. A piora da troca gasosa pode ocorrer nos seguintes casos: edema pulmonar, aumento da espessura da membrana, e em casos de diminuição da área de superfície de membrana, como no enfisema pulmonar. É importante ressaltar que o gás carbônico se difunde até 20 vezes mais rápido que o oxigênio e que é necessário haver diferença de pressão alveolar e na corrente sanguínea suficientes para que o oxigênio seja difundido para o sangue (**Figura 4.1.1**).

O raciocínio para a entrega de oxigênio às células é semelhante. A pressão parcial de oxigênio (PO_2) aos tecidos periféricos é menor que a pressão no capilares sanguíneos. Devido a isso, qualquer aumento do fluxo sanguíneo tem efeito sobre a PO_2, acarretando maior disponibilidade de oxigênio aos capilares. Quando há aumento de metabolismo tecidual, teremos diminuição da PO_2 no líquido extracelular devido ao aumento de consumo celular. Com relação à membrana celular, o oxigênio é difundido sem dificuldade por ser lipofílico.

Carboidratos

O trato gastrointestinal (TGI) absorve nutrientes dissolvidos, incluindo carboidratos, ácidos graxos e aminoácidos. A absorção de cada nutriente envolve um processo diferente. Ao final de cada processo é necessário que os nutrientes estejam na sua forma mais simples para que sejam utilizados pelas células.

Os carboidratos podem ser digeridos por meio da amilase pancreática ou hidrolisados pelas enzimas epiteliais intestinais. A digestão

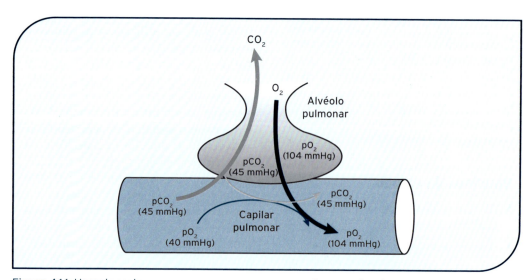

Figura 4.1.1. Hematose: troca gasosa que ocorre nas membranas alveolares.

Capítulo 4 Função Endotelial, Difusão de Nutrientes, Eletrólitos e Fluido Extracelular

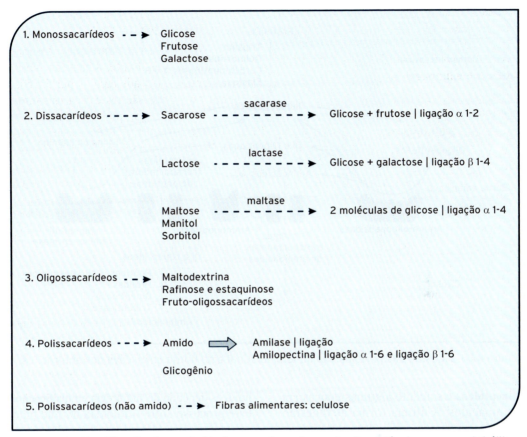

Figura 4.1.2. Classificação dos carboidratos quanto ao tamanho da molécula e seus metabólitos.

pela α-amilase é encontrada na saliva e nas secreções pancreáticas. Nesse caso, a maioria dos carboidratos é convertida em maltose e/ou outros polímeros pequenos de glicose. Já a hidrólise de dissacarídeos e pequenos polímeros de glicose em monossacarídeos ocorre nas células epiteliais do intestino delgado por meio de enzimas como a lactase, sucrase, maltase e α-dextrinase. Cada enzima descrita é capaz de digerir seu dissacarídeo correspondente e ao final temos: galactose e glicose (originais da lactose); frutose e glicose (originais da sucrose); múltiplas moléculas de glicose (originais da maltose) (**Figura 4.1.2**). Sendo assim, o produto final da digestão dos carboidratos é um monossacarídeo, sendo 80% composto de glicose. De maneira geral, a glicose é o carboidrato mais utilizado pelas células, e está disponível aos capilares sanguíneos sendo transportada para o meio intracelular de diversas maneiras.

Proteínas

A digestão das proteínas se inicia no estômago por meio da pepsina, que converte as proteínas em proteases, peptases e alguns polipeptídeos. Porém, são as enzimas proteolíticas pancreáticas as grandes responsáveis pela quebra das moléculas proteicas. São elas: tripsina, quimiotripsina, carboxipolipeptidase e elastase. A tripsina e a quimiotripsina quebram as proteínas em pequenos polipeptídeos. A carboxipolipeptidase transforma esses pequenos polipeptídeos em aminoácidos. A elastase digere fibras de elastina. A maioria das proteínas é digerida em dipeptídeos e

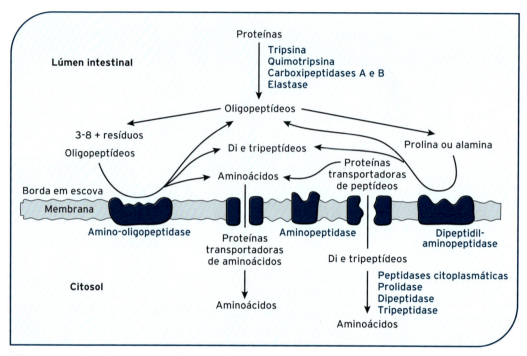

Figura 4.1.3. Digestão das proteínas no lúmen intestinal e na borda em escova dos enterócitos.

tripeptídeos e somente algumas poucas em aminoácidos. A última forma de digestão proteica envolve os enterócitos nas áreas de microvilos ricos em peptidases (aminopolipeptidase e dipeptidases). A ação dessas enzimas é transformar polipeptídeos em tripeptídeos e dipeptídeos. Dentro dos enterócitos, os tripeptídeos, dipeptídeos e os aminoácidos absorvidos são clivados em aminoácidos e são laçados no sangue. Mais de 99% das proteínas ingeridas são transformadas em aminoácidos para serem utilizadas pelas células (Figura 4.1.3).

Ao atingir os capilares sanguíneos, os aminoácidos precisam ser internalizados pelas células.

Lipídeos

A digestão dos triglicerídeos ocorre em 10% dos casos no estômago, onde a ação da lipase, vinda da boca, tem um importante papel. A maioria da digestão dos demais lipídeos ocorre no intestino delgado. A quebra dos lipídeos depende de sua prévia emulsificação. Este processo sofre influência da bile (não existem enzimas digestivas associadas a este processo). A bile contém sais e lecitina que auxiliam na digestão das gorduras. Após a emulsificação, a ação da lipase é possível e assim ocorre a quebra dos lipídeos em ácidos graxos e 2-monoglicerídeos (Figura 4.1.4).

Da mesma forma, é necessário que as partículas mais simples estejam disponíveis na corrente sanguínea para que essas sejam utilizadas pelas células.

Transporte de oxigênio, carboidratos, proteínas e lipídeos através do meio extracelular

O oxigênio se difunde através do meio extracelular para o intracelular por difusão, por ser uma molécula lipossolúvel e de fácil passagem pela membrana celular. Sua difusão se dá sem barreira alguma, quase como se não existisse membrana celular. A dificuldade da difusão do oxigênio está

Capítulo 4 — Função Endotelial, Difusão de Nutrientes, Eletrólitos e Fluido Extracelular

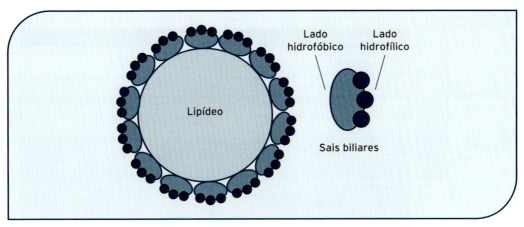

Figura 4.1.4. Digestão dos lipídeos: fase de emulsificação e posterior hidrólise.

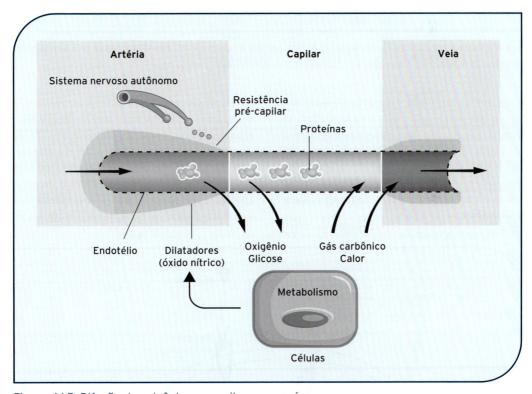

Figura 4.1.5. Difusão do oxigênio nos capilares sanguíneos.

relacionada à pressão parcial de O_2, como discutido anteriormente (Figura 4.1.5).

Todos os produtos da digestão dos carboidratos, proteínas e lipídeos alcançam a corrente sanguínea e consequentemente atingem os capilares sanguíneos por serem componentes do plasma. Esses capilares são permeáveis à maioria dos componentes do plasma, exceto as proteínas plasmáticas que são muito grandes para atravessarem os capilares (Figura 4.1.6).

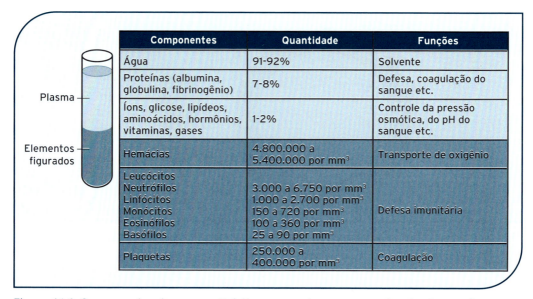

Figura 4.1.6. Componentes do sangue. Enfatizamos aqui os componentes do plasma: água, proteínas, íons, glicose, aminoácidos, hormônios, vitaminas e gases.

Em sua maioria, os carboidratos estarão presentes no meio extracelular em forma de glicose, as proteínas em forma de aminoácidos e os lipídeos na forma de ácidos graxos. O transporte de cada um deles para o intracelular se dá de uma forma específica e a depender a disponibilidade plasmática.

A glicose e os aminoácidos atravessam a membrana celular por difusão facilitada. Esse tipo de difusão se dá utilizando proteínas de membrana específicas. No caso da glicose, são chamadas de GLUT, e algumas podem ser ativadas por hormônios como a insulina (proteína transmembrana GLUT4) que facilita a entrada da glicose nas células (**Figura 4.1.7**).

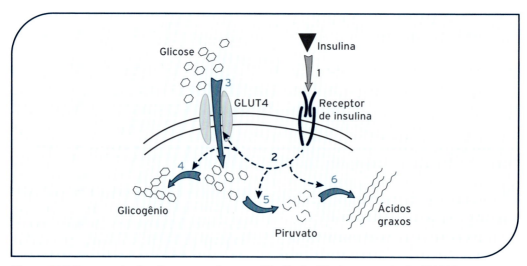

Figura 4.1.7. Transporte de glicose, passivo por difusão facilitada por meio da GLUT4.

Os lipídeos são de fácil difusão através da membrana celular por esta ser composta de lipídeos e, portanto, lipofílica.

Discutir as principais causas e repercussões orgânicas relacionadas à síndrome de realimentação

A síndrome de realimentação (SR) é conhecida por um processo que se inicia após reintrodução de dieta (oral, enteral ou parenteral), após um período de privação calórica aguda ou crônica.

Os marcadores da SR são a hipofosfatemia sérica combinada com baixas concentrações de magnésio e potássio. As principais consequências ao organismo envolvem o trato gastrointestinal, sistema respiratório e cardíaco. É comum vermos síndrome de realimentação em pacientes criticamente enfermos, podendo levar à disfunção de múltiplos órgãos.

Sabe-se que, durante a privação calórica, as células passam por período de adaptação na utilização do estoque de glicose, proteínas e lipídeos disponíveis ao organismos. A principal alteração consiste no uso do estoque de glicose. Quando há jejum maior que 24 h, após a glicogenólise, o corpo utiliza todo o estoque de glicogênio (dos músculos e fígado). Durante jejum prolongado, quando não há mais glicogênio disponível, o metabolismo é alterado e passa a utilizar proteínas e lipídeos por meio da gliconeogênese para que glicose seja liberada às células. Existe ainda uma queda na taxa de metabolismo basal em 20-25% quando o jejum se prolonga. Associado a isso, o estoque intracelular de vitaminas e eletrólitos é consumido.

Durante a SR pode haver desequilíbrio de água e sódio, deficiência de tiamina (vitamina B1), alterações no metabolismo proteico, lipídico e dos carboidratos. Pode ainda ocorrer resistência à insulina. A maior mudança ao se reiniciar a alimentação nesses pacientes envolve o ciclo metabólico da glicose. Existe,

portanto, uma inversão e o organismo deixa de utilizar as proteínas e lipídeos como fonte de glicose. Sendo assim, o organismo se vê com uma maior disponibilidade súbita de glicose no meio extracelular. Como consequência, temos maior liberação de insulina, aumentando a entrada de glicose para células, associada a maior entrada de fósforo, magnésio e potássio. A hiperinsulinemia e hiperglicemia podem levar a resistência à insulina. Esta, por sua vez, aumenta retenção de água e sódio.

Essas mudanças repentinas no fluxo extracelular para o intracelular de eletrólitos e água podem levar a arritmias, edema periférico, edema pulmonar, fraqueza muscular, espasmos, rabdomiólise, anemia, hipoxemia e, por fim, disfunção orgânica e morte.

Concluindo, o transporte de oxigênio, carboidratos, proteínas e lipídeos através dos capilares depende do fluxo sanguíneo e da pressão com que o sangue chega a esses capilares. Esses nutrientes encontram-se difundidos no plasma e necessitam estar em formas mais simples para que possam passar do meio extracelular para o intracelular. A quebra desses nutrientes em moléculas menores é fundamental para sua absorção; cada nutriente passa pelo seu processo de digestão. Vale ressaltar a importância não só de como esses nutrientes chegam aos capilares, mas também como se encontra o metabolismo do organismo. Nos casos de jejum prolongado e reintrodução alimentar, existe risco de síndrome de realimentação. O desequilíbrio metabólico imposto pela limitação de ingestão de nutrientes pode levar a consequências metabólicas da SR, como hipofosfatemia, hipomagnesemia, hipocalemia, retenção de água e sódio, hiperglicemia, hiperinsulinemia e resistência à insulina. Essas alterações levam a edema periférico, edema pulmonar, arritmias cardíacas, alterações hemotapoiéticas e musculares, levando a disfunção orgânica e até mesmo morte. Nesse caso apresentado é importante não somente entender como os nutrientes chegam às células como também as consequências de sua privação ao organismo, seja de forma aguda ou crônica. Reconhecer a SR em pacientes críticos ainda é um desafio por envolver diversos sistemas e ser confundido com outras patologias. O importante é sempre estar atento à queda aguda e progressiva dos níveis séricos de fósforo, magnésio e potássio. Esses eletrólitos são o primeiro sinal de que o paciente em questão está em risco de SR e, consequentemente, de morte.

Referências bibliográficas

1. Boot R, Koekkoek KWAC, van Zanten ARH. Refeeding syndrome: relevance for the critically ill patient. Curr Opin Crit Care. 2018; 24.
2. Castro MG, Ribeiro PC, Souza IA, Cunha HF, et al. Diretriz Brasiliera de Terapia Nutricional no Paciente Grave. BRASPEN J. 2018; 33(Supl 1):2-36.
3. Hall, JE. Gyton and Hall textbook of medical physiology. 13 ed. Elsevier; 2016. p. 47-59; 371-407; 787-94.
4. McClave SA, Taylor BE, Martindale RG, Warren MM, Johnson DR, Braunschweig C, et al. Guidelines for the Provision and Assessment of Nutrition Support Therapy in the Adult Critically Ill Patient: Society of Critical Care Medicine (SCCM) and American Society for Parenteral and Enteral Nutrition (A.S.P.E.N.). JPEN J Parenter Enteral Nutr. 2016; 40(2):159-211.
5. Singer P, Blaser AR, Berger MM, Alhazzani W, Calder PC, Casaer MP, et al. ESPEN guideline on clinical nutrition in the intensive care unit. Clin Nutr; 2018.
6. Taylor BE, McClave SA, Martindale RG, Warren MM, Johnson DR, Braunschweig C, et al. Guidelines for the Provision and Assessment of Nutrition Support Therapy in the Adult Critically Ill Patient: Society of Critical Care Medicine (SCCM) and American Society for Parenteral and Enteral Nutrition (A.S.P.E.N.). Crit Care Med. 2016; 44(2):390-438.

Capítulo 4 | Função Endotelial, Difusão de Nutrientes, Eletrólitos e Fluido Extracelular

4.2 Farmacocinética das Drogas

Marcos Nogueira de Oliveira Rios | Dimitri Gusmão Flôres

Caso clínico

Paciente, 70 anos, sexo masculino, com 120 kg de massa corporal, 1,85 m de altura, admitido na unidade de terapia intensiva (UTI) há um mês devido a um quadro de insuficiência cardíaca descompensada. Evoluiu com pneumonia associada a ventilação mecânica, após uso prolongado de suporte ventilatório. Apresentava lesão renal aguda oligúrica (creatinina 2,7 mg/dL) e estava em uso de noradrenalina. Realizada ressuscitação volêmica com 5.200 mL de cristaloide. Nas culturas do aspirado traqueal e do sangue periférico, houve crescimento de *Pseudomonas aeruginosa* produtora de betalactamase de espectro extendido, sensível a meropenem, com concentração inibitória mínima (MIC): 2,0 mg/mL. A antibioticoterapia com meropenem 1 g de 8/8 h foi iniciada. Houve melhora rápida de função renal, atingindo um *clearance* de creatinina de 200 mL/min. No entanto, não houve melhora respiratória e hemodinâmica, permanecendo com essas disfunções após o 5º dia de tratamento.

Por se tratar de uma bactéria multirresistente, o alvo terapêutico objetivado foi a permanência da concentração sérica do meropenem acima de 4 vezes o MIC por mais do que 40% do tempo (T > 4 × MIC).[1] Foram coletadas amostras do nível sérico de meropenem no 2º e no 5º dias e o paciente mantinha nível sérico abaixo dos 40%. Foi coletada nova amostra de aspirado traqueal no 6º dia, e o paciente manteve cultura positiva com *P. aeruginosa*, com sensibilidade intermediária ao meropenem (MIC: 2,0 mg/mL). Realizado novo tratamento com meropenem

2 g de 8/8 h em infusão extendida de 3 h. Paciente manteve níveis séricos subótimos de meropenem e cultura positiva. Realizado novo ajuste de dose para 3 g de 8/8 h, com elevação do T > 4 × MIC para próximo de 50%. Com esta dose, houve resolução da sepse, sem efeitos adversos da medicação.

Objetivos de estudo

- Utilizar os conceitos de farmacocinética/ farmacodinâmica (PK/PD) para ajuste de dose de medicações, considerando os fatores que influenciam a farmacocinética.
- Compreender os parâmetros farmacodinâmicos que são utilizados na análise do comportamento dos antibióticos e como esses conhecimentos podem ser trazidos para a prática clínica.

Introdução

A farmacocinética é o estudo do movimento de um fármaco através das estruturas do corpo e sua disponibilidade nos sítios de ação. As principais características que determinam esse comportamento são o tamanho molecular, a forma estrutural, o grau de ionização, a lipossolubilidade e o grau de ligação a proteínas séricas e teciduais. Já a farmacodinâmica é o estudo dos efeitos bioquímicos e fisiológicos dos fármacos e seus mecanismos de ação.[2]

O transporte das moléculas através dos tecidos pode ser ativo ou passivo. No transporte passivo, a molécula do fármaco penetra habitualmente por difusão na bicamada lipídica. Tal transferência é diretamente proporcional à magnitude do gradiente de concentração através da membrana, à lipossolubilidade do fármaco e à área da membrana disponível para o transporte. Assim, quanto maior o grau de ionização do medicamento, maior a dificuldade de atravessar a membrana lipídica. A depender do gradiente eletroquímico e das diferenças de concentração de prótons através da membrana, esse transporte necessita, muitas vezes, do consumo ativo de energia.[2]

Conceitos importantes de farmacocinética

Absorção

Absorção é o movimento de uma droga do seu local de administração para o compartimento central. As principais vias de administração com efeito sistêmico são intravenosa, intramuscular, enteral, sublingual, transdérmica e subcutânea. Cada uma dessas vias tem suas particularidades, indicações, com vantagens e desvantagens inferentes a elas. A via intravenosa é a mais utilizada em pacientes críticos, pois oferece maior garantia que a dose ofertada atingirá o alvo estabelecido, além da maior rapidez com que a droga chega até o alvo. Pacientes com edema generalizado e má perfusão periférica, por exemplo, terão absorção subcutânea e enteral muito precárias, com dificuldade extrema de ajuste de dose e de garantia de que o efeito desejado será concretizado. No entanto, as vias enteral e subcutânea também são utilizadas com frequência, principalmente em pacientes mais estáveis, em resolução das disfunções orgânicas; são menos invasivas e não expõem ao risco de infecção de corrente sanguínea. Porém, em pacientes mais graves, que muitas vezes necessitam de efeito imediato, podem ter uso restrito.

Biodisponibilidade

Biodisponibilidade é um termo usado para indicar a percentagem da dose da droga que alcança o sítio de ação.[2]

Bioequivalência

Os medicamentos são considerados bioequivalentes se contiverem os mesmos ingredientes ativos e forem idênticos em força, concentração, forma de dosagem e via de administração.[2]

Volume de distribuição

O volume de distribuição (V) relaciona a quantidade de droga no corpo à concentração de droga (C) no sangue ou plasma, dependendo do fluido medido. Dispomos da seguinte fórmula:

$$V = \text{quantidade de droga no corpo}/C$$

O volume de distribuição de um fármaco reflete, portanto, até que ponto ele está presente nos tecidos extravasculares e não no plasma. Algumas condições podem interferir de maneira significativa no volume de distribuição. Quanto maior a lipossolubilidade, por exemplo, maior o volume de distribuição. Isso acontece porque, quando há uma lipossolubilidade mais elevada, uma maior quantidade do fármaco poderá atravessar a camada bilipídica da membrana plasmática e ficar retida no ambiente intracelular. Os deslocamentos de fluidos, como ocorre na sepse, por perda da barreira capilar, com aumento da permeabilidade periférica, assim como derrames pleurais, coleções intra-abdominais, obesidade e usos de circuitos extracorpóreos (ECMO, diálise etc.), também podem levar a aumento do volume de distribuição para compostos hidrofílicos.[2,3]

Clearance

É a medida da eficiência do corpo na eliminação de drogas da circulação sistêmica. As drogas são eliminadas do corpo inalteradas pelo processo de excreção ou convertidas em metabólitos. Órgãos excretores descartam compostos polares mais eficientemente que substâncias com alta lipossolubilidade. Os fármacos lipossolúveis, portanto, não são facilmente expelidos até serem metabolizados em compostos mais polares. O rim é o órgão mais importante nesse processo.

Algumas condições podem alterar esse processo de depuração, principalmente em pacientes com gravidade elevada. Na lesão renal aguda, por exemplo, pode haver comprometimento significativo da exceção de drogas, sendo necessários, muitas vezes, ajustes na posologia. Em contrapartida, algumas situações podem acarretar aumento do *clearance* renal, tais como sepse, pós-operatório, politrauma e queimaduras, principalmente naqueles pacientes mais jovens (< 50 anos), com menor quantidade de disfunções orgânicas (escore SOFA ≤ 4). Nos pacientes que apresentam sepse, o débito cardíaco aumentado parece estar associado a aumento concomitante da depuração renal.[4]

Por outro lado, durante a terapia de substituição renal, a depuração dependerá de fatores específicos da diálise.[5] O *clearance* é um parâmetro farmacocinético muito importante, pois é essencial na definição dos intervalos e das doses dos fármacos e na prevenção de toxicidade medicamentosa relacionada a hiperdosagens.[3]

Meia-vida

A meia-vida é o tempo que leva para a concentração de plasma ser reduzida em 50%. Apresenta correlação direta com a metabolização e o *clearance* da droga.[2]

PK/PD

Os modelos de PK/PD têm sido de grande valia no entendimento da farmacocinética e da farmacodinâmica. Esses avanços têm permitido a otimização nas dosagens das medicações, inclusive daquelas que ainda estão em fase de estudo. A aplicabilidade dos modelos de PK/PD baseia-se na previsão do comportamento de cada medicação usando informações prévias de estudos *in vitro* e *in vivo*.[6] As doses necessárias para

qualquer medicamento são estabelecidas pelas concentrações almejadas no sítio de ação para o objetivo que se deseja. No caso de antibióticos, por exemplo, a meta é uma concentração no sítio de infecção de acordo com a suscetibilidade do patógeno, para que ocorra a ação bactericida. Utilizando os modelos de PK/PD, essas doses podem ser melhor geridas, garantido o propósito desejado, às custas de menor exposição a efeitos adversos. Dessa forma, o PK/PD fornecerá a provável dose que irá garantir atividade antibiótica máxima, com um determinado intervalo entre elas.[3]

Esses modelos são expressões matemáticas que traduzem o que é visto na prática, no comportamento das medicações. As informações farmacocinéticas (concentração relacionada a uma dose em um espaço de tempo definido) e farmacodinâmicas (efeito da droga relacionado a uma determinada concentração) são avaliadas em conjunto. Dessa forma, com a união dessas informações, é possível prever o comportamento da droga, no que diz respeito ao seu efeito (**Figura 4.2.1**).[7] Existem diversos modelos para se avaliar o PK/PD: o protótipo mais utilizado é o baseado no efeito máximo (Emax). Dispomos da seguinte fórmula:

$$E = Emax \times C\ /\ EC50 + C$$

E é o efeito do fármaco para uma determinada concentração em seu estado de equilíbrio (C), Emax é o efeito máximo em altas concentrações de fármaco quando todos os receptores são ocupados e EC50 é a concentração do fármaco necessária para fornecer metade do efeito máximo. A fórmula descrita acima é uma forma simples de se analisar as características farmacocinéticas/farmacodinâmicas. No entanto, às vezes, expressões mais complexas são necessárias para explicar os efeitos observados.[8] No caso dos antibióticos, por exemplo, o efeito máximo que se almeja é o efeito bactericida. Porém, para se atingir esse efeito, os antibióticos não se comportam de uma maneira uniforme, do ponto de vista

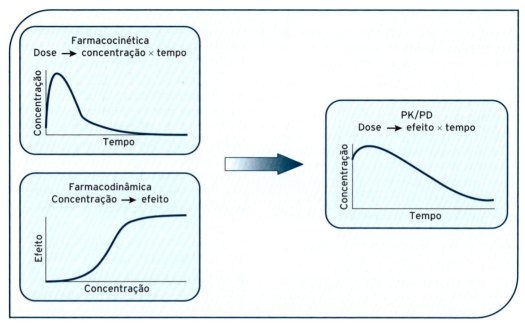

Figura 4.2.1. Conceito de PK/PD.

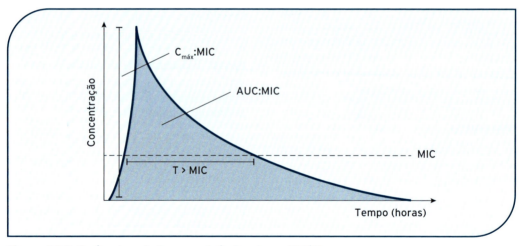

Figura 4.2.2. Parâmetros de farmacodinâmica dos antibióticos.

farmacodinâmico. Dessa forma, a análise do PK/PD, em cada classe, pode variar, sendo algumas mais suscetíveis a uma concentração máxima mais elevada; outros mais suscetíveis a um tempo maior de concentração sérica acima da concentração inibitória mínima (MIC). Portanto, as principais variáveis que se analisam, neste estudo farmacodinâmico, são (Figura 4.2.2):

- fT > MIC: tempo no intervalo de dosagem em que a concentração livre (não ligada) do antibiótico no plasma excede a concentração inibitória mínima (MIC) da bactéria.

Capítulo 4   Função Endotelial, Difusão de Nutrientes, Eletrólitos e Fluido Extracelular

- $C_{máx}$/MIC: relação entre o pico de concentração e o MIC da bactéria.
- AUC0-24/MIC: razão entre a área sob a curva de concentração-tempo durante um período de 24 h e a MIC das bactérias.

$C_{máx}$/MIC

O grau de atividade bactericida irá depender da interação entre o fármaco e o MIC. Nos aminoglicosídeos, a variável $C_{máx}$/MIC é o principal fator a determinar o efeito bactericida.[9] Valores de $C_{máx}$/MIC acima de 10 acarretam um percentual elevado de resolução da resposta inflamatória ≥ 90% (MIC) nessa classe de antibióticos. Isso significa que, se os pacientes receberem uma dose elevada, para obter concentrações de pico muito altas, a probabilidade de um bom resultado será maximizada.

AUC:MIC

Vários estudos mostraram que AUC:MIC é bom preditor de resposta a fluoroquinolonas.[10] Isso já foi estudado e comprovado em algumas classes de bactérias (*Escherichia coli, Pseudomonas aeruginosa, Streptococcus pneumoniae*) e nas pneumonias nosocomiais em geral. No entanto, cada uma dessas bactérias apresenta um limiar diferente de AUC:MIC para as fluoroquinolonas.[11]

fT > MIC

Os antibióticos betalactâmicos agem inibindo a síntese da camada de peptidoglicano da parede celular das bactérias. Devido a esse mecanismo de ação, o efeito bactericida que acarretam geralmente não perdura ao longo do tempo, nos períodos entre as doses, quando a concentração sérica é inferior ao MIC. Dessa forma, eles geralmente apresentam um padrão de comportamento farmacodinâmico que atinge o máximo efeito, quando permanecem o maior tempo possível com concentração sérica acima do MIC. Esse limiar para o efeito bactericida geralmente é 50%. Medidas que aumentem a fração de tempo acima do MIC, portanto, são mais importantes que medidas que aumentem a concentração máxima da droga.[12] Uma das estratégias que foi testada neste intuito foi aumentar o tempo de infusão, que de fato aumentou a fT > MIC em voluntários sadios.[13] Em pacientes críticos, com diagnóstico de sepse, a infusão contínua de betalactâmicos também se mostrou mais efetiva em manter uma concentração sérica acima do MIC.[14,15] No entanto, apesar da elevada plausibilidade de benefício, sem risco, nem grandes custos associados, o impacto clínico dessa mudança na infusão é controverso. O maior estudo que avaliou essa intervenção, o BLING II, realizado pela ANZICS em 2015, não mostrou qualquer impacto em desfechos clínicos.[16] No entanto, uma metanálise publicada no ano seguinte, que incluiu este estudo, mostrou maior percentual de cura e menor mortalidade.[17]

A Tabela 4.2.1 mostra a classificação do comportamento farmadinâmico de outras classes de antibióticos.

Particularidades nos pacientes críticos

Muitos fatores interferem na farmacocinética e na farmacodinâmica das drogas em pacientes em estado crítico. Esses pacientes estão mais propensos a desenvolver infecções por germes multirresistentes e a apresentar estado de imunossupressão. Estas são situações que podem modificar as características farmacodinâmicas, com necessidade, muitas vezes, de doses mais elevadas do fármaco. Além disso, esses pacientes, devido ao edema, à fluidoterapia, às coleções líquidas (ascite, derrame pleural etc.), podem apresentar um aumento do volume de distribuição, com consequente redução da concentração sérica não ligada a proteínas, que é a fração ativa do fármaco.

Nos pacientes críticos, algumas situações clínicas podem interferir no *clearance* renal, acarretando tanto aumento (trauma, queima-

TABELA 4.2.1	PARÂMETROS FARMACODINÂMICOS DE ANTIMICROBIANOS PREDITIVOS DE DESFECHOS TERAPÊUTICOS		
Parâmetro correlacionado com eficácia	$C_{máx}$:MIC	AUC:MIC	T > MIC
Exemplos	Aminoglicosídeos Fluoroquinolonas	Azitromicina Fluoroquinolonas Cetolídeos Linezolida Daptomicina	Carbapenêmicos Cefalosporinas Macrolídeos Penicilinas
Morte do organismo	Concentração-dependente	Concentração-dependente	Tempo-dependente
Obejtivo terapêutico	Maximizar a exposição	Maximizar a exposição	Otimizar a duração da exposição

duras, condição hiperdinâmica da fase precoce da sepse, uso de drogas hemodinamicamente ativas), quanto redução (insuficiência renal, desgaste muscular, pacientes acamados).[18] Os parâmetros que dispomos hoje para avaliar este *clearance* renal ainda são precários. A creatinina, a mais utilizada para esse fim, é um exame que indica a função renal de maneira tardia, já que depende do acúmulo desse metabólito no sangue. Além disso, ela depende diretamente da massa muscular do indivíduo, o que pode gerar dificuldade na interpretação dos resultados. Quando o *clearance* renal encontra-se elevado, por exemplo, torna-se difícil dar este diagnóstico com precisão, para se realizar os ajustes necessários nas medicações utilizadas.[19]

Os pacientes críticos, muitas vezes, apresentam lesão renal aguda e necessitam de terapia de substituição renal. As moléculas podem ser transportadas através da membrana de diálise por difusão, ultrafiltração, adsorção e convecção. Existem diversos tipos de terapia dialítica e cada um deles age de uma maneira diferente na farmacocinética das drogas. O *clearance* do fármaco pode variar de acordo com o fluxo de sangue, com a dose da diálise, com o local de infusão do fluido de reposição (pré ou pós-diluição) e com as características da membrana. Em geral, existe uma tendência de subdosagem de antibióticos em pacientes críticos que utilizam terapia dialítica. Além de todos esses fatores, a dose varia bastante de centro para centro e também entre os estudos, tornando-se muito difícil criar diretrizes que unifiquem essas condutas.[18]

Conclusão

O caso clínico no início do capítulo traz um paciente obeso, com *clearance* de creatinina aumentado, com bactéria multirresistente, com necessidade de uso de betalactâmico. Todas essas características contribuem para a ausência de eficácia terapêutica com a dose habitual de medicação utilizada. O *clearance* aumentado pode acontecer em diversas situações, tal como citado acima, e pode acarretar necessidade de doses maiores do fármaco

Capítulo 4   Função Endotelial, Difusão de Nutrientes, Eletrólitos e Fluido Extracelular

para suprir a taxa elevada de excreção. A obesidade é uma condição que leva a um aumento do volume de distribuição da medicação, em especial para aquelas substâncias lipofílicas. A medicação se concentra, desta forma, no extenso tecido adiposo, que leva a uma redução da fração ativa no sangue e no tecido alvo e, consequentemente, uma redução do seu efeito. As bactérias multirresistentes, por vezes, necessitam de doses maiores de antibióticos, para atingirem seu efeito com maior perfil de segurança. Portanto, ao se analisar todas essas variáveis presentes no caso, fica evidente o motivo de não se ter atingido o efeito esperado, inicialmente. Após readequação da dose, considerando estes fatores, conseguiu-se atingir o MIC que se objetivava e a bactéria foi tratada.

Portanto, é de fundamental importância dispormos desse conhecimento acerca da farmacocinética e da farmacodinâmica de cada medicação, pois nos permite antever situações como esta que foi exposta. Esse conhecimento, quando aplicado à prática, além de permitir a individualização e melhor adequação da dose, quando necessário, nos dá a capacidade de ter um entendimento mais preciso e mais completo das medicações, em especial dos antibióticos. Uma simples mudança na forma de se prescrever um betalactâmico, por exemplo, com infusão extendida, sem nenhum custo adicional, é capaz de fornecer um tempo maior de concentração acima do MIC e condições mais favoráveis ao efeito bactericida do antibiótico.

Referências bibliográficas

1. Taccone FS, Cotton F, Roisin S, Vincent JL, Jacobs F. Optimal meropenem concentrations to treat multidrug-resistant Pseudomonas aeruginosa septic shock. Antimicrob Agents Chemother. 2012; 56(4):2129-31.
2. Goodman LS, Brunton LL, Chabner B, Knollmann BrC. Goodman & Gilman's pharmacological basis of therapeutics. 12 ed. New York: McGraw-Hill; 2011. p. 2084.
3. Roberts JA. Using PK/PD to optimize antibiotic dosing for critically ill patients. Curr Pharm Biotechnol. 2011; 12(12):2070-9.
4. Udy AA, Roberts JA, Shorr AF, Boots RJ, Lipman J. Augmented renal clearance in septic and traumatized patients with normal plasma creatinine concentrations: identifying at-risk patients. Crit Care. 2013; 17(1):R35.
5. Choi G, Gomersall CD, Tian Q, Joynt GM, Freebairn R, Lipman J. Principles of antibacterial dosing in continuous renal replacement therapy. Crit Care Med. 2009; 37(7):2268-82.
6. Danhof M, de Lange EC, Della Pasqua OE, Ploeger BA, Voskuyl RA. Mechanism-based pharmacokinetic-pharmacodynamic (PK-PD) modeling in translational drug research. Trends Pharmacol Sci. 2008; 29(4):186-91.
7. Meibohm B, Derendorf H. Basic concepts of pharmacokinetic/pharmacodynamic (PK/PD) modelling. Int J Clin Pharmacol Ther. 1997; 35(10):401-13.
8. Chien JY, Friedrich S, Heathman MA, de Alwis DP, Sinha V. Pharmacokinetics/Pharmacodynamics and the stages of drug development: role of modeling and simulation. AAPS J. 2005; 7(3):E544-59.
9. Moore RD, Lietman PS, Smith CR. Clinical response to aminoglycoside therapy: importance of the ratio of peak concentration to minimal inhibitory concentration. J Infect Dis. 1987; 155(1):93-9.
10. Nicolau DP. Optimizing outcomes with antimicrobial therapy through pharmacodynamic profiling. J Infect Chemother. 2003; 9(4):292-6.
11. Mattoes HM, Banevicius M, Li D, Turley C, Xuan D, Nightingale CH, et al. Pharmacodynamic assessment of gatifloxacin against Streptococcus pneumoniae. Antimicrob Agents Chemother. 2001; 45(7):2092-7.
12. Craig WA. Interrelationship between pharmacokinetics and pharmacodynamics in determining dosage regimens for broad-spectrum cephalosporins. Diagn Microbiol Infect Dis. 1995; 22(1-2):89-96.
13. Dandekar PK, Maglio D, Sutherland CA, Nightingale CH, Nicolau DP. Pharmacokinetics of meropenem 0.5 and 2 g every 8 hours as a 3-hour infusion. Pharmacotherapy. 2003; 23(8):988-91.
14. Dulhunty JM, Roberts JA, Davis JS, Webb SA, Bellomo R, Gomersall C, et al. Continuous infusion of beta-lactam antibiotics in severe sepsis: a multicenter double-blind, randomized controlled trial. Clin Infect Dis. 2013; 56(2):236-44.

15. Abdul-Aziz MH, Sulaiman H, Mat-Nor MB, Rai V, Wong KK, Hasan MS, et al. Beta-Lactam Infusion in Severe Sepsis (BLISS): a prospective, two-centre, open-labelled randomised controlled trial of continuous versus intermittent beta-lactam infusion in critically ill patients with severe sepsis. Intensive Care Med. 2016; 42(10):1535-45.

16. Dulhunty JM, Roberts JA, Davis JS, Webb SA, Bellomo R, Gomersall C, et al. A Multicenter Randomized Trial of Continuous versus Intermittent beta-Lactam Infusion in Severe Sepsis. Am J Respir Crit Care Med. 2015; 192(11):1298-305.

17. Roberts JA, Abdul-Aziz MH, Davis JS, Dulhunty JM, Cotta MO, Myburgh J, et al. Continuous versus Intermittent beta-Lactam Infusion in Severe Sepsis. A Meta-analysis of Individual Patient Data from Randomized Trials. Am J Respir Crit Care Med. 2016; 194(6):681-91.

18. Veiga RP, Paiva JA. Pharmacokinetics-pharmacodynamics issues relevant for the clinical use of beta-lactam antibiotics in critically ill patients. Crit Care. 2018; 22(1):233.

19. Delanaye P, Cavalier E, Pottel H. Serum Creatinine: Not So Simple! Nephron. 2017; 136(4):302-8.

Capítulo 4 — Função Endotelial, Difusão de Nutrientes, Eletrólitos e Fluido Extracelular

4.3 Papel do Óxido Nítrico no Choque Vasoplégico

Rodrigo Santos Biondi | Bruno César Rodrigues do Amaral

Caso clínico

Paciente em pós-operatório imediato de cirurgia cardíaca evolui com hipotensão refratária a cristaloides, necessitando de noradrenalina 0,5 mcg/kg/min para manter PAM: 65 mmHg. Ecocardiograma excluiu tamponamento cardíaco. Após monitorização hemodinâmica invasiva observa-se IC: 3,7; PVC: 8; IRVS: 1256; POAP: 15.

Objetivos de estudo

- Demonstrar efeito do óxido nítrico no equilíbrio do tônus vascular.

A resistência vascular sistêmica é determinada pela contratilidade das células musculares lisas da túnica média arteriolar. No choque refratário (hipotensão associada a hipoperfusão necessitando de altas doses de aminas vasoativas), há uma dessensibiliação dos receptores envolvidos no tônus vascular (receptores adrenérgicos, de vasopressina 1 e angiotensina I). Há também um aumento na expressão de óxido nítrico sintetase (ONS) induzida, refletindo no incremento de sua produção em 1.000 vezes o valor basal (Figura 4.3.1). Isso também está relacionado à insuficiência de corticoide na doença crítica. A contratilidade vascular também relaciona-se ao conteúdo de cálcio intracelular. Assim, o tônus arteriolar aumenta com a liberação de cálcio do retículo sarcoplasmático para o citosol e diminui com a recaptação desse íon e a expulsão de potássio e cálcio para o meio extracelular. Os mecanismos intrínsecos à contratilidade incluem hormônios endoteliais

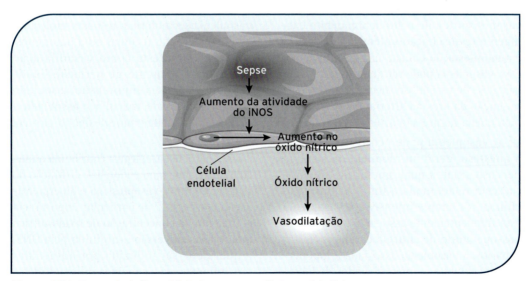

Figura 4.3.1. Resposta inflamatória à sepse na célula endotelial.

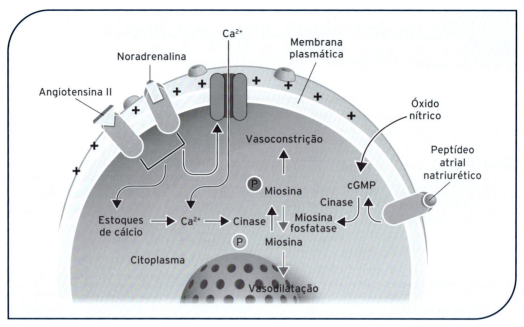

Figura 4.3.2. Regulação do tônus muscular vascular.

(óxido nítrico, prostaciclina e endotelina), metabólitos vasoativos, tais como radicais livres; e autacoides (Figura 4.3.2).

Vasoplegia pode ser definida como resistência vascular sistêmica inapropriadamente baixa. A hipotensão arterial profunda necessitando de altas doses de medicamentos vasopressores a despeito de um débito cardíaco e ressuscitação volêmica adequadas é a manifestação clínica mais pronunciada. Essa vasoplegia pode ser quantificada tanto pela dose de vasopressor necessária para manutenção da pressão arterial média, quanto pela queda na pressão arterial diastólica.

A vasoplegia pode ocorrer secundária a anestesia geral ou bloqueio do sistema nervoso axial, a qual, apesar de transitória, está relacionada a um pior desfecho clínico. Na terapia intensiva, a vasoplegia está frequentemente associada a sepse e ao pós-operatório de cirurgia cardíaca. Nestes cenários, a vasoplegia associada a hipoperfusão tecidual e a níveis elevados de lactato sérico caracteriza o choque vasoplégico ou distributivo. Os mesmos mecanismos moleculares da hiporresponsividade a vasopressores que caracterizam a vasoplegia também podem estar presentes no choque hemorrágico, cardiogênico, anafilático e na síndrome de isquemia-reperfusão.

Assim, é de especial interesse clínico a vasoplegia secundária à resposta molecular associada a dano tecidual ou a patógenos, a qual se manifesta como vasodilatação associada a aumento de permeabilidade capilar. De fato, a hipotensão associada à hiporreatividade vascular é associada a maior mortalidade e pior desfecho clínico, em geral.

A síndrome vasoplégica é atribuída a uma combinação de dano endotelial, disfunção do sistema arginina-vasopressina e hiperpolarização muscular. É de particular importância o aumento da concentração de óxido nítrico a partir da conversão L-arginina pela ONS, a qual pode ser induzida por autacoides pró-inflamatórios, citocinas inflamatórias e padrões moleculares relacionados a patógenos, tais como lipossacarídeos. Tal aumento se traduz em redução do tônus vascular, ativação plaquetária e inibição da atividade leucocitária. O óxido nítrico pode ser produzido de forma não enzimática por meio da redução de nitrito em condições de acidose, tal como ocorre em tecidos isquêmicos.

O óxido nítrico também está envolvido na produção de espécies reativas de oxigênio, tais como peroxinitrito, poderoso oxidante que pode ocasionar dano tecidual, piorando a vasoplegia. A produção de peroxinitrito a partir de superóxido e NO se dá de modo espontâneo, não enzimática, estando aumentada a produção de ambos esses fatores na condição de sepse. Assim, tal radical livre poderia estar implicado nos efeitos biológicos deletérios atribuídos ao NO. A produção de superóxido na sepse se dá pela ação aumentada da NADPH em leucócitos e células endoteliais, pela redução parcial de oxigênio nas mitocôndrias e pelo desacoplamento da NOS quando da deficiência de tetra-hidrobiopterina e L-arginina. O superóxido, por sua vez, também está implicado na hiporresponsividade vascular, por meio da geração de peróxido de hidrogênio. A produção de radicais livres na microcirculação acaba por diminuir a biodisponibilidade de NO na microcirculação a despeito de um excesso global. A vasodilatação no choque refratário é heterogênea, não afetando igualmente vasos de resistência (artérias e arteríolas musculares) e capilares. De fato, a dose de vasopressores pode ser inadequada em aumentar a pressão arterial mais que o necessário para a microcirculação. Paradoxalmente, o uso de moléculas doadoras de NO, tais como a nitroglicerina, pode melhorar a perfusão na microcirculatura e tem demonstrado benefício em alguns estudos com animais e humanos.

O aumento da voltagem transmembrana, implicado na hiporreatividade vascular, é em parte mediado pela atividade de canais de potássio mediado por cálcio, os quais são ativados pelo NO e pelo peroxinitrito.

O azul de metileno pode antagonizar a atividade endotelial da NOS, além de diminuir diretamente a concentração de NO e inibir a atividade da guanilil-ciclase. Isso se traduz em diminuição da necessidade de vasopressores e suporte inotrópico, por meio do aumento da pressão arterial média e do índice cardíaco, ao aumentar a resistência vascular periférica, conquanto ainda não haja evidência de melhora de sobrevida. Em estudo retrospectivo, a administração precoce de azul de metileno em pacientes submetidos a *bypass* cardiopulmonar evoluindo para síndrome vasoplégica reduziu a frequência de eventos adverso importantes em comparação à administração tardia.

Inibidores não seletivos de NOS, apesar de estarem associados a melhora hemodinâmica, demonstraram aumento de mortalidade em paciente com choque séptico, a qual pode advir da inibição de NOS em células cardíacas e imunes. Os efeitos deletérios da inibição de NO incluem alteração na microcirculação, diminuição da atividade bactericida dependente de NO, diminuição da atividade neutralizante de espécies reativas de oxigênio, diminuição da modulação da coagulação e aumento da demanda de oxigênio em tecidos com perfusão precária.

Referências bibliográficas

1. Lambden S, Creagh-Brown B, Hunt J, Summers C, Forni L. Definitions and pathophysiology of vasoplegic shock. Crit Care. 2018; 22(1):174.
2. Landry DW, Oliver JA. The pathogenesis of vasodilatory shock. N Engl J Med. 2001 ago; 345(8):588-95.
3. Levy B, Collin S, Sennoun N, Ducrocq N, Kimmoun A, Asfar P, et al. Vascular hyporesponsiveness to vasopressors in septic shock: from bench to bedside. Int Care Med. 2010; 36(12):2019-29.
4. Levy B, Fritz C, Tahon E, Jacquot A, Auchet T, Kimmoun A. Vasoplegia treatments: the past, the present, and the future. Crit Care. 2018; 22(1):52.
5. Mehaffey J, Johnston L, Hawkins R, Charles E, Yarboro L, Kern J, et al. Methylene Blue for Vasoplegic Syndrome After Cardiac Operation:

Early Administration Improves Survival. Ann Thorac Surg. 2017; 104(1):36-41.

6. Russell JA. Management of sepsis. N Engl J Med. 2006 out; 355(16):1699-713.

7. Sharawy N. Vasoplegia in septic shock: Do we really fight the right enemy? J Crit Care. 2014; 29(1):83-7.

Seção

2

Nervos e Músculos

Potencial de Ação Nervoso e Papel da Mielina

5.1 Paciente com Falência Ventilatória Secundária a Esclerose Múltipla

Luana Alves Tannous | Fernanda Baumle Reese | Viviane Bernardes de Oliveira Chaiben

Caso clínico

Paciente feminina, de 32 anos, sem comorbidades, apresentou há 5 anos queixa de parestesia de membro superior direito e turvação visual. Evoluiu após poucos meses com paralisia facial central à direita e incontinência urinária, ocasião em que recebeu o diagnóstico de esclerose múltipla. Iniciou o tratamento com imunomodulador com bom controle clínico e remissão das lesões na ressonância magnética. Há 1 ano tem apresentado surtos eventuais, com necessidade de uso de corticoides, mas há 3 dias iniciou com dificuldade de deglutição, tosse ineficaz e paraparesia braquial moderada. Evoluiu para insuficiência respiratória sem resposta a ventilação não invasiva e houve a necessidade de intubação traqueal por falta de proteção de via aérea. Foi iniciada pulsoterapia e plasmaférese.

Objetivos de estudo
- Demonstrar o efeito da desmielinização na condução nervosa.
- Abordar os motivos de falência ventilatória na esclerose múltipla.

Introdução

A primeira descrição clínica e das características patológicas da esclerose múltipla foi feita há mais de 100 anos, mas até hoje pesquisadores ainda tentam entender completamente a sua fisiopatologia e prevenir a sua progressão.[1] A esclerose múltipla é uma doença crônica do sistema nervoso central caracterizada por múltiplas áreas de desmielinização que impactam na condução nervosa. Os sintomas podem ser recidivantes ou progressivos e incluem fraqueza muscular, espasticidade, perda da coordenação motora, fadiga generalizada, perda de visão e déficit cognitivo.[3]

A importância da disfunção respiratória nessa doença vem aumentando nas últimas décadas, já que contribui significativamente para morbidade e mortalidade. O comprometimento respiratório é mais prevalente em pacientes com doença avançada, e os fatores contribuintes são a fraqueza dos músculos respiratórios, disfunção bulbar, controle ventilatório anormal e desordens do sono. Complicações respiratórias são causas comuns de morte na esclerose múltipla e devem ser reconhecidas e tratadas precocemente.[3]

Fisiopatologia

A esclerose múltipla é uma doença imunomediada que normalmente se desenvolve em pacientes geneticamente suscetíveis, e apresenta quadros clínicos bastantes variáveis, dificultando que toda a sua fisiopatologia seja bem conhecida.[1]

A desmielinização acarreta em desaceleração da condução dos impulsos nervosos ou até mesmo na interrupção desta transmissão, levando a sintomas clínicos conforme a região cerebral afetada. A formação da mielina em seres humanos se dá até durante a fase adulta, mas o pico de formação é no primeiro ano de vida e é produzida pelos oligodentrócitos.[2]

A bainha de mielina tem uma espessura ótima para que a condução seja efetiva: se a espessura se desviar deste valor, para menos ou para mais, a velocidade de condução do estímulo nervoso cai. Muito da fisiologia da formação da bainha de mielina já foi descoberto, mas algumas perguntas ainda não têm resposta, como, por exemplo, como os oligodentritos conseguem identificar os neurônios que ainda precisam ser mielinizados.[2]

As pesquisas não só esclarecerão como a mielinização normal ocorre, mas esse também é o ponto chave para entender como poderemos atuar ou reparar a mielina destruída em processos patológicos, por exemplo nas doenças autoimunes.[2]

Uma das características fisiopatológicas da disfunção respiratória é a presença de lesões desmielinizantes na região profunda do sistema nervoso central, envolvendo um ou mais locais de propagação dos impulsos neurais para os músculos respiratórios, os núcleos da base. Dependendo da localização das lesões, o quadro clínico se manifesta com sintomas diferentes: fraqueza muscular e comprometimento do reflexo de tosse, anormalidades no controle da respiração, disfunção bulbar, insuficiência respiratória aguda em um quadro de surto da doença.[3]

A fraqueza da musculatura respiratória também pode ser decorrente da desmielinização progressiva e descendente na região do bulbo até a medula cervical, assim como desmielinização nas vias do neurônio motor superior ou nos neurônios motores inferiores na medula cervical e torácica.[4]

A fraqueza da musculatura expiratória costuma ser mais evidente que a musculatura inspiratória, levando à dificuldade de tosse por diminuição no fluxo expiratório e predispondo o paciente à broncoaspiração.[5]

Diagnóstico

Uma anamnese e exame físico completos, assim como avaliação da função pulmonar com espirometria, são de fundamental importância. A avaliação minuciosa da força muscular e estudos do sono, como a polissonografia, também são necessários para avaliar a presença ou não e o grau da disfunção respiratória, principalmente em pacientes com doença crônica e progressiva já em uma fase avançada.[3,6]

Na anamnese são comuns queixas como dispneia, sonolência diurna excessiva, cefaleia e dificuldade de fala. O exame neurológico evidenciando fraqueza nos membros superiores, paraplegia e disfunção bulbar demostra que esses pacientes estão mais expostos a ter envolvimento dos músculos respiratórios.[3,6]

Quadro clínico

Os sintomas e a progressão da doença são extremamente variáveis, pois dependem da localização e do número de lesões já instaladas no sistema nervoso central.[7]

O grau de comprometimento e a severidade da doença pode ser quantificado durante a evolução clínica pela escala expandida do estado de incapacidade de Kurtzke. Essa escala está dividida em oito sistemas funcionais que devem ser monitorados desde o diagnóstico da doença.[7]

A disfunção respiratória é normalmente observada em estágios avançados, é causa comum de morbidade e mortalidade, e tem como principal consequência broncoaspiração e pneumonia, sendo esta última responsável por até 45% dos óbitos na esclerose múltipla (Tabela 5.1.1).[7]

Capítulo 5   Potencial de Ação Nervoso e Papel da Mielina

TABELA 5.1.1	TIPOS DE DISFUNÇÃO RESPIRATÓRIA NA ESCLEROSE MÚLTIPLA
Fraqueza da musculatura respiratória	
Disfunção bulbar	
Anormalidades no controle da respiração	
Distúrbios respiratórios do sono	
Falência respiratória	
Edema pulmonar neurogênico	

Fraqueza da musculatura respiratória

Observada nas fases avançadas da doença, normalmente não é responsável por falência respiratória. É mais comum em associação com as outras disfunções para levar o paciente à necessidade de ventilação mecânica definitiva.

Disfunção bulbar

Normalmente os pacientes apresentam vertigem, náuseas, vômitos, diplopia, disartria, disfagia e tosse ineficaz. A tosse normal consiste em três componentes, fase inspiratória, fechamento da glote e fase expiratória, em que um alto fluxo é necessário para que a tosse seja eficaz. A tosse normalmente é comprometida devido à fraqueza muscular, mas também devido a disfunção bulbar.[3,5]

Anormalidades no controle da respiração

Podem resultar do envolvimento em um dos centros respiratórios localizados no tronco cerebral.[3]

A perda do controle voluntário da respiração faz com que o paciente não tenha controle sobre o volume-minuto e não tenha a habilidade de parar espontaneamente a respiração. Já a perda do controle automático da respiração se manifesta como apneia ou parada respiratória durante o sono.[3]

Outra anormalidade é a hiperventilação paroxística e respiração apnêustica, que estão associadas a lesões na parte inferior do tronco cerebral e especialmente em pacientes com apneia do sono de origem central.[3]

Distúrbios respiratórios do sono

Esses distúrbios podem se apresentar de várias formas, como apneia obstrutiva do sono, apneia central ou hipoventilação noturna e se manifestam como fadiga, sonolência extrema diurna, diminuição da concentração, diminuição da libido, alterações no humor.[3]

Falência respiratória

A fraqueza crônica está associada à disfunção bulbar significativa, normalmente em pacientes já com bastante comprometimento muscular e que já dependem de cadeira de rodas, e são frequentes os episódios de broncoaspiração, pneumonia e necessidade de hospitalização.[3]

A necessidade de ventilação mecânica invasiva permanente e traqueostomia é mais rara na esclerose múltipla que em outras doenças neuromusculares, mas eventualmente necessária em alguns pacientes. As indicações mais comuns são: pneumonia por broncoaspiração de repetição, obstrução

CMIB - Clínicas de Medicina Intensiva Brasileira

FISIOLOGIA E FARMACOLOGIA

de vias aéreas por secreção e dificuldade de remoção das secreções brônquicas. A sobrevida média dos pacientes é de 22 meses após a instituição da ventilação mecânica permanente.[3]

Edema pulmonar neurogênico

A fisiopatologia ainda não é bem esclarecida, mas está associada a novas áreas de desmielinização. O paciente pode apresentar episódios recorrentes e com necessidade de intubação e ventilação mecânica.[3]

Acredita-se que ocorra o envolvimento de áreas cerebrais responsáveis pela regulação da função cardíaca e da pressão arterial sistêmica, e que por superestimulação ocorra aumento na pressão pulmonar hidrostática com consequente edema secundário.[3]

Tratamento

Pacientes com diagnóstico de esclerose múltipla se deparam com prognóstico incerto e devem ser informados sobre a doença, devendo também ser acompanhados por uma equipe multidisciplinar de saúde.[1] O tratamento é constituído por cuidado suportivo, medicamentoso durante crises, além de treino muscular (Tabela 5.1.2).

Tratamento suportivo

Para o cuidado suportivo devem ser incluídas vacinas para gripe e *Streptococcus pneumoniae*, além de tratamento imediato de infecções respiratórias, visto que podem desencadear crises.[1,3]

Demais cuidados incluem estímulo a cessar o tabagismo, manutenção do peso corporal.[1]

Deve-se também evitar medicamentos sedativos, que podem levar a quadros de falência respiratória por hipercapnia, por conta da fraqueza da musculatura respiratória.[1]

Fisioterapia respiratória e dispositivos de assistência para tosse devem ser considerados. Nos casos de hipoventilação noturna, ventilação mecânica não invasiva pode ser considerada.[1]

Crise

Ventilação mecânica não invasiva pode ser necessária durante episódios de insuficiência respiratória aguda relacionada a infecção, edema pulmonar neurogênico ou pós-cirurgia eletiva.[1]

Falência respiratória devido a placas de desmielinização em vias motoras respiratórias devem ser tratadas como exacerbações

TABELA 5.1.2	TRATAMENTO
Suportivo	• Vacinas • Cessar tabagismo • Manutenção do peso corporal • Evitar medicamentos sedativos • Tosse/fisioterapia respiratória
Crise	• Ventilação mecânica não invasiva • Metilprednisolona • Plasmaférese
Treino muscular	• Força e resistência • Carga de pressão respiratória (inspiratória e/ou expiratória) crescente

Capítulo 5

da doença. Não há estudos randomizados para esta complicação, pois são raras. Uso de metilprednisolona na dose de 1.000 mg por dia, durante 5 dias, seguida ou não de doses decrescentes de corticoide. Na ausência de resposta, pode ser considerado uso de plasmaférese.[1,3]

Treino muscular

Na esclerose múltipla a fraqueza muscular respiratória pode progredir, e desse modo, os pacientes não serem capazes de sustentar a ventilação devido a carga respiratória de pressão ou fluxo. O aumento da carga de pressão ocorre em casos de acúmulo de secreção, broncoespamos e diminuição da complacência pulmonar (atelectasias, obesidade, pneumonia); já a de fluxo ocorre em uma condição de ventilação superficial e rápida, levando a um aumento do espaço morto pulmonar.[3]

Por essa razão, o treino da musculatura respiratória nesses pacientes tem o objetivo de permitir que os músculos possam trabalhar de forma eficiente contra a carga respiratória. Pacientes com disfunção leve a moderada devem se beneficiar dos exercícios respiratórios.[7]

Os músculos respiratórios podem ser treinados para força e resistência. O regime de treinamento consiste em carga pressórica incremental respiratória (inspiratória e/ou expiratória) variando de 30% a 60% da pressão respiratória máxima correspondente durante 4-12 semanas. Não foram relatadas mudanças no volume pulmonar, e apesar da melhora na força muscular, ainda há questionamentos quanto ao seu efeito no desfecho clínico, como na eficácia da tosse e complicações pulmonares.[1]

Referências bibliográficas

1. Noseworthy JH, Lucchinetti C, Rodriguez M, Weinsheiker BG. Multiple Sclerosis. N Engl J Med. 2000 set; 343:938-53.
2. Snaidero N, Simons M. Myelination at a glance. J Cell Sci. 2014; 127(14):2999-3004.
3. Tzelepis GE, McCool FD. Respiratory dysfunction in multiple sclerosis. Respir Med. 2015 fev; 109:671-9.
4. Rasova K, Brandejsky P, Havrdova E, et al. Spiroergometric and spirometric parameters in patients with multiple sclerosis: are there any links between these parameters and fatigue, depression, neurological impairment, disability, handicap and quality of life in multiple sclerosis? Mult Scler. 2005; 213-22. Disponível em: http://msj.sagepub.com/content/11/2/213.short
5. Howard R, Wiles C, Hirsch N, Loh L. Respiratory involvement in multiple sclerosis. Brain [Internet]. 1992; 115(2):479-94. Disponível em: http://brain.oxfordjournals.org/content/115/2/479.short
6. Buyse B, Demedts M, Meekers J, Vandegaer L, Rochette F, Kerkhofs L. Respiratory dysfunction in multiple sclerosis: A prospective analysis of 60 patients. Eur Respir J. 1997; 10(1):139-45.
7. Westerdahl E, Wittrin A, Kånåhols M, Gunnarsson M, Nilsagård Y. Deep breathing exercises with positive expiratory pressure in patients with multiple sclerosis – a randomized controlled trial. Clin Respir J. 2016; 10(6):698-706.

6

Papel da Acetilcolina na Fenda Sináptica e Junção Neuromuscular

6.1 Ação dos Bloqueadores Neuromusculares

Pablo Braga Gusman | Eduardo Piccinini Viana

Caso clínico

Paciente domiciliar acamado por AVC extenso, sem acompanhamento fisioterápico adequado, evolui após alguns meses com IR aguda. Internado em UTI para melhora clínica. Apresenta-se com rebaixamento do nível de consciência após alimentação, sendo intubado sob sequência rápida com succinilcolina. Apresenta cardiocospia com ausência de onda P, QRS mais largo, diminuição de amplitude e posterior fusão com a onda T, desaparecendo o segmento ST, formando-se uma onda larga sinusoidal. Exame evidenciando potássio sérico maior que 8,0 mEq/L. O que levou ao aumento súbito do potássio sérico?

Objetivos de estudo

- Demonstrar a adequada escolha de bloqueadores neuromusculares para pacientes com maior sensibilidade de receptores extrajuncionais a BNM despolarizantes e acetilcolina.

A junção neuromuscular contém o terminal nervoso, a fenda sináptica, a placa motora e fornece um modelo anatômico e funcional de receptores e substratos para ação de fármacos, junto ao conjunto denominado unidade motora. Trata-se de região de justo contato entre o terminal nervoso e a membrana da fibra muscular esquelética, local de ação das drogas bloqueadoras neuromusculares.[1]

O neurônio motor mielinizado, ao se aproximar da fibra muscular, perde a bainha de mielina, sendo dividido em terminais filiformes que se conectarão a goteiras criadas em depressões na membrana de cada fibra muscular. Essa região da membrana muscular é denominada placa motora e é constituída por membrana muscular diferenciada que responde a estímulos químicos.

O nervo é separado da superfície do músculo por um espaço de cerca de 20 nm, chamado de fenda sináptica. O nervo e o músculo são mantidos em alinhamento por filamentos de proteína chamados de lâmina basal que envolvem a fenda entre o nervo e a placa motora. A superfície muscular é fortemente ondulada, com profundas invaginações na fenda juncional – as fendas primária e secundária – entre as dobras na membrana muscular. Essas fendas aumentam a superfície da placa motora. Os canais de sódio, que propagam a onda de despolarização, estão localizados no fundo da fendas; no alto delas existem receptores para a acetilcolina em grande número, cerca de 5 milhões deles em cada junção. Na fibra normal, esses receptores estão distribuídos na placa motora, mostrando a influência trófica da fibra nervosa sobre a fibra muscular.[2]

Esquema fenda sináptica

Como todas as células musculares de uma unidade são excitadas por um neurônio único, a estimulação elétrica direta do nervo, por um potencial de ação proveniente do corno anterior da medula ou por um agonista (succinilcolina), provoca contração sincronizada de todas as células musculares da unidade motora. Esse é o evento da fasciculação que, dependendo da intensidade, pode ser clinicamente evidenciado em pacientes.

Na terminação nervosa existem muitas mitocôndrias que fornecem energia, principalmente para a síntese do transmissor excitatório acetilcolina que, por sua vez, excita a fibra muscular. A acetilcolina é sintetizada no citoplasma das terminações, e acaba por ser absorvida para o interior de numerosas e pequenas vesículas sinápticas. Nas condições normais, existem cerca de 300.000 dessas vesículas em cada terminação axônica de placa motora. As vesículas que contêm o transmissor ficam aglomeradas em regiões distais da membrana referidas como zonas ativas ou locais de liberação, onde as vesículas se ligam antes de se romperem na fenda juncional. Nessa região ainda são vistos os canais de cálcio voltagem-dependentes entre as vesículas de acetilcolina, que permitem a entrada de cálcio no terminal nervoso para a liberação dessas vesículas. Fixada à matriz da lâmina basal existe grande quantidade da enzima acetilcolinesterase, que é capaz de destruir a acetilcolina.

A quantidade de acetilcolina liberada por cada impulso nervoso é grande, de pelo menos 200 quanta que contêm aproximadamente 5.000 moléculas cada, e o número de receptores de acetilcolina ativados pelo transmissor liberado por um impulso nervoso também é grande, aproximadamente 500.000. Os íons sódio e cálcio que fluem através dos canais dos receptores de acetilcolina ativados causam a despolarização máxima da placa motora, o que resulta em um potencial de placa terminal que é maior que o limiar para a estimulação do músculo. O sinal é transportado por mais moléculas de transmissor do que é necessário, e eles evocam uma resposta que é muito maior que o mínimo necessário. Ao mesmo tempo, apenas uma pequena fração das vesículas disponíveis e receptores é utilizada para enviar cada sinal. Consequentemente, a transmissão tem uma ampla margem de segurança e, ao mesmo tempo, uma capacidade substancial de reserva. Por causa dessa ampla margem de segurança, uma grande porcentagem de receptores nicotínicos deve ser bloqueada para que o efeito clínico – a perda de força muscular – possa ser clinicamente percebido.[2]

Quando um impulso nervoso invade a junção neuromuscular, cerca de 300 vesículas de acetilcolina são liberadas pelas terminações axônicas na goteira sináptica.

A acetilcolina é sintetizada no axônio a partir da ação da colina acetiltransferase sobre a colina e a acetilcoenzima A (mitocôndrias). A colina é resultante do metabolismo da acetilcolina pela colinesterase (50%), da dieta e parte sintetizada no fígado. A colina entra no axônio através de transporte ativo.[3]

Existem na superfície interna da membrana neural barras densas lineares. De cada lado de uma barra densa existem partículas proteicas que atravessam toda a membrana, formando os canais de cálcio voltagem-dependentes. Quando o potencial de ação se propaga por toda a terminação, esses canais se abrem, permitindo a difusão de grande quantidade de cálcio para o interior da terminação. Os íons cálcio, por sua vez, exercem influência atrativa sobre as vesículas de acetilcolina, puxando-as para a membrana neural adjacente às barras densas. Algumas dessas vesículas se fundem com a membrana neural e esvaziam seu conteúdo

Capítulo 6 — Papel da Acetilcolina na Fenda Sináptica e Junção Neuromuscular

de acetilcolina na goteira sináptica pelo mecanismo de exocitose.

Depois da síntese de acetilcolina, esta não estará disponível como neurotransmissor enquanto não estiver incluída na vesícula sináptica. Cerca de 80% da acetilcolina sintetizada é estocada em vesículas e o restante permanece dissolvido no axoplasma. As vesículas ficam armazenadas nas formas disponível, de estocagem e de reserva. Cada vesícula tem um quantum estimado entre 2.000 a 10.000 moléculas de acetilcolina.[1]

Na ausência de impulso nervoso ocorre vazamento da acetilcolina dissolvida no plasma, através da membrana da terminação nervosa. Durante o repouso, esse vazamento constitui a principal perda do transmissor; mas, durante a atividade, o vazamento não aumenta e o impulso nervoso provoca liberação de vesículas. Um segundo tipo de liberação, de forma espontânea, provoca uma pequena despolarização (0,5 mV) da placa motora (potencial miniatura) que parece ter relação com a manutenção do trofismo muscular.

O potencial de ação nervoso é um ativador da liberação de acetilcolina, mas não é o liberador, por si só. Se o cálcio não estiver presente, nem a despolarização nem o fluxo de sódio produzirão liberação da acetilcolina. Portanto, o potencial de ação inicia para dentro do neurônio um fluxo de cálcio que tem como função a liberação de acetilcolina – cálcio dependente. Situações em que ocorre hipocalcemia ou hipermagnesemia, que desloca o cálcio, promovem diminuição do processo de transmissão neuromuscular e fraqueza muscular. Essas situações promovem uma potencialização do bloqueio neuromuscular.[4]

A liberação de acetilcolina normalmente diminui durante a alta frequência de estimulação, pois a quantidade de acetilcolina liberada se esgota mais rápido do que pode ser reabastecida. Sob circunstâncias normais, a reduzida quantidade liberada é muito superior ao que é necessário para produzir contração do músculo devido à elevada margem de segurança na junção neuromuscular. Além disso, um sistema de *feedback* positivo que envolve a ativação dos receptores présinápticos ajuda na mobilização das vesículas de acetilcolina.

As moléculas de acetilcolina ocupam os receptores colinérgicos nicotínicos da placa motora, região quimioexcitável da membrana muscular. A membrana restante da fibra muscular, denominada extrajuncional, é eletricamente excitável. A placa motora situa-se em oposição ao terminal nervoso e possui milhões de receptores colinérgicos nicotínicos que são constituídos por cinco cadeias proteicas (2 alfa, 1 beta, 1 delta e 1 épsilon) dispostas em círculo, uma estrutura tubular que atravessa a membrana lipídica de lado a lado. O canal (ionóforo) formado no centro desse círculo de proteínas abre-se, permitindo a entrada de íons sódio, cálcio e saída de potássio quando as duas cadeias alfa são ocupadas simultaneamente por um agonista (acetilcolina ou succinilcolina).[5]

Esquema de receptor nicotínico pós-juncional com suas cinco unidades e o canal onde a acetilcolina se liga a cadeias alfa

Esse movimento iônico cria o potencial de placa que se propaga para a membrana extrajuncional. A corrente, que atinge a membrana extrajuncional é a somação dos fluxos iônicos que ocorrem em cada receptor da placa motora. Se, ao atingir a membrana extrajuncional, a intensidade desta corrente atingir o limiar dessa região eletricamente excitável, o que ocorre quando pelo menos 5-20% dos receptores abrem seus ionóforos, então será deflagrado o potencial de ação que se propaga, iniciando uma sequência de eventos que resultam em contração muscular. A repolarização ocorre com a saída da acetilcolina do receptor para ser metabolizada, em milissegundos, em acetato e colina pela acetilcolinesterase.[6]

Os receptores extrajuncionais estão em toda a superfície da membrana muscular durante o período embrionário. A síntese dos receptores extrajuncionais é inibida com o aumento da atividade nervosa e muscular, sendo substituída pela produção de receptores juncionais que se dispõem exclusivamente na placa motora. Novos receptores extrajuncionais serão sintetizados em qualquer momento que ocorra diminuição ou abolição da atividade nervosa, como quando há lesão de medula espinhal, lesão nervosa ou repouso prolongado no leito, com distribuição desses receptores em toda a superfície da membrana muscular.

Os receptores extrajuncionais são sensíveis a baixas concentrações de agonistas (acetilcolina ou succinilcolina) e pouco sensíveis aos antagonistas (bloqueador neuromuscular adespolarizante). Uma vez ativados, mantêm o canal iônico aberto por um tempo mais prolongado, 2 a 10 vezes mais que os receptores juncionais, o que implica maior movimento de íons – principalmente uma maior e mais prolongada saída de potássio, promovendo hiperpotassemia.

A administração de succinilcolina nas situações acima resultará em contração mantida com importante aumento da concentração plasmática de potássio. Essa sensibilidade à succinilcolina começa 3 a 4 dias após a desnervação e alcança níveis perigosos a partir do sétimo dia. Atenção com pacientes acamados, sequelados de AVC e com doenças neuromusculares que podem apresentar hiperpotassemia e parada cardíaca.[7]

A escolha para uso de bloqueador neuromuscular em sequência rápida deve levar em consideração seu tempo de latência e menores efeitos colaterais em pacientes com aumento da sensibilidade de receptores extrajuncionais.

Rocurônio é um composto aminoesteroide com similaridade estrutural com vecurônio e pancurônio. A duração da sua ação é comparável com a de vecurônio, mas o seu início e ação é mais curto.[6]

Em pacientes mais idosos, a ED95 é semelhante à encontrada em adultos mais jovens, mas a duração da ação é prolongada levemente. Rocurônio tem uma maior meia-vida em doentes com insuficiência renal, provavelmente devido à sua eliminação renal parcial, mas isso se traduz apenas por um ligeiro prolongamento do bloqueio. Em doença hepática, a absorção mais lenta e eliminação de rocurônio pelo fígado tende a prolongar a duração da ação do fármaco, mas isso é compensado até certo ponto por meio do maior volume de distribuição.

O rocurônio é a droga de escolha na indução rápida se a succinilcolina é contraindicada. Condições de intubação são excelentes em aproximadamente 80% dos casos e comparáveis com os oferecidos pela succinilcolina a uma dose de pelo menos 1,0 mg/kg. A principal desvantagem de grandes doses de rocurônio ($\geq$ 1,0 mg/kg) é a ação de longa duração, que pode ultrapassar 1 hora. Esse problema pode ser contornado se sugammadex é utilizado.[6]

Referências bibliográficas

1. Hall JE, Guyton AC. Guyton & Hall – Tratado de Fisiologia Médica. 13 ed. Elsevier; 2016.
2. Stoelting RK, Hillier SC. Pharmacology & Physiology in Anesthetic. 5 ed. Philadelphia: Lippincott Williams & Wilkins; 2014.
3. Cangiani LM, Slullitel A, Potério GMB, et al. Tratado de Anestesiologia SAESP. 8 ed. São Paulo: Atheneu; 2017.
4. Brull SJ. Neuromuscular Blocking Agent. In: Barash PG, Culler BF, Stoelting RK, Calahan MK, Stock MC. Clinical Anesthesia. 8 ed. Philadelphia: Lippincott Williams; 2017.
5. Rodrigues RC, Tardelli, MA. Monitorização da Transmissão e do Bloqueio Neuromuscular. In: Tratado de Anestesiologia. 7 ed. São Paulo: Editora Atheneu. 2011; 1:733-50.
6. Tardelli MA. Bloqueadores Neuromusculares na Anestesia Venosa. In: Carneiro AF (org.). Bases da Anestesia Venosa. 1 ed. Rio de janeiro: SBA; 2016. p. 86-93.
7. Cardoso MVP, Andrade MAV, Melo JAV, Rocha WC, Resende FA, Amorim AVC. Bases da monitorização neuromuscular. Rev Med Minas Gerais. 2016; 26(Suppl 1):S34-S38.

7

Autorregulação da Pressão Intracraniana e Pressão de Perfusão Cerebral

7.1 Paciente com AVCi Maligno Evolui com Rebaixamento Súbito do Nível de Consciência

Dimitri Gusmão Flôres | Antonio Maurício dos Santos Cerqueira Junior

Caso clínico

Paciente masculino, 64 anos, hipertenso e diabético, dá entrada na emergência com relato de despertar com hemiparesia esquerda associada a náuseas. Familiares referem que o paciente foi visto bem no dia anterior antes de dormir há cerca de 12 h. Ao exame, apresenta pressão arterial de 210/120 mmHg, glicemia: 180 mg/dL, sudoreico, pupilas isocóricas, fotorreagentes, força muscular grau II em hemicorpo esquerdo e grau V em hemicorpo direito, Glasgow 10, e National Institutes of Health Stroke Scale (NIHSS) de 10.[1] Paciente evoluiu com rebaixamento do nível de consciência, vômitos, com novo NIHSS de 20 e necessidade de intubação orotraqueal para proteção de via aérea.

Objetivo de estudo

- Analisar os aspectos da autorregulação da pressão intracraniana e compreender os mecanismos fisiopatológicos da hipertensão intracraniana.

Introdução

O cérebro é um órgão bastante sensível a falta de oxigênio, com possibilidade de suportar apenas pouco tempo em anaerobiose sem surgir comprometimento das funções vitais (diferentemente de outros órgãos como músculos, fígado, rins) e por isso necessita de um fluxo sanguíneo constante (para levar oxigênio e glicose).[2] Algumas patologias podem causar aumento da pressão intracraniana e consequentemente reduzir esse fluxo. Nesse momento, o organismo tenta impedir esse processo a partir da autorregulação da pressão intracraniana. Porém, quando os mecanismos fisiológicos autônomos não conseguem mais manter esse fluxo sanguíneo, ainda é possível realizar intervenções à beira do leito para reverter ou retardar o processo de hipertensão intracraniana. Nesse contexto, compreender os princípios fisiológicos da dinâmica cerebral é indispensável para a tomada de decisão no cuidado dos pacientes neurocríticos.

Componentes do crânio

O crânio constitui uma caixa óssea fechada de alta elastância na qual o cérebro divide espaço juntamente com o líquor cefalorraquidiano e o sangue circulante.

Sendo o volume total desse espaço cerca de 1.500 mL, essas três estruturas, em condições não patológicas, dividem-se aproximadamente da seguinte forma:[3]

- Cérebro: 80%.
- Sangue: 12%.
- Líquor: 8%.

Considerações sobre o líquido cefalorraquidiano

O líquido cefalorraquidiano (LCR) desempenha diversas funções no sistema nervoso, envolvendo aspectos estruturais, hidrodinâmicos, metabólicos e imunológicos. Uma importante função é de proteção mecânica, evitando o choque do cérebro com a calota craniana. Além disso, o LCR influencia a homeostase metabólica do SNC, mantendo o ambiente eletrolítico e o equilíbrio ácido-base sistêmico.[4]

Ele ocupa cerca de 8-10% do espaço craniano, o que corresponde a 130-150 mL, e é produzido, em sua maior parte, pelo plexo coroide dos ventrículos laterais, pelo parênquima cerebral, meninges e raízes dorsais da medula. Em condições não patológicas, a produção do LCR é de 0,3 a 4,0 mL/min, sendo aproximadamente 500 mL em 24 horas.[5] O volume total do líquor se renova cerca de 4 vezes por dia e se dá por um processo ativo de gasto energético, o que demanda alto fluxo sanguíneo. Desse modo, já podemos compreender que qualquer alteração no metabolismo dessas estruturas pode comprometer a produção do LCR, seja por condições patológicas ou pela oferta de medicações.

O LCR circula, através dos forames de Monro, dos ventrículos laterais para o terceiro ventrículo e daí para o quarto ventrículo, através do aqueduto cerebral. Do quarto ventrículo, o LCR sai pelos forames de Luschka e Magendie e alcança as cisternas basais. Então, há dois caminhos: 1) circulação anterior e 2) circulação posterior (**Figura 7.1.1**).

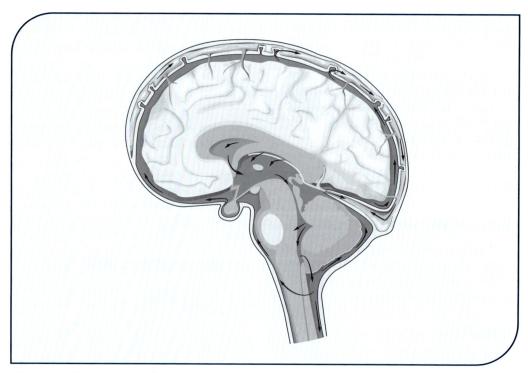

Figura 7.1.1. Circulação liquórica.

Capítulo 7 — Autorregulação da Pressão Intracraniana e Pressão de Perfusão Cerebral

1. Chega na convexidade do encéfalo, após passar pela base dos lobos frontais e temporais.
2. Circula pela cisterna magna, cisternas supracerebelares, cisternas ambientes e cisternas do corpo caloso.

Além disso, o LCR circula ao redor da medula no canal raquidiano, em um movimento de entrada e saída na caixa craniana.

O LCR é reabsorvido em grande parte nas vilosidades aracnóideas, ao longo do seio sagital, por meio de um mecanismo passivo do tipo valvular unidirecional. Quando a pressão liquórica atinge em torno de 5 mmHg, mecanismos valvulares nos canalículos que unem o espaço subaracnóideo às veias que drenam para o seio sagital superior abrem-se e permitem o escoamento do LCR para o sistema venoso.[6]

Fluxo sanguíneo cerebral (FSC)

O fluxo sanguíneo cerebral (FSC) é definido como o volume de sangue que circula através da circulação cerebral em um determinado tempo.

Pode-se perceber a alta demanda de fluxo sanguíneo para o cérebro, quando verificamos que a cada minuto esse órgão recebe 50 a 60 mL de sangue para cada 100 g de tecido cerebral, no total de 750-900 mL/min. Analisando o débito cardíaco, cerca de 15% dele é destinado apenas ao cérebro, mesmo que esse órgão represente apenas cerca de 1% da massa total do organismo.[7]

Assim, a taxa metabólica do cérebro está diretamente relacionada com o fluxo. Se ocorrer uma queda do FSC, o próprio organismo vai tentar reduzir a função neuronal para "poupar" energia. Porém, se o fluxo se mantiver em queda, invariavelmente ocorrerá dano cerebral, podendo ser irreversível ou não. Por outro lado, com um aumento progressivo do FSC acima dos limites fisiológicos poderão surgir edema cerebral e áreas de hemorragia.

Pressão de perfusão cerebral

Basicamente, a pressão de perfusão cerebral (PPC) é o resultado da diferença entre pressão a arterial média "PAM" e pressão intracraniana "PIC":

$$PPC = PAM - PIC$$

Descrita há mais de 200 anos por Alexander Monro (1733-1817), um astrônomo escocês, professor de anatomia e apoiado pelos experimentos de seu ex-aluno George Kellie de Leith, a "doutrina de Monro-Kellie" fala que os três componentes presentes no crânio estão em um estado de equilíbrio dinâmico, ou seja, se o volume de alguma dessas estruturas aumentar, outra estrutura deve reduzir seu volume ou haverá aumento da PIC.[8]

Quando qualquer uma dessas três estruturas sofre alteração no seu volume, ocorre um desequilíbrio na pressão intracraniana, podendo ocasionar um aumento da pressão intracraniana e consequentemente alteração da pressão de perfusão cerebral. Justamente para evitar alterações significativas e manter um "fluxo sanguíneo cerebral" relativamente constante, o organismo faz uso de mecanismos que funcionam como "tampão". Esse mecanismo, chamado de autorregulação cerebral, atua de forma autonôma por meio de alguns processos fisiológicos, porém só é efetivo dentro de um certo intervalo (**Figura 7.1.2**). Passado um certo limite (PAM de 50 a 160 mmHg), a autorregulação deixa de ser efetiva e o fluxo sanguíneo cerebral sofre grandes variações, podendo provocar edema com a ruptura da barreira hematoencefálica ou hipóxia cerebral.[9]

Um dos mecanismos pelos quais nosso organismo desempenha essa autorregulação é alterando as concentrações do CO_2 e do H+. Quando um paciente está bradipneico, o que ocorre é uma retenção de dióxido de carbono (CO_2) e aumento da $PaCO_2$, o que proporciona uma queda do pH e isto provoca vasodilatação das arteríolas e consequentemente elevação do FSC e da PIC. O inverso é verdadeiro: a

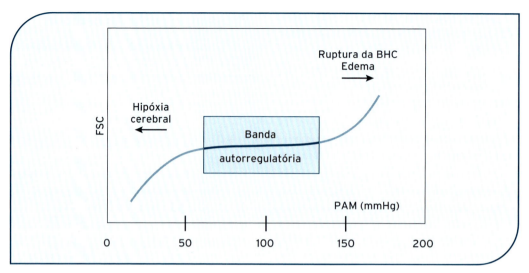

Figura 7.1.2. Autorregulação: fluxo sanguíneo cerebral × pressão arterial média.

hiperventilação implica redução da $PaCO_2$, aumento do pH e vasoconstrição das arteríolas – reduzindo a PIC e o FSC (o que pode ser danoso se ocorrer isquemia cerebral).[10] Esse grande impacto das concentrações do CO_2 na hemodinâmica cerebral ocorre porque a molécula de CO_2 pode transitar facilmente através da barreira hematoencefálica

Em 1966, Langfitt e cols. realizaram um experimento no qual foi possível demonstrar a relação entre volume e pressão. Eles monitoraram a PIC de macacos e seu comportamento a partir da introdução de pequenos volumes de líquido no espaço craniano. Assim, houve um entendimento maior a respeito desse processo que permitiu a divisão dessa relação entre pressão e volume em quatro fases sequencias, representadas pela "curva de Langfitt" (Figura 7.1.3).[11,12]

1. O aumento da massa é acompanhado da saída proporcional de líquor.
2. Todo líquor intracraniano possível já foi expulso e o aumento de volume da massa começa a elevar a PIC. Nesse momento, inicia-se um processo de redução da PPC, isquemia e acidose lática. Como resposta, ocorre vasodilatação para reduzir a resistência vascular.
3. O volume sanguíneo intracraniano aumenta de forma exponencial devido à vasodilatação da fase anterior, provocando ainda mais uma redução da PPC.
4. Nesse momento a musculatura lisa da arteríola pré-capilar já não responde às medidas terapêuticas e a PPC tende a se igualar com a PAM, ou seja, fluxo zero.

Mecanismos de HIC

Podemos dividir os mecanismos que causam hipertensão intracraniana em quatro grandes grupos:

1. Aparecimento de novas lesões ou estruturas no espaço da caixa craniana (p. ex., tumor, AVCi).
2. Redução da drenagem de líquido cefalorraquidiano (p. ex., hidrocefalia não comunicante – cisto, congênita).
3. Aumento da produção de líquido nos espaços intersticial e/ou intracelular encéfalo (p. ex., hidrocefalia comunicante – infecções, trauma).
4. Aumento do volume sanguíneo intracraniano (p. ex., AVC hemorrágico).[3]

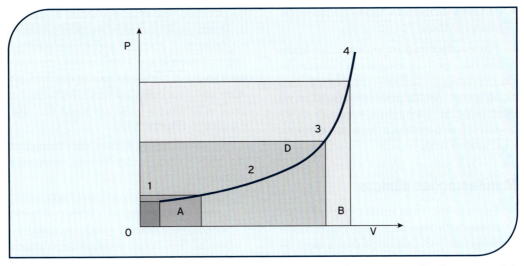

Figura 7.1.3. Curva de Langfitt (pressão × volume). 1. Inicial; 2. descompensação; 3. exponencial; 4. fase de vasoplegia.

Monitorização da pressão intracraniana

A monitorização da pressão intracraniana é de extrema importância quando há suspeita de hipertensão intracraniana, não só para o diagnóstico, mas também para o acompanhamento e prognóstico. Esse método começou a ser usado e difundido a partir da década de 1960, quando Lundberg desenvolveu a técnica de mensurar a pressão a partir da introdução de um cateter de polietileno no cérebro acoplado a um transdutor de pressão. Esse cateter pode ser inserido no espaço extradural, ventrículo, parênquima ou no espaço subaracnóideo.[11]

Além de monitorizar os valores da PIC, devemos também ficar atentos à morfologia das ondas, pois algumas variações na forma das ondas podem indicar falências dos mecanismos de autorregulação previamente ao aumento numérico da PIC. Em um ciclo de pulso, a curva de PIC pode ser dividida em três componentes P1, P2 e P3 (**Figura 7.1.4**).[13]

- P1 (onda de pulso) – representa a transmissão do pulso arterial sistólico para o interior do crânio e em condições não patológicas tem maior amplitude em relação às outras.
- P2 (*tidal wave*) – pulsação do próprio tecido nervoso.

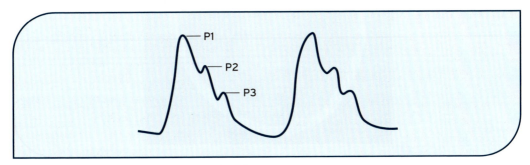

Figura 7.1.4. Onda de PIC normal P1 > P2 > P3.

- P3 (onda dicrótica) – início da fase diastólica cardíaca.

Em condições patológicas, nas quais ocorre HIC, há uma redução da complacência cerebral e as ondas se propagam mais rapidamente. Assim, podemos visualizar no monitor de PIC que tanto a amplitude de P2 quanto seu pico tendem a aumentar e superar P1 (Figura 7.1.5).[13]

Manifestações clínicas

Existem várias manifestações clínicas causadas pelo aumento da pressão intracraniana que podemos identificar à beira do leito. Elas variam de acordo com a região do encéfalo que está recebendo a pressão de forma mais proeminente. Não podemos esquecer que, diferentemente dos adultos, nos recém-nascidos é raro ocorrerem essas manifestações devido ao fato de que o crânio deles não está completamente fechado. Em geral, a fontanela fecha por volta de 1 ano e 6 meses (Figura 7.1.6).

As manifestações clínicas mais frequentes são: cefaleia, alterações visuais, vômitos e tonturas.[14]

- O principal dos sintomas, a cefaleia, geralmente é o mais precoce e mais constante, podendo ser holocraniana, occipital ou frontal. Sua causa se dá principalmente pelo estiramento das fibras sensitivas.

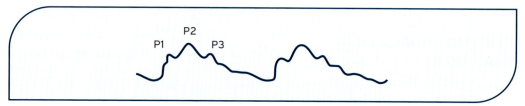

Figura 7.1.5. Redução da complacência cerebral P2 > P3 > P1.

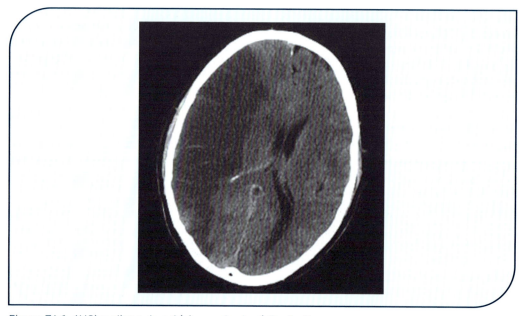

Figura 7.1.6. AVCi maligno de artéria cerebral média direita.

- As alterações visuais (papiledema) ocorrem pela transmissão da pressão aumentada para o nervo óptico, impedindo o retorno sangue para o seio venoso que normalmente é feito pela veia central da retina. Dessa forma, ao exame do fundo de olho é possível verificar a dilatação das veias retinianas.

- Os vômitos, muitas vezes ditos como a jato, ou seja, não precedidos por náuseas, são provocados, sobretudo, pela pressão na área postrema, ou "zona do gatilho quimiorreceptora", que está localizada no assoalho do quarto ventrículo e envia aferências ao centro do vômito no tronco cerebral.

- Também pela distensão do quarto ventrículo está a explicação para a ocorrência da tontura e alterações de marcha, já que o aumento de pressão nessa área causa efeito no verme cerebelar – estrutura responsável pelo equilibro e marcha.

Conclusão

A partir do entendimento fisiológico da dinâmica cerebral, percebemos o que houve com o paciente do caso clínico relatado no início do capítulo: um acidente vascular encefálico isquêmico maligno. Essa entidade ocorre em cerca de 10% dos AVCs isquêmicos e pode evoluir com hipertensão intracraniana e lesão neurológica grave em até 80% dos casos.[15] A deterioração neurológica rápida é bastante evidente. Com a isquemia, ocorre alteração da permeabilidade celular pela falência das bombas de Na e K, o que leva a um acúmulo de água e sódio dentro na célula. O produto disso, como já vimos anteriormente, é o aumento da PIC, redução do FSC e morte neuronal. A abordagem terapêutica dessa patologia não é o objetivo desse capítulo, porém será discutida em capítulos subsequentes.

Referências bibliográficas

1. Ong CJ, Gluckstein J, Laurido-Soto O, Yan Y, Dhar R, Lee JM. Enhanced Detection of Edema in Malignant Anterior Circulation Stroke (EDEMA) Score: A Risk Prediction Tool. Stroke. 2017; 48(7):1969-72.
2. Prough DS, Rogers AT. Physiology and pharmacology of cerebral blood flow and metabolism. Crit Care Clin. 1989; 5(4):713-28.
3. Machado ABM, Haertel LM. Neuroanatomia funcional; 2006.
4. Tumani H, Huss A, Bachhuber F. The cerebrospinal fluid and barriers - anatomic and physiologic considerations. Handb Clin Neurol. 2017; 146:21-32.
5. Cutler RW, Page L, Galicich J, Watters GV. Formation and absorption of cerebrospinal fluid in man. Brain. 1968; 91(4):707-20.
6. Pollay M. Review of spinal fluid physiology: production and absorption in relation to pressure. Clin Neurosurg. 1977; 24:254-69.
7. Jones TH, Morawetz RB, Crowell RM, Marcoux FW, FitzGibbon SJ, DeGirolami U, et al. Thresholds of focal cerebral ischemia in awake monkeys. J Neurosurg. 1981; 54(6):773-82.
8. Mokri B. The Monro-Kellie hypothesis: applications in CSF volume depletion. Neurology. 2001; 56(12):1746-8.
9. Mangold R, Sokoloff L, Conner E, Kleinerman J, Therman PO, Kety SS. The effects of sleep and lack of sleep on the cerebral circulation and metabolism of normal young men. J Clin Invest. 1955; 34(7, Part 1):1092-100.
10. Murkin JM. Cerebral autoregulation: the role of CO2 in metabolic homeostasis. Semin Cardiothorac Vasc Anesth. 2007; 11(4):269-73.
11. Leech P, Miller JD. Intracranial volume-pressure relationships during experimental brain compression in primates. Effect of induced changes in systemic arterial pressure and cerebral blood flow. J Neurol Neurosurg Psychiatry. 1974; 37(10):1099-104.
12. Lowell HM, Bloor BM. The effect of increased intracranial pressure on cerebrovascular hemodynamics. J Neurosurg. 1971; 34(6):760-9.
13. Harary M, Dolmans RGF, Gormley WB. Intracranial Pressure Monitoring-Review and Avenues for Development. Sensors (Basel). 2018; 18(2).
14. Nunes ML, Marrone ACH. Semiologia neurológica. EDIPUCRS; 2002.
15. Schwab S, Steiner T, Aschoff A, Schwarz S, Steiner HH, Jansen O, et al. Early hemicraniectomy in patients with complete middle cerebral artery infarction. Stroke. 1998; 29(9):1888-93.

8

Receptores GABA e NMDA

8.1 Paciente com *Status Epilepticus*

Alexandre Guimarães de Almeida Barros | Andrea Julião de Oliveira

Caso clínico

Paciente do sexo masculino, sem comorbidades, admitido na emergência hospitalar com quadro clínico convulsivo. Paciente foi achado caído em casa, apresentando quadro compatível com atividade convulsiva tônico-clônica bilateral, de repetição, com episódios motores durante entre 30 segundos e 1 minuto, com intervalo de 2 a 3 minutos sem atividade motora clínica, durante o qual permanecia inconsciente. Admitido na emergência em atividade convulsiva tônico-clônica bilateral, glicemia capilar de 134 mg/dL, pressão arterial média de 85 mmHg, em uso de cateter nasal, com oxigênio a 2 L/min saturando 93% pela oximetria de pulso, com um acesso venoso periférico seguro. Como manejar esse paciente?

Introdução

O *status epilepticus* (SE) ou estado de mal é uma condição clínica resultante de várias etiologias.[1-5] É uma emergência neurológica que, geralmente, necessita de admissão em unidade de terapia intensiva (UTI), principalmente nos casos refratários e não convulsivos. Tem alta morbidade e mortalidade associadas. Estima-se incidência anual em 10-41 casos por 100.000 pessoas, com mortalidade próxima aos 20%, sendo que 50% são representadas pelos casos de SE convulsivo.[1-5] A maior parte dos óbitos está relacionada com a causa subjacente que levou ao quadro de estado de mal. Por exemplo, paciente com SE convulsivo refratário no contexto de uma meningite bacteriana apresenta mortalidade maior que um paciente com SE decorrente de abstinência alcoólica ou do uso incorreto de anticonvulsivantes. Os principais fatores de risco para mortalidade relacionados diretamente ao estado de mal são: o tempo de duração da atividade convulsiva, presença de lesões decorrentes de hipóxia ou anóxia e a idade do paciente.[1-5] Vale lembrar que os pacientes que apresentam episódio de SE com causa bem determinada não necessariamente desenvolverão uma síndrome epiléptica. Devido ao amplo espectro de apresentação clínica, o estado de mal pode ser um desafio diagnóstico e postula-se que, por esse motivo, sua ocorrência no ambiente hospitalar seja subestimada.[5,6] O objetivo deste capítulo é revisar a apresentação clínica e o manejo do estado de mal convulsivo, à luz dos estudos mais atuais na área.

Definições

Pode-se definir convulsão ou crise epiléptica como a ocorrência transitória de sinais e sintomas decorrentes de atividade neuronal cerebral anormalmente excessiva e/ou sincronizada. Portanto, trata-se de um fenômeno definido no tempo, com início e fim. Geralmente, são eventos breves, que cessam em até 2 minutos, e não estão relacionados, diretamente, a consequências negativas graves em longo prazo.[7,8]

Status epilepticus ou estado de mal

Atualmente, o SE é definido como condição resultante da falência dos mecanismos homeostáticos intrínsecos responsáveis pelo término da atividade convulsiva ou pela presença de mecanismos anormais responsáveis pelo prolongamento da excitabilidade neuronal, resultando em atividade convulsiva prolongada, definida após a ultrapassagem da marca temporal arbitrária chamada T1.[7] Além disso, é uma condição que pode resultar em consequências duradouras, de longo prazo, incluindo morte neuronal e alterações das redes neuronais cerebrais, após ser ultrapassado o marco temporal arbitrário chamado T2.[7] Dessa forma, a atividade convulsiva será chamada de estado de mal, ou seja, será anormalmente prolongada, após atingir a definição de tempo T1, enquanto consequências crônicas estarão relacionadas com o SE que ultrapassar o tempo T2. Como citado, as definições de tempo são arbitrárias e podem variar de acordo com os diferentes tipos de SE.[7]

Tradicionalmente, o estado de mal era definido como quadro clínico convulsivo prolongado, caracterizado por atividade elétrica cerebral convulsiva, contínua ou repetitiva em frequência suficiente, que impossibilitaria a recuperação do paciente às suas condições clínicas basais. Posteriormente, adotou-se um critério temporal objetivo, em que o quadro clínico deveria perdurar por ao menos 30 minutos para ser definido como SE. Isso porque surgiram evidências na literatura sobre a presença de lesões neuronais irreversíveis após esse intervalo de tempo.[1,3,6,7] Essas observações, associadas ao fato de que quanto mais tardio, mais difícil o tratamento do estado de mal, levaram à revisão da definição de SE.[1,3,6,7]

Em 2015, foram elaboradas duas definições atuais, uma teórica conceitual e outra prática, para o estado de mal convulsivo pela International League Against Epilepsy (ILAE).[7] O SE convulsivo passou a ter a seguinte definição prática: atividade convulsiva contínua ou ocorrência de pelo menos duas crises epilépticas distintas, sem recuperação à condição clínica basal no período entre as crises epilépticas (interictal), por cinco ou mais minutos. Como citado anteriormente, a definição conceitual proposta foi a seguinte: o SE convulsivo é o fenômeno em que ocorre a falência dos fatores homeostáticos intrínsecos normalmente responsáveis pelo término da atividade convulsiva cerebral.[7] É curioso que, inicialmente, a definição englobou apenas o estado de mal convulsivo. Em seguida, o ILAE ampliou a definição para todos os tipos de SE e deu ênfase à necessidade de tomada de decisão clínica sobre o início precoce de tratamento.

Com base em estudos observacionais e em animais, o ILAE determinou que, para crises motoras tônico-clônicas generalizadas, T1 é definido em 5 minutos e T2 em 30 minutos.[7] A literatura não apresenta observações claras que permitam a classificação precisa de T1 e T2 nos SE focais disperceptivos ou nos SE não convulsivos, sendo sugeridos os tempos 10 minutos e 60 minutos respectivamente.[1,3,7] Sabe-se também que o dano neuronal decorrente do SE irá variar, dependendo de outros fatores de risco, como local de início do foco convulsivo e idade do paciente.

Patogênese

O entendimento sobre a patogênese e a fisiopatologia do estado de mal deriva principalmente de estudos observacionais e em modelos animais. Sabe-se que a maioria das convulsões são eventos breves, com duração entre 1 e 2 minutos, causadas pelo aumento da atividade excitatória sincronizada em determinada rede neuronal. A premissa básica da atividade convulsiva é o início dessa atividade excitatória, em determinados neurônios, que leva a despolarizações sincronizadas em grupos neuronais conectados, cada vez mais abrangentes, podendo atingir partes ou mesmo todo o cérebro, o que é traduzido clinicamente em diferentes fenótipos. O que se observa na eletroencefalografia é o resultado da intensa atividade elétrica cerebral sincronizada, que ocorre em grande número de neurônios.[1-3,6,11]

As crises epilépticas podem ocorrer por diversas causas. Por exemplo, um acidente vascular cerebral isquêmico é capaz de alterar os gradientes eletroquímicos da membrana neuronal, na zona de penumbra, ou reduzir a atividade neuronal inibitória basal, pela morte neuronal, resultando em atividade convulsiva. Entretanto, existem mecanismos neurofisiológicos inibitórios, assim como mecanismos intrínsecos das próprias vias neuronais excitatórias, que são responsáveis pelo término da atividade elétrica convulsiva, ou seja, são mecanismos de proteção do próprio cérebro contra lesões causadas pela atividade convulsiva prolongada.[1-3,6,11]

Porém, a desregulação desses mecanismos, por meio de alterações que levam ao aumento da atividade excitatória e a falência dos mecanismos inibitórios, resulta no prolongamento da atividade convulsiva e, dessa forma, no estado de mal. Em modelo animal, é possível induzir um quadro similar ao SE por meio da estimulação química ou elétrica continuada de determinadas estruturas cerebrais.[12,13] Em modelo de babuíno, mimetiza-se o quadro de estado de mal por meio do uso do ácido domoico, um análogo do glutamato de difícil eliminação endógena.[14] Nesse modelo, crises epilépticas prolongadas são geradas pelo aumento duradouro da atividade excitatória

neuronal (presença prolongada do agonismo glutamatérgico pelo ácido domoico) e resultam em lesões neuronais.[14] Isso corrobora a hipótese de que o aumento da atividade excitatória, sem modulação endógena, está relacionado a patogênese do SE.

A literatura sugere que a atividade convulsiva prolongada é um processo dinâmico, que desencadeia alterações em curto prazo (ativação de vias de sinalização intracelular, alterações no nível de fosforilação proteica e no tráfego de receptores) e em longo prazo (alteração na expressão gênica, metilação do DNA, secreção de neuropeptídeos) nas redes neuronais.[3,6,11,12,15] Essas alterações são responsáveis por alimentar a atividade convulsiva, desregulando os mecanismos homeostáticos responsáveis pelo término da mesma, e por modificar a resposta neuronal aos estímulos inibitórios farmacológicos (por exemplo, os benzodiazepínicos), justificando a farmacorresistência observada em crises epilépticas prolongadas. Além disso, postula-se que as alterações em longo prazo, resultantes da atividade convulsiva prolongada, fazem parte do processo de epileptogênese.[11,15]

Breve revisão sobre neuroquímica

A atividade elétrica neuronal ocorre por meio da geração e propagação de potenciais de ação. No estado de repouso, a membrana neuronal apresenta diferença de potencial transmembrana entre -30 e -80 mV. Tanto o potencial de repouso como o potencial de ação são consequências das diferentes bombas e canais iônicos presentes na membrana. Estes determinam a permeabilidade da membrana neuronal aos diferentes íons e em resposta à diferentes estímulos. O fenótipo de excitabilidade neuronal, resultante da presença de diferentes componentes na membrana celular, define como será a resposta da célula aos diferentes estímulos e *inputs* sinápticos.

O glutamato é o principal neurotransmissor excitatório cerebral. Sinalizando por meio dos receptores ionotrópicos AMPA, Kainato e

NMDA, correntes de sódio e cálcio são geradas e, dependendo da intensidade destas, e das correntes inibitórias presentes, pode-se atingir o limiar de disparo e, através da abertura de canais de sódio voltagem-dependentes, um potencial de ação será gerado.[6,15-17] Sugere-se que o receptor NMDA seja um ponto central na patogênese do SE. É um receptor modulado por diversas vias de sinalização intracelular, tendo sua abertura mais tardia e gerando correntes iônicas prolongadas, com íons sódio e cálcio. A ativação do receptor, com consequente abertura do canal iônico, é dependente de diversos fatores como o grau de fosforilação e a intensidade da despolarização da membrana na vizinhança do mesmo ou ainda da presença de íon magnésio no poro do canal do receptor. Estudos mostram que alterações no número desses receptores na membrana neuronal e no fenótipo dos mesmos estão relacionados a atividade excitatória neuronal anormalmente prolongada[6,15-17] (vide exemplo citado do modelo animal para SE com babuínos). Mais ainda, ativação prolongada do receptor NMDA pode estar associada a excitotoxicidade, que ocorre por meio da toxicidade direta ou ativação das vias de apoptose celular pelo aumento da concentração do cálcio iônico intracelular.[6,15-17]

Já o ácido gama-aminobutírico (GABA) é o principal neurotransmissor inibitório cerebral. A ativação do receptor ionotrópico $GABA_A$ gera corrente de cloreto que acentua a polarização da membrana neuronal, tornando mais difícil atingir o limiar para a geração de um potencial de ação.[15,17,18] O receptor $GABA_A$ é composto por cinco subunidades, com quatro domínios transmembrana, que formam sítios de ligação para o neurotransmissor e para vários fármacos.[15,17,18] Os benzodiazepínicos, uma medicação de primeira linha no tratamento das crises epilépticas, ligam-se nesses receptores, acentuando a corrente de cloreto quando o GABA está presente. Sabe-se que o sítio de ligação dos benzodiazepínicos está presente apenas nos receptores que contêm a subunidade gama.[15,17,18] Caso esta subunidade não faça parte da estrutura do receptor, este se torna não responsivo aos benzodiazepínicos. Sugere-se que quanto mais prolongada a crise epiléptica, maior o número de receptores gabaérgicos sem subunidades gama na membrana neuronal. Isso pode justificar a diminuição da responsividade aos benzodiazepínicos nos quadros prolongados de SE, como citado acima.[15,17,18] Vale lembrar ainda que os diferentes receptores $GABA_A$ estão distribuídos distintamente em regiões sinápticas e ao longo da membrana neuronal. Isso resulta na sinalização gabaérgica fásica e tônica, respectivamente. Alguns estudos sugerem que a redução no número de receptores fora das regiões sinápticas, com consequente diminuição da sinalização inibitória tônica, pode ser fator contribuidor na patogênese do SE.[15,17,18]

Em resumo, diferentes fenótipos neuronais geram diferentes estados de excitabilidade da membrana neuronal. Os fenótipos são resultantes da interação de diversos fatores como a modulação dos receptores, dos canais iônicos, das vias de sinalização intracelular e a presença de diferentes polimorfismos genéticos. Alterações cerebrais estruturais decorrentes de eventos crônicos, como infartos lacunares, ou de eventos agudos, como o traumatismo cranioencefálico, e a presença de determinados fatores, como células inflamatórias, podem resultar em alteração do balanço entre excitação e inibição, provocando o início e a perpetuação da atividade convulsiva.

Apresentação clínica e classificação do estado de mal

Quatro aspectos devem ser observados durante a abordagem clínica do paciente em estado de mal: o semiológico, o etiológico, o eletroencefalográfico e o etário. Ressalta-se que o quadro clínico do estado de mal é dinâmico, com a possibilidade de diferentes apresentações clínicas ao longo do tempo e da necessidade de avaliações repetidas do paciente. Para o entendimento do eixo semiológico no SE é necessário conhecer a classificação terminológica das convulsões, revisada em 2017 pelo ILAE.[8,19] Isso porque informações geradas pela correta classificação do fenômeno são importantes para ajudar na determinação etiológica, seleção da terapêutica e definição prognóstica. O critério principal utilizado na classificação do estado de mal é a presença ou ausência de sintomas motores relevantes.[7] No grupo do SE com sintomas motores proeminentes, associados ou não à alteração da consciência (dispercepção), estão o estado de mal convulsivo, o SE mioclônico, o estado de mal focal, tônico e hipercinético. Os outros tipos são classificados dentro do estado de mal sem sintomas motores relevantes ou proeminentes, que abrangem o estado de mal não convulsivo.

Crises focais são originárias em redes neuronais limitadas a determinada região cerebral em determinado hemisfério cerebral. Elas são classificadas baseadas na natureza da sintomatologia clínica inicial e na sua repercussão sobre o nível de consciência.[8,19] Ressalta-se que crises focais podem evoluir para envolvimento bilateral (focal evoluindo para tônico-clônica bilateral). As manifestações iniciais podem ser motoras ou não motoras. Citam-se movimentos tônicos, clônicos ou mioclônicos entre possíveis apresentações motoras. Já as não motoras incluem manifestações sensoriais, autonômicas, parada comportamental, cognitivas e emocionais.[8,19] Um EEG ictal (durante o período de atividade convulsiva) irá mostrar a característica focal da atividade elétrica anormal, caso a mesma esteja localizada na convexidade cerebral. A crise focal pode ser acompanhada de alteração transitória do nível e conteúdo da consciência (dispercepção). Nesse caso, a capacidade do paciente em manter contato com o ambiente é temporariamente abolida e o mesmo não responde aos estímulos externos. Posteriormente, o paciente não recorda ou rememora a fase ictal, podendo estar confuso e apresentar déficits neurológicos transitórios, como afasia ou perda visual, resultantes de alterações inibitórias nas regiões envolvidas. Durante a fase de alteração da consciência podem ser observados automatismos. Digno de nota, crises focais podem se apresentar clinicamente com as mais diversas características clínicas, sendo prudente descartar causa convulsiva para quadros de comportamentos estereotipados ou bizarros utilizando a eletroencefalografia.

Crises convulsivas generalizadas iniciam-se com atividade elétrica anormal em determinada rede neuronal cerebral, mas que, rapidamente, atinge diversas outras redes neuronais distribuídas em ambos os hemisférios cerebrais. Podem apresentar manifestações motoras ou não motoras.[8,19] As crises generalizadas não motoras são as crises de ausência. A crise de ausência típica é caracterizada por perda súbita da consciência, sem perda do tônus postural ou período confusional pós-ictal. Já as crises generalizadas motoras apresentam sintomatologia motora semelhante às crises focais, porém envolvendo ambos os dimídios corporais. Existem inúmeras variantes motoras das crises generalizadas, incluindo crises puramente tônicas, atônicas, clônicas ou mioclônicas.

O tipo de crise generalizada motora mais comum, a crise tônico-clônica, é caracterizada por início de contrações tônicas bilaterais que podem levar a alterações da musculatura respiratória, com dessaturação e cianose. A contratura da musculatura da mastigação pode resultar em lesões na língua ou mucosa oral. Ocorre ainda o aumento do tônus simpático, observado clinicamente com taquicardia, hipertensão e midríase. Após alguns segundos, a fase tônica evolui para a fase clônica, caracterizada por períodos ritmados de contração e relaxamento da musculatura. O tempo de relaxamento da musculatura é cada vez maior até o fim do período ictal. A fase pós-ictal é caracterizada por redução do nível de consciência, flacidez muscular, sintomas colinérgicos, incluindo salivação excessiva, que pode resultar em respiração ruidosa e obstrução parcial da via aérea. Durante esse período pode ocorrer também liberação esfincteriana. Ao longo de minutos a horas, os pacientes apresentam melhora do nível de consciência, podendo permanecer confusos. Após o período pós-ictal, são comuns sintomas como fadiga, dor muscular e cefaleia, que podem durar até alguns dias.

A Figura 8.1.1 mostra o esquema de classificação das crises epilépticas proposto pelo ILAE em 2017[8,19] e traduzido para o português pela Liga Brasileira de Epilepsia.

O segundo aspecto clínico a ser abordado no estado de mal corresponde à etiologia. A causa do estado de mal pode ser sintomática ou desconhecida. Causas sintomáticas são aquelas em que se consegue fazer um vínculo clínico causal desencadeante do estado de mal.[1,7,11] Por exemplo, alterações estruturais secundárias a acidente vascular cerebral, tumores intracranianos ou traumatismo craniencefálico, anormalidades metabólicas, inflamatórias, infecciosas, tóxicas ou abstinência de substâncias podem levar a quadro convulsivo prolongado. Essa adjetivação pode ainda ser acompanhada do critério temporal entre a causa e o SE em aguda, remota ou progressiva.

O terceiro eixo proposto para caracterização do SE remete aos achados eletroencefalográficos.[1,7,11,20] Apesar da limitação do EEG ictal nos casos de SE convulsivo, pela grande quantidade de artefatos, o traçado eletroencefalográfico torna-se indispensável no diagnóstico do SE não convulsivo ou em fase tardia do SE convulsivo em todos os pacientes. Atividade epileptiforme pode ser observada principalmente no início do SE, porém o traçado é dinâmico e tende a

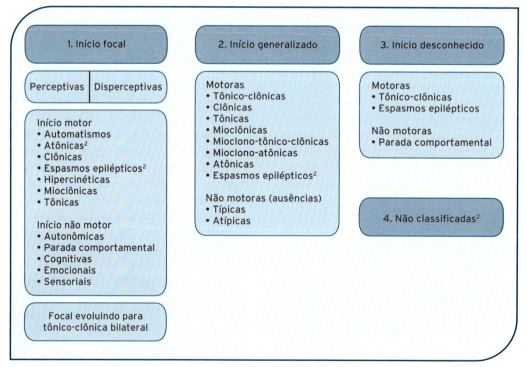

Figura 8.1.1. Esquema expandido de classificação dos tipos de crises da ILAE 2017.[2] Podem ser focais ou generalizadas, com ou sem alteração da perceptividade.

Capítulo 8

se alterar ao longo do tempo. Ressalta-se que não existe traçado específico para o estado de mal e, dessa forma, não existe um critério eletroencefalográfico único para SE. Na descrição eletroencefalográfica do SE, alguns aspectos devem ser observados: a localização (generalizado, lateralizado, bilateral independente ou multifocal), o padrão do traçado, sua ritmicidade, a morfologia (atividade epileptiforme periódica, atividade em ondas delta), evolução ao longo do tempo, modulação e efeitos de possíveis intervenções.[1,7,11]

O quarto aspecto proposto para a classificação do estado de mal refere-se à faixa etária do paciente. No caso da medicina intensiva adulta, dois subgrupos são citados: adultos (12 a 59 anos) e idosos (60 anos ou mais). Justifica-se o uso desse eixo para auxílio no raciocínio diagnóstico sobre causas e prognóstico.[8,19]

Terapêutica do estado de mal

Breve descrição da farmacologia dos anticonvulsivantes

Os fármacos anticonvulsivantes são classificados de acordo com sua farmacodinâmica. São moléculas pleotrópicas, com apenas parte dos mecanismos de ação conhecidos.[2,4,21] Atuam potencializando as vias inibitórias ou modulando a excitação neuronal por meio dos seguintes mecanismos:

- Modulação de canais iônicos (cálcio, sódio e potássio): prolongamento do estado conformacional inativo dos canais de sódio voltagem-dependentes, modulação positiva dos canais de potássio e inibição dos canais de cálcio.
- Aumento da neurotransmissão gabaérgica: modulação positiva dos receptores $GABA_A$, modificação do metabolismo do GABA e inibição da recaptação gabaérgica sináptica.
- Modulação da liberação de neurotramissores por meio de ação em proteínas associa-

Receptores GABA e NMDA

das a fusão de vesículas sinápticas com a membrana pré-sináptica ou alterações nos desencadeadores de fusão das vesículas.
- Diminuição da excitabilidade sináptica por meio da modulação negativa dos receptores ionotrópicos glutamatérgicos.

Entre os fármacos utilizados na terapêutica do estado de mal, alguns são moduladores dos canais de sódio, como a fenitoína, e outros bloqueiam canais de cálcio, como o ácido valproico. Estão disponíveis também fármacos que modulam a neurotransmissão gabaérgica, como os moduladores alostéricos benzodiazepínicos e barbitúricos, e o agonista $GABA_A$, propofol. Outro fármaco disponível para tratamento do estado de mal, o levetiracetam, modula a fusão de vesículas sinápticas.

Manejo clínico

SE é uma emergência médica que requer tratamento imediato para evitar lesões cerebrais permanentes, complicações clínicas e refratariedade ao tratamento. Como descrito ao longo do capítulo, o SE se manifesta por diferentes síndromes, com características clínicas e eletroencefalográficas próprias, e com causas, prognóstico e tratamentos distintos. Algumas formas de SE têm excelente prognóstico, enquanto outras apresentam alta morbidade e mortalidade. Essa discussão se limitará ao manejo terapêutico do estado de mal convulsivo. Lembramos que, muitas vezes, os principais desafios no paciente de UTI são o estado de mal não convulsivo e o estado de mal convulsivo refratário.

O manejo inicial do estado de mal é dividido em três fases que se sobrepõem, que são: avaliação e estabilização inicial, início da terapia farmacológica com benzodiazepínicos e terapêutica com classe de anticonvulsivante não benzodiazepínico.[2,4,21] Caso o controle não seja efetivo após as três fases, o que ocorre geralmente em 20% dos pacientes, o SE é classificado como refratário e uma quarta fase é iniciada.

73

Inicialmente, deve-se proceder a um exame neurológico direcionado para determinar o tipo de crise associada ao SE e os possíveis diagnósticos etiológicos. O manejo inicial segue o mesmo de outras emergências médicas, com a monitorização do pacientes, avaliação e correção de possíveis anormalidades nos sinais vitais, com atenção especial para a via aérea, respiração e estabilidade circulatória.[2,4,21] Caso alguma alteração seja detectada, por exemplo hipoxemia, esta deve ser prontamente corrigida com oferta de oxigênio suplementar e uso de ventilação mecânica, se necessário. Digno de nota, caso seja utilizado bloqueador neuromuscular para intubação em sequência rápida, a monitorização com EEG contínuo é necessária para acompanhamento da atividade convulsiva. Dois acessos venosos calibrosos devem ser estabelecidos o mais rápido possível.

Exames laboratoriais, incluindo gasometria arterial, cálcio, fósforo, magnésio, função hepática, hemograma, exames toxicológicos e nível sérico de anticonvulsivantes (caso paciente esteja em uso), devem ser coletados em paralelo durante essa primeira fase. Checagem da glicemia capilar é mandatória, com pronta correção em caso de hipoglicemia, associada a suplementação de tiamina. Sugere-se o protocolo de 100 g de glicose mais 100 mg de tiamina intravenosa. Essa primeira fase deve ocorrer durante os primeiros 5 minutos do manejo do paciente, lembrando que a segunda fase se inicia em paralelo.[2,4,21]

Com os acessos venosos estabelecidos ou não, deve ser iniciada terapêutica com fármacos de primeira linha, os benzodiazepínicos. Esses fármacos são as medicações de escolha devido ao controle rápido e efetivo da atividade convulsiva. No SE, os benzodiazepínicos mais estudados são: diazepam, lorazepam e midazolam.[2,4,21]

Para uso intravenoso, o fármaco de escolha é o lorazepam, porém esta forma de apresentação não está disponível no Brasil.

Alguns estudos sugerem melhor controle e prevenção de recorrência da atividade convulsiva na primeira hora, quando esse fármaco é comparado com outros anticonvulsivantes. Postula-se que a diferença entre o lorazepam e o diazepam seria o menor volume de distribuição do primeiro, o que manteria nível terapêutico e controle da atividade convulsiva por mais tempo. A dose do lorazepam preconizada é de 0,1 mg/kg, devendo ser administrado a uma velocidade máxima de 2 mg/min. Deve-se aguardar de 1 a 2 minutos para observação do efeito do fármaco, antes da realização de nova dose em caso de continuação da crise convulsiva. Não existe dose máxima de lorazepam; esta deve ser guiada pelos efeitos colaterais, incluindo estabilidade cardiovascular e respiratória, e pelo controle da atividade convulsiva. Uma alternativa onde o lorazepam intravenoso não está disponível (caso do Brasil) é o diazepam na dose de 0,15 mg/kg (0,1 a 0,3 mg/kg), com máximo de 10 mg/dose. Algumas vantagens desse fármaco incluem sua estabilidade em temperatura ambiente e formulação retal, caso não seja possível o estabelecimento de acesso venoso.

O midazolam é um benzodiazepínico que, como os outros, resulta no rápido controle da atividade convulsiva. Entretanto, devido à meia-vida curta do fármaco, muitas vezes é necessária a infusão venosa contínua, sendo reservado para uso no SE refratário. Entretanto, ressalta-se que é o fármaco de escolha para controle da atividade convulsiva caso não haja acesso venoso seguro disponível. A literatura cita as vias nasal e bucal, porém a via intramuscular é a mais comumente utilizada. Nesta situação, o fármaco é injetado via intramuscular na dose de 0,2 mg/kg, com máximo de 10 mg/dose.

Após dez minutos do início do tratamento do SE, o paciente já deve ter sido estabilizado e a terapêutica com benzodiazepínico já iniciada. Neste momento, independentemente da cessação ou não da atividade convulsiva com o início do uso dos fármacos de primeira linha, uma medicação anticonvulsivante não benzodiazepínica de segunda linha deve ser iniciada para ajudar no término ou, principalmente, na manutenção do controle da atividade convulsiva. Os anticonvulsivantes de segunda linha mais utilizados incluem: fenitoína (fosfenitoína, se disponível), ácido valproico, levetiracetam e fenobarbital.[2,4,21]

A fenitoína é utilizada na dose de 20 mg/kg, com velocidade máxima de infusão de 25 a 50 mg/min e monitorização constante, principalmente do sistema cardiovascular. A velocidade de infusão deve ser reduzida em caso de instabilidade clínica. Arritmias e hipotensão são bem descritas caso o fármaco seja infundido rapidamente. Outras complicações possíveis incluem dor no local de infusão, flebite, lesão tecidual grave em caso de extravasamento e a "purple glove syndrome". Vale lembrar que a fenitoína deve ser diluída em solução salina, sendo incompatível com soluções contendo dextrose e benzodiazepínicos. Caso ocorra persistência da atividade convulsiva, uma nova dose de ataque de 5 mg/kg pode ser realizada passados 10 minutos da primeira. Sugere-se não usar a fenitoína ou fosfenitoína nas crises convulsivas decorrentes do uso de cocaína, anestésicos locais ou teofilina, pela descrição de piora da atividade convulsiva nessas situações.

O ácido valproico é uma alternativa à fenitoína e deve ser administrado na dose de 20 a 40 mg/kg, com velocidade máxima de infusão de 10 mg/kg/min, para prevenir instabilidade cardiovascular. Essa dose resulta em níveis terapêuticos na maioria dos pacientes, sem sedação significativa. A eficácia do controle do SE com uso do ácido valproico, após o início dos benzodiazepínicos, é bem estabelecida. Digno de nota, é um fármaco que aumenta os níveis séricos da fenitoína, sendo necessário monitorização em caso de administração concomitante. Além disso, apresenta potencial hepatotóxico e está associado a coagulopatia.

Outra opção como fármaco de segunda linha no SE é o levetiracetam. A literatura é controversa sobre a eficácia deste em comparação aos outros fármacos citados, mas os *guidelines* em SE o colocam como opção.[2,4,21] Este deve ser usado na dose de 60 mg/kg, com dose máxima de 4,5 g, administrada em 15 minutos.

Apesar de ser considerado opção como fármaco de segunda linha no tratamento do SE, o fenobarbital apresenta maior número de efeitos colaterais que os demais fármacos citados. Quando usado em doses baixas, não é superior aos demais fármacos citados no controle da atividade convulsiva. Já o uso em doses altas é capaz de controlar praticamente qualquer atividade convulsiva, porém às custas de grande instabilidade cardiovascular, respiratória e sedação prolongada. Dessa forma, postulamos que o mesmo deva ser usado apenas na impossibilidade da utilização dos fármacos anteriores ou no caso de SE refratário. A dose inicial preconizada é de 20 mg/kg, infundido a uma velocidade de 30 a 50 mg/min.

Essa fase do tratamento do SE deve ser finalizada em até 20 minutos do início da terapêutica.[2,4,21] Caso o paciente continue apresentando atividade convulsiva, apesar de pelo menos duas doses adequadas de um benzodiazepínico e o início dos anticonvulsivantes de segunda linha, este é considerado em SE refratário. Ressalta-se que os fármacos de segunda linha, apesar de potencializarem o controle da atividade convulsiva, têm como objetivo a prevenção da recorrência da mesma. Dessa forma, caso seja realizado esse diagnóstico, deve ser iniciada a infusão contínua de midazolam, propofol ou pentobarbital associada a monitorização eletroencefalográfica contínua. Por não ser o objetivo do capítulo, o tratamento do SE refratário não será abordado. A seguir, algoritmo sugerido para abordagem do SE convulsivo (Figura 8.1.2).

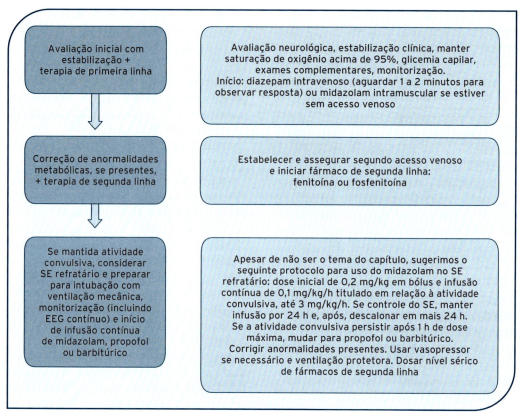

Figura 8.1.2. Fluxograma de abordagem do *status epilepticus*.

Período pós-ictal

Apesar de variável, a maioria dos pacientes começa a recuperar a responsividade após 10 a 20 minutos do término da atividade convulsiva.[2,4,21] Estados pós-ictais prolongados podem ocorrer tanto devido ao efeito sedativo das medicações utilizadas, juntamente com alterações da farmacocinética dos mesmo que podem existir devido a comorbidades, como pela continuação do estado de mal de forma não convulsiva. Dessa forma, qualquer paciente em SE convulsivo generalizado, que recebeu tratamento clinicamente eficaz e apresenta estado pós-ictal prolongado, deve ser examinado por meio da eletroencefalografia para descartar a possibilidade de continuação da atividade epileptiforme ictal ao EEG.

Obviamente, após o manejo inicial do paciente, é iniciada a investigação clínica para determinação etiológica e ajuste terapêutico. Neste momento, garantida a estabilidade clínica, exames de imagem, tomografia ou ressonância magnética devem ser realizados. Se o quadro clínico sugerir (quadro infeccioso agudo ou possibilidade de metástase) e o exame de imagem não mostrar sinais de hipertensão intracraniana, pode-se realizar uma punção lombar. A avaliação deve ser cautelosa, pois o próprio estado de mal altera o líquor, resultando, por exemplo, em pleocitose.

Complicações e desfechos

Como citado na introdução, a mortalidade dos pacientes que apresentam estado de mal é de aproximadamente 20%. Esse valor é variável e está diretamente relacionado à etiologia. Por exemplo, o SE convulsivo generalizado pós-anóxia apresenta mortalidade próxima aos 80%, enquanto aquele relacionado à abstinência alcoólica está próximo aos 5%.[2,4,21] Outros fatores preditores do desfecho incluem: idade, comorbidades e estado clínico do paciente.

Complicações sistêmicas do estado de mal convulsivo são decorrentes principalmente da tempestade catecolaminérgica que ocorre durante a atividade convulsiva. Observa-se quadro de hipertermia, leucocitose, pleocitose no líquor, anormalidades cardiovasculares, incluindo arritmias e isquemia, anormalidades respiratórias, acidose lática, rabdomiólise e anormalidades glicêmicas. A acidose lática, decorrente principalmente da atividade muscular exacerbada, resolve-se espontaneamente com o controle do quadro convulsivo. Ainda, no contexto agudo, episódios de aspiração, edema pulmonar neurogênico e insuficiência respiratória podem ocorrer. Em pacientes com reserva cardiovascular limitada, a tempestade catecolaminérgica pode levar a injúria miocárdica, com aumento dos marcadores de necrose miocárdica.

Como citado, lesão neuronal pode ocorrer com a atividade convulsiva prolongada e os pacientes podem apresentar sequelas neurológicas, principalmente se a etiologia do quadro estiver relacionada a algum evento cerebral agudo; por exemplo, acidente vascular cerebral isquêmico. Os SE prolongados podem ainda ser epileptogênicos. Porém, é difícil diferenciar se o SE seria a causa ou consequência de determinada síndrome epiléptica. Ressalta-se ainda que pacientes que apresentam um episódio de estado de mal estão mais propensos a recorrência do mesmo que a população geral.

Resolução do quadro clínico

Durante os cinco primeiros minutos, foi realizada a estabilização clínica e realizada uma dose de 10 mg de diazepam intravenoso. O fluxo de oxigênio do cateter nasal foi aumentado para 3 L/min, com aumento da saturação periférica para 99% pela oximetria de pulso. O paciente manteve bom padrão respiratório, sem evidências clínicas de comprometimento da via aérea ou da respiração. Após a dose do benzodiazepínico, a atividade convulsiva cessou. Foi iniciada infusão de fenitoína e mantida a monitorização. Optou-se por observação clínica, sem intubação endotraqueal no primeiro momento. Após 15 minutos, o paciente iniciou despertar confuso, retornando ao estado basal em uma hora. Em sequência, uma tomografia de crânio foi realizada, evidenciando lesão expansiva em região temporoparietal esquerda. Outros exames laboratoriais sem alterações dignas de nota.

Referências bibliográficas

1. Seinfeld S, Goodkin HP, Shinnar S. Status Epilepticus. Cold Spring Harb Perspect Med. 2016; 6(3):a022830.
2. Brophy GM, Bell R, Claassen J, Alldredge B, Bleck TP, Glauser T, et al. Guidelines for the evaluation and management of status epilepticus. Neurocrit Care. 2012; 17(1):3-23.
3. Knake S, Hamer HM, Rosenow F. Status epilepticus: A critical review. Epilepsy Behav [Internet]. 2009; 15(1):10-4. Disponível em: http
4. Teran F, Harper-Kirksey K, Jagoda A. Clinical decision making in seizures and status epilepticus. Emerg Med Pract [Internet]. 2015; 17(1):1-24; quiz 24-5. Disponível em: http://www.ncbi.nlm.nih.gov/pubmed/25902572.
5. Lowenstein DH. Status Epilepticus: An Overview of the Clinical Problem. Epilepsia. 2005; 40(s1):s3-8.
6. Walker MC. Pathophysiology of status epilepticus. Neurosci Lett. 2018; 667:84-91.
7. Lowenstein DH, Rossetti AO, Shinnar S, Trinka E, Shorvon S, Cock H, et al. A definition and classification of status epilepticus - Report of the ILAE Task Force on Classification of Status Epilepticus. Epilepsia. 2015; 56(10):1515-23.
8. Fisher RS, Cross JH, D'Souza C, French JA, Haut SR, Higurashi N, et al. Instruction manual for the ILAE 2017 operational classification of seizure types. Epilepsia [Internet]. 2017 abr; 58(4):531-42. Disponível em: http://doi.wiley.com/10.1111/epi.13671.
9. Beghi E, Carpio A, Forsgren L, Hesdorffer DC, Malmgren K, Sander JW, et al. Recommendation

for a definition of acute symptomatic seizure. Epilepsia. 2010; 51(4):671-5.

10. Huff JS, Fountain NB. Pathophysiology and Definitions of Seizures and Status Epilepticus. Emerg Med Clin North Am. 2011; 29(1):1-13.

11. Betjemann JP, Lowenstein DH. Status epilepticus in adults. Lancet Neurol; 2015.

12. Nirwan N, Vyas P, Vohora D. Animal models of status epilepticus and temporal lobe epilepsy: a narrative review. Rev Neurosci; 2018.

13. McCarren HS, McDonough JH. Anticonvulsant discovery through animal models of status epilepticus induced by organophosphorus nerve agents and pesticides. Ann N Y Acad Sci; 2016.

14. Muha N, Ramsdell JS. Domoic acid induced seizures progress to a chronic state of epilepsy in rats. Toxicon; 2011.

15. Goldberg EM, Coulter DA. Mechanisms of epileptogenesis: A convergence on neural circuit dysfunction. Nat Rev Neurosci. 2013; 14(5):337-49.

16. Bean BP. The action potential in mammalian central neurons. Nature Reviews Neuroscience; 2007.

17. Patel DC, Tewari BP, Chaunsali L, Sontheimer H. Neuron-glia interactions in the pathophysiology of epilepsy. Nat Rev Neurosci [Internet];

2019. Disponível em: http://www.nature.com/articles/s41583-019-0126-4.

18. Jacob TC, Moss SJ, Jurd R. GABAAreceptor trafficking and its role in the dynamic modulation of neuronal inhibition. Nat Rev Neurosci. 2008; 9(5):331-43.

19. Fisher RS, Cross JH, French JA, Higurashi N, Hirsch E, Jansen FE, et al. Operational classification of seizure types by the International League Against Epilepsy: Position Paper of the ILAE Commission for Classification and Terminology. Epilepsia [Internet]. 2017 abr; 58(4):522-30. Disponível em: http://doi.wiley.com/10.1111/epi.13670.

20. Caboclo LO, Ferrari-Marinho T, Silvado CES. Terminologia Padronizada de Eletroencefalograma em Pacientes Críticos da Sociedade Americana de Neurofisiologia Clínica (ACNS American Clinical Neurophysiology Society): Versão 2012dTradução e Adaptação para a Língua Portuguesa. J Clin Neurophysiol. 2016; 33(4):e12-27.

21. Lowenstein D, Treiman DM, Dodson WE, Pellock J, Sloan E, Bare M, et al. Evidence-Based Guideline: Treatment of Convulsive Status Epilepticus in Children and Adults: Report of the Guideline Committee of the American Epilepsy Society. Epilepsy Curr. 2016; 16(1):48-61.

Seção

3

Cardiovascular e Hemodinâmica

9

Conteúdo Arterial de Oxigênio e Conceito de DO$_2$ Crítico

9.1 Mecanismos de Compensação na Anemia

Pedro Henrique Rosa da Silveira | Rodrigo Santos Biondi

Caso clínico

Paciente em pós-operatório de hepatectomia esquerda, com anemia aguda (Hb: 7,2), mas com manutenção da macro e micro-hemodinâmica. Precisamos transfundir?

Anemia é um problema clínico comum, afetando até 60% dos pacientes internados na UTI. Muitos pacientes estão anêmicos já na admissão da UTI e a maioria dos restantes ficam anêmicos durante sua internação.[3] Em média, 40% dos pacientes em UTI são transfundidos.[1] Cada dia na UTI aumenta a chance de ser transfundido em 7%.[2] Vários estudos sugerem que a transfusão de concentrados de hemácias tem associação independente a piores desfechos.[4]

A partir de um caso clínico curto relativamente comum, pode-se exemplificar determinados mecanismos a serem considerados em uma situação de anemia na UTI, a fim de ponderar a real necessidade de transfusão sanguínea.

A anemia é, por definição, a redução de eritrócitos no sangue. Entretanto, calcular as hemácias não é prático e se utiliza, portanto, a medida de dois componentes importantes da hemácia: a hemoglobina (Hb) e o hematócrito (Hto).[6] De acordo com

a Organização Mundial da Saúde (OMS), a anemia é avaliada utilizando uma Hb < 13 g/dL em homens e < 12 g/dL em mulheres não gestantes.[5] A maior função das hemácias é o transporte de oxigênio (O_2) para os tecidos por meio da hemoglobina (Hb).[6]

O O_2 chega na célula por vários processos que ocorrem simultaneamente (Figura 9.1.1):

- Ventilação do alvéolo.
- Difusão para o sangue.
- Ligação na hemoglobina.
- Transporte do sangue pelo coração.
- Dissociação da Hb no tecido.
- Difusão para a mitocôndria.[7,8]

Em situações de necessidade metabólica, o organismo consegue aumentar essa oferta agudamente por alguns mecanismos específicos. O que garante os dois primeiros processos é a relação ventilação-perfusão (V/Q). Ao haver uma queda da oferta de O_2 (pela anemia), a ventilação pode dobrar, fornecendo maior concentração de O_2 por mais tempo. Além disso, a anemia causa vasodilatação, o que aumenta a área de difusão de O_2. Esses dois primeiros processos permitem que uma PaO_2 constantemente maior no sangue alveolar favoreça a li-

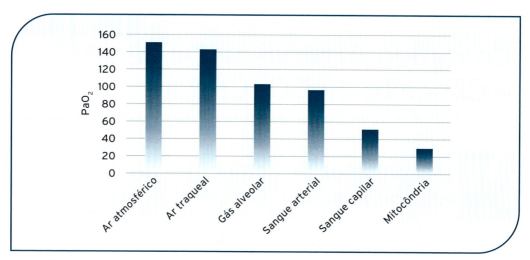

Figura 9.1.1. Cascata de oxigenação. Diferentes níveis de PaO$_2$ desde o ar atmosférico até a mitocôndria. (Modificado de Maron MB. Oxygen Transport. In: Surgical Intensive Care Medicine. 3 ed. Switzerland: Springer International Publishing; 2016.)

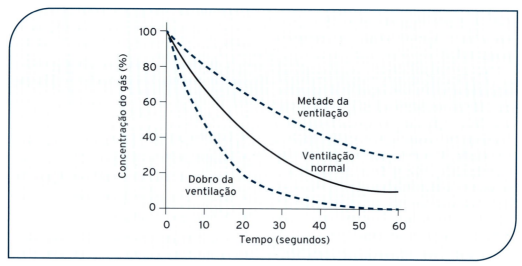

Figura 9.1.2. Relação entre o tempo e a PaO$_2$. (Modificado de Principles of Gas Exchange; Diffusion of Oxygen and Carbon Dioxide Through the Respiratory Membrane. Guyton And Hall Textbook of Medical Physiology. 13 ed. Philadelphia: Elsevier; 2016.)

gação do O$_2$ com a Hb, formando então a oxi-hemoglobina (OxiHb) (**Figura 9.1.2**).[10]

O terceiro e o quinto processos são determinados então pela curva de dissociação da OxiHb, que é a relação entre a PaO$_2$ e a saturação da Hb. Quanto mais a PaO$_2$ vai subindo, maior afinidade do O$_2$ pela Hb, formando assim a OxiHb. No quarto passo, o débito cardíaco é o responsável. O sexto processo é definido pela diferença entre o O$_2$ disponível no sangue e o O$_2$ mitocondrial (**Figura 9.1.3**).[2,10]

Capítulo 9 — Conteúdo Arterial de Oxigênio e Conceito de DO$_2$ Crítico

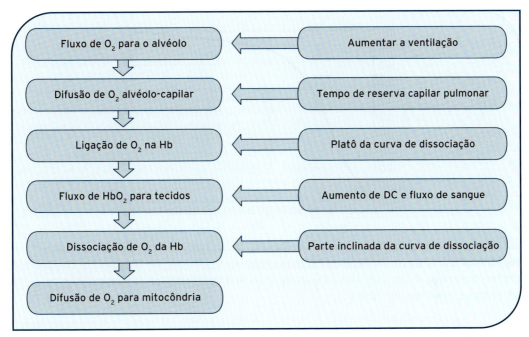

Figura 9.1.3. Mecanismos de adaptação e seus locais de ação. (Retirado de Maron MB. Oxygen Transport. In: O'Donnell JM, Nacul FE. Surgical Intensive Care Medicine. 3 ed. Switzerland: Springer International Publishing; 2016.)

O O$_2$ é transportado de duas formas: ligado à Hb (CaO$_2$ ligado) e difundido (CaO$_2$ dissolvido) no sangue. Na ligação com a Hb ele é muito mais disponível.[6] A quantidade de CaO$_2$ ligado é determinada pela concentração de Hb, pelo volume de O$_2$ que se liga em 1 g de Hb (1,39 mL O$_2$/g de Hb) e pela SpO$_2$. O CaO$_2$ dissolvido no plasma é definido pela solubilidade no plasma (0,003 mL O$_2$/dL de sangue por mmHg) e pela PaO$_2$. Dessa forma, o conteúdo arterial de oxigênio (CaO$_2$) no sangue é definido pela soma desses dois valores: O$_2$ ligado na Hb (SpO$_2$) e O$_2$ dissolvido (PaO$_2$).[10]

$$CaO_2 = 1{,}39 \times Hb \times SpO_2 + 0{,}003 \times PaO_2$$

Associando-se essa conta à frequência cardíaca (FC) e ao volume sistólico de um batimento (VS), é obtida a quantidade de O$_2$ entregue (*delivery*) às células do corpo em 1 minuto. Logo, a entrega de O$_2$ aos tecidos (DO$_2$), se traduz em:

$$DO_2 = (FC \times VS) \times CaO_2 \text{ ou } DO_2 = DC \times CaO_2$$

Em que DC = débito cardíaco.

Desse modo, se o O$_2$ reduz por menor quantidade de Hb disponível (menor CaO$_2$), ainda podemos compensar essa oferta pelo aumento do débito cardíaco (DC). Da mesma forma, em cada parte do processo de entrega de O$_2$, temos algum mecanismo adaptativo que permite, até certo ponto, o ser humano manter as funções orgânicas com DO$_2$ razoável.

Aumentar a ventilação (FR) e aumentar o tempo para difusão são mecanismos ventilatórios que compensam a anemia. O platô da curva de dissociação também permite manter boa entrega do O$_2$. Aumentar o DC também pode compensar uma eventual queda no CaO$_2$ devido a anemia (Figura 9.1.4).[10]

Além do mecanismo já mencionado, aumentar o DC reduz a diferença de O$_2$ do sangue arterial para o venoso. Isso aumenta a PvO$_2$ mista, o que eleva a diferença para a célula.[10]

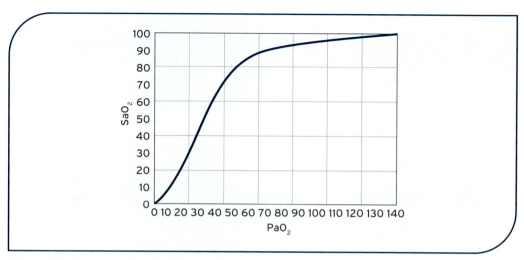

Figura 9.1.4. Curva de dissociação da oxi-hemoglobina. (Modificado de Transport of Oxygen and Carbon Dioxide in Blood and Tissue Fluids. Guyton And Hall Textbook of Medical Physiology. 13 ed. Philadelphia: Elsevier; 2016.)

Cronicamente, ainda, quando a SpO_2 cai, há o estímulo à produção de eritropoetina, que estimula a produção de mais Hb se houver reservas para tal, motivo pelo qual em doenças pulmonares (p. ex., DPOC) podemos encontrar policitemia.[6]

Agudamente, se a oferta de O_2 cair, o organismo pode aumentar a quantidade de O_2 extraído durante o percurso do sangue pelos tecidos (aumenta a taxa de extração de O_2 – TEO_2) para manter as atividades metabólicas.[10]

Outro mecanismo de reserva é o fato de que toda a difusão de O_2 no alvéolo ocorre em um terço do tempo em que o sangue é exposto ao ar renovado. Se algo aumentar o tempo de difusão, ainda há dois terços do tempo para troca de O_2. Outro benefício é no caso de exercício (aumento de gasto metabólico), em que essa troca poder ser feita rapidamente, uma vez que a FC também aumenta.[10]

A forma da curva de dissociação também ajuda a mantermos uma reserva. A parte de platô da curva ajuda um indivíduo normal a manter uma SpO_2 ~90% até uma PaO_2 de 60 mmHg. A parte decrescente permite que com pequenas mudanças seja possível a dissociação para aumentar a TEO_2.[10]

Na avaliação do paciente crítico, parâmetros laboratoriais e clínicos podem atestar se os mecanismos compensatórios estão sendo adequados para manutenção da oferta de O_2 (DO_2) sistêmico. O nível de lactato, SvO_2 e $GapCO_2$ podem ajudar o intensivista a estimar a adequada oferta de O_2. Esses parâmetros são muito sensíveis, podendo estar alterados por outros mecanismos fisiológicos diversos da anemia; em um paciente em que estejam normais, a necessidade de hemotransfusão deve ser ponderada. A avaliação do paciente, quanto à perfusão, também tem papel importante nesse cenário. Um paciente que mantém bom débito urinário, nível de consciência estável e bom enchimento capilar demonstra de forma preliminar adequada DO_2.[14]

Considerando o caso clínico, possuímos um paciente que apenas tem reduzida a concentração de Hb. Logo, considerando a fórmula de DO_2, ele ainda pode manter a função orgânica:

- Aumentando a ventilação.
- Por meio da curva de dissociação da OxiHb.
- Aumentando a SpO_2.
- Aumentando o DC.

Capítulo 9 — Conteúdo Arterial de Oxigênio e Conceito de DO_2 Crítico

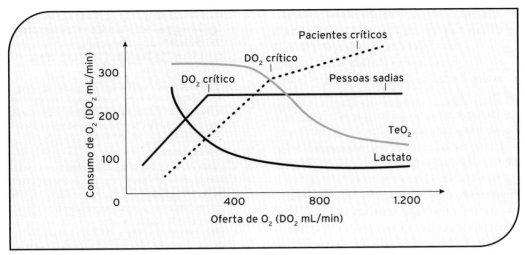

Figura 9.1.5. Relação entre consumo e oferta de O_2. (Retirado de Figueiredo LFP, et al. Avaliação hemodinâmica macro e microcirculatória no choque séptico. Rev Med (São Paulo). 2008 abr-jun; 87(2):84-91.)

No ambiente da UTI, ao considerar a transfusão do paciente, o objetivo é aumentar a DO_2 para manter um adequado balanço com a VO_2, possibilitando manter as funções orgânicas de acordo com a relação entre a DO_2 e VO_2. De acordo com a **Figura 9.1.5**, há ainda mais um mecanismo do qual o paciente pode se valer para manter o funcionamento celular, que é o aumento da taxa de extração do O_2 até um determinado nível crítico, em que o VO_2 começa a cair proporcionalmente à queda da DO_2, chamado de DO_2 crítico, gerando um produto possível de se mensurar: o lactato.[10]

Portanto, se um paciente mantém sinais de que está com o funcionamento celular adequado (débito urinário, lactato sérico, $GapCO_2$, *base excess* normais), não haveria necessidade de hemotransfusão até que o paciente apresentasse algum parâmetro de desequilíbrio entre oferta e demanda.

$$TEO_2 = VO_2 / DO_2$$

Ao considerar a transfusão para aumento de CaO_2, deve-se levar em consideração que a administração do hemocomponente não é isenta de riscos, a salientar: transmissão de infecções, reações imunes e não imunes. Essas complicações ocorrem em 4% dos concentrados de hemácias (CH) transfundidos. O risco aumenta com cada bolsa.[4]

Algumas evidências mostram esse risco:
- Uma coorte de 5.814 pacientes pós-cirurgia de revascularização do miocárdio demonstrou que pacientes que transfundiram mais tiveram mais complicações a cada bolsa.[11]
- No ABC *trial*, um estudo observacional prospectivo, multicêntrico, com $n = 3.534$, 37% foram transfundidos. A maioria, na primeira semana, apresentou uma significativa maior mortalidade nos transfundidos.[3]
- Em outro estudo, o CRIT, multicêntrico, prospectivo, observacional, a transfusão foi associada a maior tempo de internação na UTI e hospitalar, além de maior mortalidade.[4]
- A American Burn Association também concluiu que 75% dos pacientes foram transfundidos, recebendo em média 14 unidades, e que a quantidade de bolsas se correlacionou com nº de infecções e mortalidade.[12]

- Por fim, a North Thames Blood Interest Group divulgou em estudo: 53% dos pacientes transfundidos, dois terços por Hb baixa apenas, apresentaram mortalidade maior contra os não transfundidos (25% *vs.* 18%).[13]

Fica evidente, portanto, que um "gatilho" de Hb para indicar transfusão não deve ser utilizado isoladamente, e sim o conjunto de fatores associados à concentração de Hb que possam trazer o paciente ao estado de funcionamento celular adequado. Outra conduta razoável é transfundir uma unidade de CH e reavaliar a necessidade das próximas quando possível. É importante salientar que a única indicação absoluta para CH pelo nível de Hb é o choque hemorrágico. Porém, apenas 20% dos que recebem transfusão têm essa indicação.[14,15]

Referências bibliográficas

1. Napolitano LM, Kurek S, Luchette FA, et al. Clinical practice guideline: red cell transfusion in adult trauma and critical care. J Trauma. 2009; 67:1439-42.
2. Brandt MM, Rubinfeld I, Jordan J, et al. Transfusion insurgency: practice change through education and evidence-based recommendations. Am J Surg. 2009; 197:279-83.
3. Vincent JL, Baron LF, Reinhart K, et al. Anemia and blood transfusion in critically ill patients. JAMA. 2002; 288:1499-1507.
4. Corwin HL, Gettinger A, Pearl RG, et al. The CRIT study: anemia and blood transfusion in the critically ill: current clinical practice in the United States. Crit Care Med. 2004; 32: 39-52.
5. World Health Organization. Nutritional anaemias: Report of a WHO scientific group. Geneva, Switzerland: World Health Organization; 1968.
6. Guyton and Hall Textbook of Medical Physiology / John E. Hall. 13 ed. Philadelphia: Elsevier; 2016.
7. Lumb AB (ed.). Nunn's applied respiratory physiology. 7 ed. Philadelphia, PA: Elsevier; 2010.
8. Boveris DL, Boveris A. Oxygen delivery to the tissues and mitochondrial respiration. Front Biosci. 2007; 12:1014-23.
9. Miller RD, Cohen NH, Eriksson LI, Fleisher LA, Wiener-Kronish JP, Young WL, et al. Miller's Anesthesia. 8 ed. Philadelphia: Elsevier; 2015.
10. O'Donnel JM, Nácul FE. Surgical Intensive Care Medicine. 3 ed. Springer; 2016.
11. Koch CG, Li L, Duncan AI, et al. Morbidity and mortality risk associated with red cell and blood component transfusion in isolated coronary artery bypass grafting. Crit Care Med. 2006; 34:1608-16.
12. Palmeri TL, Caruso DM, Foster KN, et al. Effect of blood transfusion on outcome after major burn injury a multicenter study. Crit Care Med. 2006; 34:1602-7.
13. Rao MP, Boralessa H, Morgan C, et al. Blood component use in critically ill patients. Anaesthesia. 2002; 57:530-4.
14. Vincent JL, et al. Textbook of Critical Care. 7 ed. Philadelphia: Elsevier; 2017.
15. Guimarães HP, et al. Manual de Medicina Intensiva AMIB. São Paulo: Atheneu; 2015.

10

Determinantes do Tônus Vascular e Pressão Arterial

10.1 Uso de Drogas Vasopressoras no Controle da Pressão Arterial

Laura Lino Passos Machado | Bárbara Botelho Schiavo | Flávio Eduardo Nácul

Caso clínico

Paciente masculino com 77 anos, procura a emergência de um hospital com dor no quadrante inferior do abdome e febre iniciados há 3 dias. Após a investigação, o diagnóstico de apendicite aguda é realizado. Foi submetido à apendicectomia, na qual foi visualizado apêndice necrosado. Evoluiu no pós-operatório imediato com hipotensão arterial não responsiva a infusão de cristaloides. Iniciada noradrenalina em doses crescentes. Vasopressina foi associada quando a dose de noradrenalina chegou a 0,5 μg/kg/min.

Objetivo de estudo

- Revisar o mecanismo de ação das drogas vasopressoras utilizadas no tratamento do choque circulatório.

Introdução

As drogas vasoativas são fármacos comumente utilizados na terapia intensiva com a finalidade de restaurar a pressão de perfusão tecidual em pacientes hemodinamicamente instáveis que não responderam a uma adequada reposição de fluidos. Os vasopressores mais utilizados na prática são as catecolaminas e a vasopressina.

Noradrenalina

A noradrenalina é uma catecolamina com potente ação agonista alfa-1 adrenérgico, cuja principal ação é o aumento da resistência vascular sistêmica com consequente aumento da pressão arterial e do retorno venoso. Como também possui um fraco efeito beta-1, pode aumentar o volume sistólico e débito cardíaco. É um fármaco natural sintetizado a partir do aminoácido tirosina (Figura 10.1.1). Diferentemente de outros simpaticomiméticos, não produz broncodilatação. Por apresentar um efeito maior na arteríola eferente que na aferente do rim, aumenta a fração de filtração e diurese, podendo melhorar a função renal dos pacientes em choque circulatório. A noradrenalina não deve ser administrada por via oral, pois é inativada no fígado pelas enzimas MAO e COMT. A sua dose recomendada é aquela que restaura a perfusão tissular sem causar vasoconstrição excessiva. Desse modo, deve-se usar infusões de 0,01-2,0 μg/kg/min com o objetivo de garantir uma pressão arterial média (PAM) entre 65-70 mmHg na maior

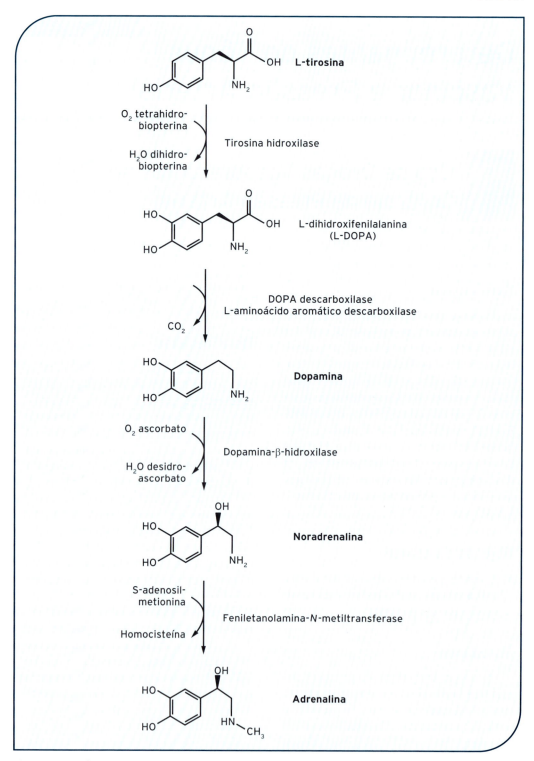

Figura 10.1.1. Síntese das catecolaminas a partir do aminoácido tirosina.

Capítulo 10 — Determinantes do Tônus Vascular e Pressão Arterial

parte dos pacientes. Portanto, por apresentar a propriedade de elevar as pressões sistólica e diastólicas por meio do aumento do tônus vascular, a noradrenalina está indicada em quadros de hipotensão refratária a volume, principalmente no choque séptico. Como efeitos adversos podem ocorrer isquemia e necrose tecidual, que são potencialmente muito graves.[1,2]

Adrenalina

É uma catecolamina com efeito agonista alfa e beta adrenérgico que produz vasoconstrição e consequente aumento da pressão arterial secundária ao efeito alfa. Apresenta também ação inotrópica e cronotrópica positivas por meio do efeitos beta-1. Pelo estímulo beta-2 causa broncodilatação e vasodilatação da musculatura esquelética. O efeito clínico é dose-dependente, e em doses baixas predominam os efeitos beta (aumento da frequência cardíaca, volume sistólico e débito cardíaco), enquanto em altas doses predomina o efeito alfa (aumento da resistência vascular periférica). Outros efeitos da adrenalina são hiperlactatemia (pelo aumento da velocidade da via glicolítica com consequente elevação na concentração de piruvato) e redução do potássio plasmático (pelo estímulo da bomba de sódio e potássio ATP-ase). Assim como a noradrenalina, é um fármaco natural sintetizado a partir do aminoácido tirosina (Figura 10.1.1) e não deve ser administrada por via oral, pois é inativada no fígado pelas enzimas MAO e COMT. A adrenalina é indicada durante manobras de ressuscitação cardiopulmonar, choque anafilático e crise asmática grave, além de poder ser associada à noradrenalina no choque circulatório.[1,2]

Vasopressina

Nonapeptídeo natural produzido na hipófise com papel importante no controle da pressão arterial e no metabolismo da água e sódio. Estimulando os receptores V1 presentes na musculatura lisa vascular, produz intensa vasoconstrição com consequente aumento da pressão arterial. Ativando os receptores V2 nos ductos coletores renais, produz aumento na reabsorção de água podendo levar a retenção hídrica. A vasopressina também estimula a produção do fator de von Willebrand (vWF) e seu uso pode provocar trombose. A vasopressina é indicada no choque séptico na dose de 0,01 a 0,04 UI/min. Pode produzir isquemia miocárdica e deve ser utilizada com cuidado em pacientes portadores de cardiopatia isquêmica. O seu análogo selipressina, agonista seletivo V1a, não produz retenção hídrica e aumento na produção do vWF, podendo ser uma opção à vasopressina no futuro.[1,2]

Quadro comparativo

Ver Tabela 10.1.1.

Conclusões

A hipotensão arterial pode ser secundária à vasoplegia, hipovolemia ou redução do débito cardíaco. Frequentemente a causa é multifatorial. A vasoplegia pode ocorrer em todos os tipos de choque, incluindo o séptico, cardiogênico, hemorrágico e anafilático. Seu mecanismo é complexo e multifatorial e seu tratamento consiste em utilizar drogas vasopressoras como a noradrenalina, vasopressina e adrenalina, entre outras, que podem ser prescritas isoladas ou associadas entre si. Na maior parte dos serviços a droga inicial é a noradrenalina. Em geral, quando a dose de noradrenalina é maior que 0,5 µg/kg/min, a vasopressina é associada. Como as catecolaminas aumentam o estresse oxidativo e alteram o metabolismo energético e função imune, novas drogas vasopressoras têm sido estudadas com o objetivo de reduzir o uso de catecolaminas no paciente crítico, prática conhecida por decatecolaminização. São elas a selepressina, angiotensina II, bloqueadores

CMIB - Clínicas de Medicina Intensiva Brasileira

FISIOLOGIA E FARMACOLOGIA

TABELA 10.1.1	RESUMO COMPARATIVO DA FARMACOLOGIA DOS VASOPRESSORES		
	Noradrenalina	**Adrenalina**	**Vasopressina**
Receptores e efeitos principais	α1 (β1 residual) Efeito vasoconstritor	α e β Efeito inotrópico positivo/ vasoconstritor	V1 e V2 Efeito vasoconstrictor
Dose	0,01-2,0 mcg/kg/min IV	1 mg/mL IV/SC/IM	0,03-0,04 UI/min IV
Indicação	Vasoplegia	PCR/Anafilaxia/ crise asmática grave/ vasoplegia	Vasoplegia/ diabetes *insipidus*
Efeitos colaterais	Necrose de extremidades/ arritmias	Arritmias/dor torácica/ cefaleia/tontura/ náuseas e vômitos	Náusea/ cefaleia/tremor/ tromboses

da adrenomedulina e agonistas apelinérgicos, entre outras. Ainda é necessário um melhor conhecimento da fisiologia dos receptores e da farmacologia das drogas vasopressoras para que o paciente com choque circulatório receba um tratamento melhor.[3-5]

Referências bibliográficas

1. Nacul FE, Estato V, Tibiriça E. Fármacos vasoativos e inotrópicos. In: Guimaraes HP, Assunção MSC, Carvalho FB, Japiassu AM, Veras KN, Nacul FE, et al. (eds.). Manual de Medicina Intensiva. São Paulo: Atheneu; 2014. p. 337-43.

2. Nacul FE. Vasopressors and Inotropes. In: O'Donnell JM, Nacul FE (eds.). Surgical Intensive Care Medicine. New York: Springer; 2016. p. 55-60.
3. Vincent JL, De Backer D. Circulatory shock. N Engl J Med. 2014; 370(6):583.
4. Rhodes A, Evans LE, Alhazzani W, et al. Surviving Sepsis Campaign: International Guidelines for Management of Sepsis and Septic Shock: 2016. Intensive Care Med. 2017; 43(3): 304-77.
5. Levy B, Fritz C, Tahon E, Jacquot A, Auchet T, Kimmoun A. Vasoplegia treatments: the past, the present, and the future. Crit Care. 2018; 22(1):52.

Capítulo 10 — Determinantes do Tônus Vascular e Pressão Arterial

10.2 Identificando Adequadamente a Onda Arterial

Mariana Luz | Bruna Brandão Barreto | Dimitri Gusmão Flôres

Caso clínico

Paciente de 40 anos, sem comorbidades, admitida na unidade de terapia intensiva no pós-operatório de colecistectomia, evoluindo com taquicardia e choque circulatório. A curva de pressão arterial invasiva visualizada no monitor era a seguinte:

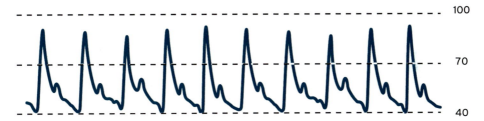

Analisando esse formato de onda, quais as informações possíveis de serem extraídas para contribuir no diagnóstico etiológico do choque circulatório?

Objetivos de estudo

- Conhecer os componentes do contorno de onda arterial e sua relação com o ciclo cardíaco.
- Conhecer os formatos de onda arterial relacionados aos principais diagnósticos de choque em unidade de terapia intensiva.

Introdução

A pressão arterial é um dos sinais vitais mais comumente vigiados em unidades de terapia intensiva (UTI). A primeira medida direta da pressão arterial foi realizada em 1733 por Stephen Hales ao canular a artéria de uma égua.[1] Poiseuille, em 1828, inventou o manômetro de mercúrio de tubo U (hemodinamômetro), por meio do qual também mensurou diretamente a pressão arterial ao longo da aorta de animais para avaliar a força que o coração exerce na aorta.[2] Utilizando o hemodinamômetro, Karl Ludwig, em 1847, fez uma adaptação que possibilitou o registo gráfico da onda de pressão arterial.[2] Devido ao uso complexo e invasivo, sendo realizado apenas em estudos experimentais, a medida invasiva não podia ser aplicada em humanos. Foi apenas em 1949 que Peterson e cols. descreveram a primeira passagem de cateter arterial para monitorização de pressão invasiva em um homem.[1] Desde então, os métodos de medida direta e avaliação gráfica foram ficando cada vez mais práticos, seguros e acessíveis, sendo possível utilizá-los de maneira corriqueira na prática clínica atual.

Técnica de medição da pressão arterial invasiva

Atualmente, a mensuração é realizada por meio de um cateter de plástico inserido em artérias periféricas, pela técnica de Seldinger, conectado a um circuito não distensível preenchido por fluido, ligado a um transdutor que tem como referência para o zero de pressão a linha axilar média. O transdutor realiza a conversão de um estímulo mecânico em um sinal elétrico, permitindo a monitorização gráfica contínua e em tempo real, fornecendo o contorno de pulso.[1] Para manter a perviedade do sistema, evitando que o sangue o obstrua, o circuito é ligado a um soro pressurizado a cerca de 300 mmHg, o que garante um fluxo de 3-4 mL/h de solução fisiológica através do cateter.[1] Antes de fazer qualquer avaliação crítica de curvas de pressão arterial invasiva, faz-se necessário avaliar se existe influência de características do sistema de monitorização no gráfico gerado por meio do teste da onda quadrada ilustrada na **Figura 10.2.1**. Esse teste permite saber se a onda de pressão apresenta sobre ou subamortecimento pelo sistema.

Fisiologia da onda da pressão arterial invasiva

A monitorização gráfica da pressão arterial invasiva fornece valiosas informações hemodinâmicas sobre os pacientes.[4] Para uma análise crítica do formato de onda arterial se faz necessário conhecer os componentes normais da curva de pressão, seus diversos formatos em diferentes sítios de aferição, sua relação com o ciclo cardíaco e entender que a forma da curva varia com a idade, mudanças fisiológicas e intervenções terapêuticas.

A pressão arterial é a força exercida pelo sangue em determinada área da parede arterial, o que resulta de uma soma de pressões, sendo elas: hemodinâmica, determinada pela contratilidade do ventrículo esquerdo, gerando pressão sob o sangue ejetado, e preservada pela característica elástica da parede das artérias; cinética, associada a energia cinética gerada pelo movimento do sangue; e hidrostática, influenciada pela densidade do sangue e força gravitacional.[5]

A onda arterial reflete a relação do sangue ejetado pelo ventrículo esquerdo com a complexa árvore de vasos arteriais. Para entender essa relação pode-se pensar em um sistema fechado, no qual o coração gera um deslocamento de fluido (sangue) criando um gradiente de pressão em relação ao leito arterial, mantido por meio da característica elástica das artérias. É importante também conhecer um fenômeno denominado reflexão de onda, o qual consiste em um movimento retrógrado de sangue gerado nos pontos de estreitamento e bifurcação dos vasos arte-

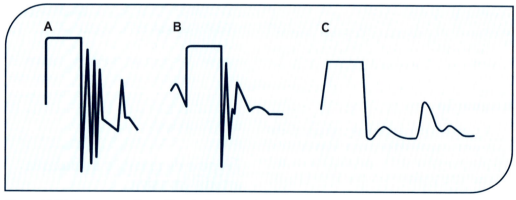

Figura 10.2.1. Ao puxar o dispositivo de fluxo será gerada uma onda quadrada, e ao soltá-lo podem ser vistas as oscilações. O sistema é considerado subamortecido quando se observa mais de duas oscilações a partir da linha de base (**A**); considerado ótimo, quando são visualizadas 1,5-2 oscilações (**B**) ou sobreamortecido, quando há menos de uma oscilação (**C**).

Capítulo 10 — Determinantes do Tônus Vascular e Pressão Arterial

riais. Na **Figura** 10.2.2, os componentes de uma onda arterial normal podem ser visualizados. O ponto 1 corresponde a contração ventricular e a ejeção do volume sistólico na árvore arterial, gerando um pico pressórico inicial e pode levar cerca de 120-200 ms para aparecer após o início do complexo QRS no ECG. O ponto 2 corresponde ao pico de pressão; grande parte dele é determinado pelo volume sistólico, mas também pode ser influenciado por reflexões de onda, caso esse fenômeno ocorra precocemente como pode acontecer em pacientes idosos com "endurecimento" do leito arterial. O ponto 3 representa a queda da pressão sistólica associada ao fim da sístole e início do relaxamento ventricular. O ponto 4 indica o nó dicrótico, uma incisura que interrompe a curva de queda e indica o fechamento da valva aórtica. O marco 5 indica a diástole. Por fim, as setas indicam as reflexões da onda. Ainda na Figura 10.2.2 os itens de A a E representam os diversos formatos que as curvas podem assumir quando avaliadas em sítios diferentes. Isso é consequência do resultado da soma de pressões (hemodinâmica, cinética e hidráulica) e das reflexões em cada artéria na qual a curva é aferida.

Analisando o formato de onda

Tendo o conhecimento da relação da curva de pressão arterial com o ciclo cardíaco, algumas análises podem ser feitas, por exemplo a do tempo de subida para a pressão máxima sistólica, que representa a variação de pressão em um determinado tempo ($dP/dt_{máx}$ arterial) (item C da Figura 10.2.2). Olhando para ele é possível ter uma ideia da função contrátil do ventrículo esquerdo, pois é influenciado principalmente pela contratilidade cardíaca. Embora também sofra influência das características do leito arterial, alguns estudos demonstram que, a despeito de mudanças na pré e pós-carga, na resistência vascular periférica e até mesmo em modelos experimentais de sepse, a relação

entre contratilidade e $dP/dt_{máx}$ arterial se mantém.[6-8] Quando existe alguma intervenção que gere alteração direta na contratilidade o impacto no $dP/dt_{máx}$ arterial é menor que no dP/dt ventricular esquerdo, mas ainda assim sua boa relação com a contratilidade permanece.[6-8] Outra informação que pode ser estimada por meio do formato de onda é o volume sistólico (VS), avaliando de maneira subjetiva a área sob a curva que representa a sístole (Figura 10.2.2). Essa avaliação subjetiva não é acurada, pois além de ser subjetiva, outros elementos interferem no tamanho da área sob a curva; são eles: a capacitância vascular e a resistência vascular sistêmica. Portanto, se esses dois últimos elementos não são constantes, não é possível identificar qual componente causou a alteração do formado de onda.[9] Existem dispositivos que se utilizam da relação da área sob a curva, durante a sístole, com o volume sistólico para estimar o débito cardíaco; estes podem ser calibráveis (LIDCO, PICO, EV1000) ou não (FloTrac), sendo os calibráveis os de maior acurácia, pois em situações em que existem mudanças da capacitância ou resistência vascular periférica eles podem ser recalibrados; levando em consideração as novas características do sistema, fornecerá de maneira mais fidedigna o débito cardíaco.[1]

Analisar um conjunto de ondas em um determinado intervalo de tempo pode avaliar a fluido-responsividade. A interação do pulmão com o coração, por vezes, leva a mudanças no padrão de ondas arteriais devido a variação da pressão intratorácica, que gera uma oscilação no retorno venoso e consequentemente no volume sistólico. Na ventilação mecânica, por exemplo, durante a inspiração, a pressão intratorácica aumenta e isso pode gerar uma elevação transitória do enchimento do ventrículo esquerdo (VE) por mecanismo de *squeezing*, com consequente ganho do volume sistólico (VS). Porém, esse aumento logo é seguido por redução (em aproximadamente 4-5 batimentos), devido à queda do retorno venoso, com diminuição

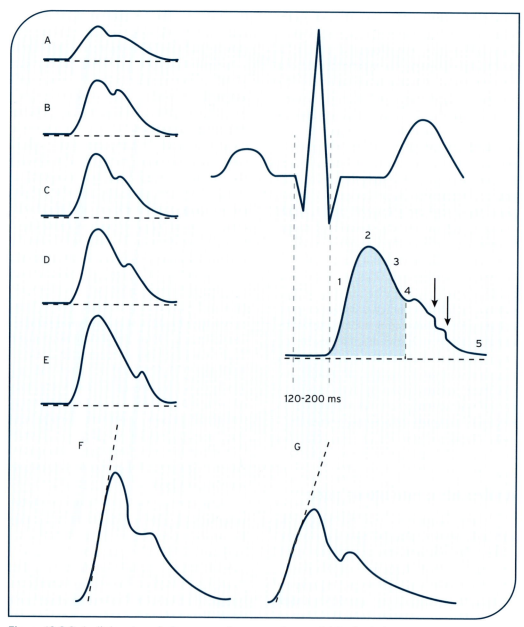

Figura 10.2.2. As linhas tracejadas em azul representam a distância de tempo entre o fenômeno elétrico que representa a sístole e o início da ascensão da curva arterial correspondente à ejeção do volume sistólico. Os pontos de 1-5 e setas são descritos no texto. A área pintada em azul corresponde à área sob a curva sistólica e tem boa relação com o volume sistólico. Da curva A até a E observamos os diferentes formatos que a onda arterial pode adquirir quando aferida na aorta (A), artéria braquial (B), radial (C), femural (D) e pediosa (E), nessa ordem. As curvas F e G representam o $dP/dt_{máx}$ arterial (discutido no texto); note que na curva F existe uma subida mais íngrime na qual existe um maior delta de pressão em um determinado tempo (correspondente a 1,25 mmHg/ms) quando comparado à curva F (0,6 mmHg/ms).

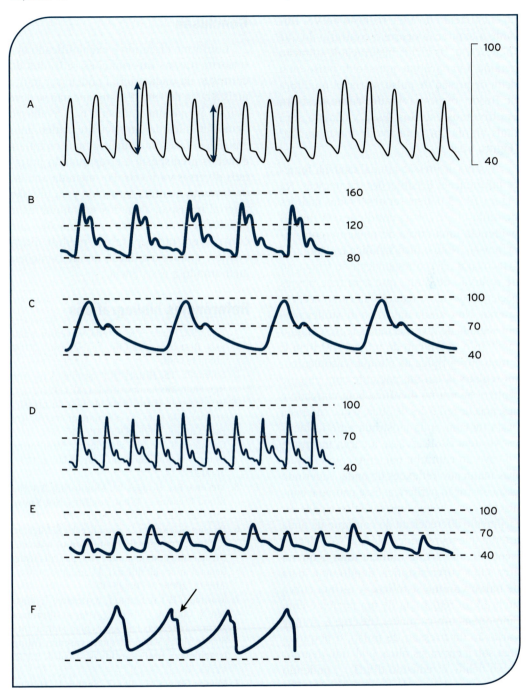

Figura 10.2.3. As setas na curva A representam a pressão de pulso (PP) que permite calcular a variação de pressão de pulso (VPP) por meio da relação da maior PP com a média da maior e menor. Um valor superior a 13% denota fuido-responsividade em pacientes sedados, em ventilação mecânica com volume corrente de 8 mL/kg conforme mostrado no estudo de Michard et al., em 2000.[10] As ondas B-F estão descritas no texto.

do enchimento do VE e redução do VS. Durante a expiração ocorre o contrário do que foi descrito. Os ciclos inspiração/expiração gerarão a variação de pressão de pulso ou o delta de presão de pulso, variável preditora de fluido-responsividade, como descrito em diversos estudos. Essa variação será mais ampla em cenários de hipovolemia[9] (Figura 10.2.3).

A curva de pressão arterial também fornece informações de situações patológicas. Na Figura 10.2.3 podem ser observados padrões de onda em diversas condições. O item B evidencia uma curva de paciente com hipertensão. Note o pico sistólico e o "ombro" gerado após este, correspondente ao fenômeno de reflexão de onda, que acontece nesses pacientes devido a redução da complacência arterial. Note ainda uma área diastólica menor seguida de diversas ondas representando também o fenômeno de reflexão. O item C é uma curva típica de choque vasoplégico; foi registrada em um paciente com choque séptico, há um nó dicrótico bem marcado e ausência de reflexões de onda, o que contrasta bastante com onda mostrada anteriormente. No item D observa-se a curva mostrada no caso do capítulo, paciente com choque, mas mantendo reflexões de onda, sugerindo vasoconstrição periférica. Esse padrão é condizente com choque hipovolêmico e pode ser facilmente diferenciado do contorno de onda arterial que representa o choque vasoplégico (séptico), apresenta também uma pequena área sob a curva sistólica, dando uma ideia de baixo volume sistólico. A última curva (item E) foi registrada de um paciente com tamponamento cardíaco. Observe a grande variação da pressão de pulso, a pequena área sob a curva sistólica, podendo denotar baixo débito e reduzido $dP/dT_{máx}$, podendo representar déficit de contratilidade. Por fim, o item F da Figura 10.2.2 representa o nó anacrótico (seta), que aparece quando há súbita desaceleração de pressão gerada por resistência imposta por estenose aórtica ou obstrução de via de saída.

Conclusão

Conforme discutido e exemplificado anteriormente, as informações retiradas do contorno da onda arterial podem ser muito úteis à beira do leito. É claro, que não se deve utilizar apenas um parâmetro para avaliação hemodinâmica de um paciente crítico, mas é possível fazer uma análise mais completa e menos predisposta a erros quando juntamos diversas variáveis. Por meio da análise do formato de onda fornecido pela pressão arterial invasiva, além dos seus números, é possível extrair diversas informações que contribuem tanto para um melhor diagnóstico, quanto avaliação de intervenções, melhorando a assistência.

Referências bibliográficas

1. Esper SA, Pinsky MR. Arterial waveform analysis. Best Pract Res Clin Anaesthesiol. 2014; 28(4):363-80.
2. Sutera PS. The History Of Poiseuille's Law. Ann Rev Fluid Mechanics. 1993; (25):1-19.
3. Introcaso L. História da medida da pressão arterial, 100 anos do esfignomanômetro. Arq Bras Cardiol. 1996; 67(5):305-11.
4. Campbell B. Arterial waveforms: Monitoring changes in configuration. Heart & Lung. 1997; 26(3):204-14.
5. McGhee BH, Bridges EJ. Monitoring Arterial Blood Pressure – What You May Not Know. Crit Care Nurse. 2002; 22(2):60-79.
6. De Hert SG, Robert D, Cromheecke S, Michard F, Nijs J, Rodrigus IE. Evaluation of left ventricular function in anesthetized patients using femoral artery dP/dt(max). J Cardiothorac Vasc Anesth. 2006; 20(3):325-30.
7. Morimont P, Lambermont B, Desaive T, Janssen N, Chase G, D'Orio V. Arterial dP/dtmax accurately reflects left ventricular contractility during shock when adequate vascular filling is achieved. BMC Cardiovasc Disord. 2012; 12:13.
8. Monge Garcia MI, Jian Z, Settels JJ, Hunley C, Cecconi M, Hatib F, et al. Performance comparison of ventricular and arterial dP/dtmax for assessing left ventricular systolic function during different experimental loading and contractile conditions. Crit Care. 2018; 22(1):325.

9. Nirmalan M, Dark PM. Broader applications of arterial pressure wave form analysis. Cont Educ Anaesth Crit Care Pain. 2014; p. 285-90.

10. Michard F, Boussat S, Chemla D, Anguel N, Mercat A, Lecarpentier Y, et al. Relation between Respiratory Changes in Arterial Pulse Pressure and Fluid Responsiveness in Septic Patients with Acute Circulatory Failure. Am J Respir Crit Care Med. 2000; 162:134-8.

11 Fluxo Coronariano e Determinantes da Perfusão Miocárdica

11.1 Paciente Admitido no Departamento de Emergência com Dor Torácica e Supra de ST

Helio Penna Guimarães

Caso clínico

Paciente masculino, 54 anos, diabético, hipertenso e obeso, e admitido no departamento de emergência com quadro de dor torácica "em opressão e peso", sudorese e náuseas, iniciada subitamente, há cerca de 2 horas. Refere que há 2 anos apresentou quadro similar e foi diagnosticado infarto agudo do miocárdio, com tratamento por angioplastia primária. No momento, apresenta o eletrocardiograma a seguir (Figura 11.1.1).

Objetivos de estudo

- Descrever aspectos relevantes do fluxo coronário.
- Identificar determinantes para o fluxo e sua regulação fisiológica.

Sistema coronariano: aspectos anatômicos[1,2]

A denominação das artérias coronárias é oriunda do latim *corona* ou coroa; constituem-se nos primeiros ramos emergentes da aorta, acima do plano valvar aórtico, onde são observados os dois óstios de saída, situados nos seios aórticos ou seios de Valsalva direito e esquerdo; a existência de óstio – único ou mesmo mais de dois – pode ocorrer.[1,2]

A despeito de inúmeras variações dos territórios de irrigação pelas artérias coronárias (Figura 11.1.2), de forma mais frequente, a coronária direita irriga o átrio e ventrículo direitos, porção posterior do septo interventricular, nós sinusal e atrioventricular e, ainda, parte da parede posterior do ventrículo esquerdo. Por sua vez, a coronária esquerda irriga a parede anterolateral do ventrículo esquerdo, átrio esquerdo e da porção anterior e mais significativa do septo interventricular.[1,2]

O conceito da dominância determina qual a artéria dominante em relação ao sulco interventricular posterior e região da *crux cordis*: quando a irrigação dessas regiões é feita pela coronária direita – que, além do ramo interventricular posterior (ou descendente posterior) pode emitir um ou mais ramos para a parede posterior do ventrículo esquerdo, considera-se que a dominância é direita (aproximadamente 70% dos casos).[1,2]

Quando o sulco interventricular posterior é irrigado pela coronária esquerda, considera-se que o padrão dominante é do tipo esquerdo (16% dos casos); o padrão

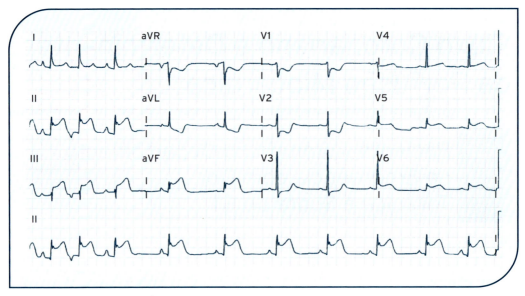

Figura 11.1.1. ECG do caso clínico.

balanceado (14% dos casos), ocorre quando a coronária direita e a coronária esquerda atingem a *crux cordis*, sendo a coronária direita responsável pela irrigação da porção posterior do septo, e a coronária esquerda por toda a parede posterior do ventrículo esquerdo.[1,2]

As artérias coronárias principais se localizam na superfície do coração e pequenas artérias penetram na massa muscular cardíaca. A artéria coronária esquerda irriga principalmente a parte anterior do ventrículo esquerdo, enquanto a artéria coronária direita irriga a maior parte do ventrículo direito, assim como a parte posterior do ventrículo esquerdo em 80% a 90% das pessoas.[1,2] Em 50% das pessoas, o fluxo de sangue através da artéria coronária direita é maior que através da esquerda, e em 30% dos casos esses fluxos são similares.

A microcirculação é a parte dessa circulação coronariana constituída por arteríolas e capilares, encarregada de regular o suprimento de oxigênio para o miocárdio. Em nível arteriolar, encontram-se os esfíncteres que regulam o fluxo sanguíneo determinando as resistências intravasculares. O alto consumo de O_2 causa gradientes de O_2 entre epicárdio e endocárdio. O consumo de O_2 é maior no subendocárdio, e a tensão de O_2 está diminuída nesse segmento, com capilares dilatados e menor reserva.[3]

Fluxo coronariano e determinantes de perfusão

O coração é um órgão altamente aeróbio, dependente quase exclusivamente da oxidação de substratos e praticamente sem reservas de oxigênio. O fluxo sanguíneo coronário em repouso alcança média aproximadamente de 225-300 mL/minuto (0,7 a 0,8 mL por grama de músculo cardíaco) e 12% do conteúdo arterial de oxigênio, sendo um órgão relativamente pouco perfundido, mas com mais alta extração de oxigênio do organismo.[3-5]

O coração pode aumentar em até quatro a seis vezes seu débito cardíaco, impulsionando o sangue contra pressão arterial mais elevada que o normal, em situações de exercício extenuante; em condições de estresse, atendendo a demandas extras, o coração pode também

Capítulo 11 — Fluxo Coronariano e Determinantes da Perfusão Miocárdica

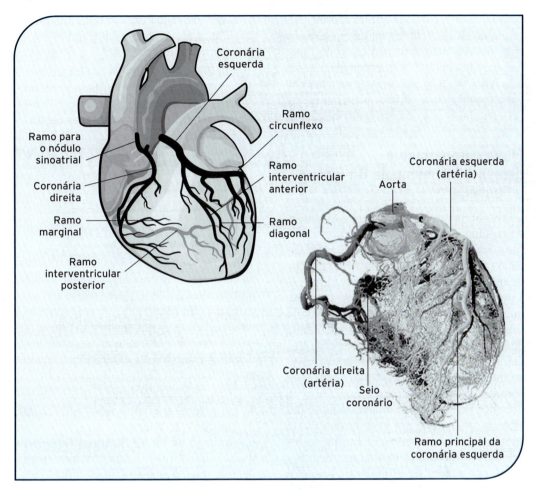

Figura 11.1.2. Circulação coronariana.

aumentar de quatro a cinco vezes o fluxo sanguíneo coronariano.[4]

O fluxo coronariano, portanto, decorre da pressão de perfusão coronária e da relação inversa com o tônus vascular. A pressão de perfusão é decorrente da razão de diferença entre a pressão na raiz da aorta e a pressão do átrio direito, relacionando-se com a pressão arterial sistêmica e a pressão diastólica final do ventrículo esquerdo, sendo também determinante do retorno da circulação espontânea (RCE) nas situações de ressuscitação cardiopulmonar (RCP).[4-8]

A perfusão coronária ocorre principalmente na diástole e dependente de sua duração, portanto, podendo se apresentar comprometida durante condições de taquicardia (encurtamento da diástole) ou em pacientes portadores de infartos prévios ou de anormalidades do sistema de condução.

Condutância e resistência têm também impacto relevante na regulação da perfusão coronária: as artérias epicárdicas direita e esquerda e seus ramos principais e ramificações maiores e calibrosas servem como vasos de condutância, oferecendo mínima resistência ao fluxo de sangue na diástole; por sua vez, os vasos profundos perfurantes penetram profundamente nas paredes miocárdicas e nutrem as camadas subendocárdicas, oferecendo grande resistência ao fluxo, principalmente na sístole ventricular. Esses vasos são responsáveis pela autorregulação do fluxo coronariano, mantendo-o adequado, mesmo com larga variação pressórica, e aumentando em situações de exercício, principalmente pela regulação metabólica local.[4,8]

Fluxo coronariano e demanda/consumo de O_2: Fick e Pousellie[3-6]

Os parâmetros principais para avaliação da fisiologia da circulação sanguínea são: fluxo, resistência e pressão. O fluxo e a resistência variam de acordo com a necessidade de massa miocárdica a ser perfundida. Já a pressão coronariana independe da massa miocárdica a ser perfundida, idade, estado hemodinâmico e estado da microvasculatura do paciente. Com base na lei de Poiseuille, define-se como fluxo fracionado de reserva do miocárdio (FFR) o fluxo sanguíneo coronariano máximo para o miocárdio na presença de uma determinada estenose (ou estenoses), dividido por esse mesmo fluxo, se não houvesse estenose. Esse índice representa a fração do fluxo miocárdico máximo, que poderá ser atingido na presença da estenose. Essa aferição é possível, pois a relação entre fluxo e pressão no miocárdio é linear durante a hiperemia (vasodilatação máxima do território coronariano, momento em que o fluxo também é máximo). Essa hiperemia é fármaco-induzida, podendo-se utilizar: adenosina intracoronariana ou intravenosa, papaverina ou nitroprussiato de sódio intravenoso.

Considerando a equação de Fick (consumo de oxigênio = fluxo coronariano × diferença arteriovenosa de oxigênio) verifica-se que os determinantes fisiológicos do fluxo coronariano são os mesmos que definem a demanda e o consumo de oxigênio (Figura 11.1.3), a saber:

- Pressão arterial.
- Frequência cardíaca.
- Tensão da parede ventricular (gradiente de pressão/resistência vascular).

Pela lei de Poiseuille (Figura 11.1.4), o fluxo em qualquer sistema de vasos é diretamente proporcional à diferença de pressão nas suas extremidades e inversamente proporcional à resistência do sistema, sendo esta proporcional ao comprimento do tubo, viscosidade do líquido e inversamente proprocional à quarta potência do raio (fator mais importante).[8-12]

A regulação da atividade cardíaca ocorre em resposta às alterações no volume de sangue que chega ao coração (lei ou mecanismo de Frank-Starling). Até certo limite, quando ocorre aumento no retorno venoso, haverá aumento no sangue ejetado, resultando em aumento do débito cardíaco, devido à maior distensão do miocárdio, que se contrairá com maior força. O mecanismo de Frank-Starling atua como fator regulador intrínseco do desempenho cardíaco, ao aumentar o estiramento das miofibrilas. Ocorre

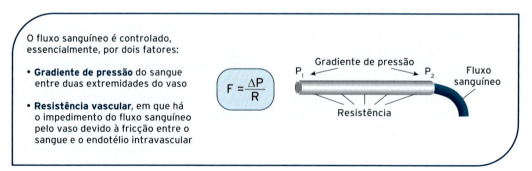

Figura 11.1.3. Determinantes fisiológicos do fluxo coronariano.

Capítulo 11 — Fluxo Coronariano e Determinantes da Perfusão Miocárdica

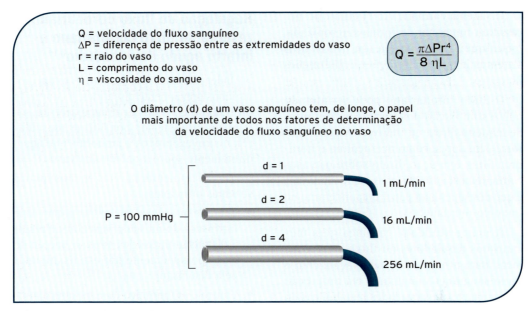

Figura 11.1.4. Lei de Poiseuille.

maior força de contração do coração, por ajustes subcelulares em resposta ao estiramento das miofibrilas, com maior afinidade ao cálcio.[8-14]

Sistema nervoso autônomo e fármacos sobre fluxo coronário[8-14]

As influências da vasomotilidade, do sistema nervoso autônomo, de fármacos e principalmente da autorregulação local determinam as variações relevantes no fluxo coronário. As variações cíclicas de pressão e tensão miocárdica sobre essa influência podem induzir alterações do fluxo coronariano na sístole da ordem de 25% a 30% do total e, na diástole, 70% a 75%.

A noradrenalina (secretada pelos neurônios pós-ganglionares ou adrenérgicos do SNS), é liberada pelas fibras do sistema nervoso simpático (SNS), aumenta a permeabilidade do coração aos íons sódio e cálcio, promovendo aumento da frequência de despolarização do nó sinoatrial, aumento na velocidade de condução do estímulo, aumento da excitabilidade em todo o coração e aumento na força de contração. O sistema nervoso autônomo é o responsável pela regulação neuro-hormonal do coração, sendo constituído pelos sistemas nervosos simpático e parassimpático. A estimulação simpática do cérebro também estimula a secreção de epinefrina (adrenalina) pelas glândulas adrenais (suprarrenais), sendo esse hormônio responsável pela taquicardia, aumento da pressão arterial, da frequência respiratória, aumento da produção de suor, da glicose sanguínea (gliconeogênese) e da atividade mental, além de promover vasoconstrição na pele.

O sistema nervoso parassimpático (SNP) é responsável pela inervação dos nodos AV e AS. Os neurônios pós-ganglionares do SNP (neurônios colinérgicos) secretam acetilcolina. Esta aumenta a permeabilidade cardíaca ao potássio (hiperpolarização), causando uma diminuição da frequência de despolarização dos novos AV e AS. Isso provoca efeitos antagônicos aos dos neurônios adrenérgicos, tais como bradicardia, diminuição da pressão arterial, da frequência respiratória e relaxamento muscular.

O sistema cardíaco e o circulatório necessitam funcionar de forma sincronizada, e qualquer alteração em um destes dois sistemas levará a alterações e disfunções no outro.

O fluxo coronariano pode ser afetado pela estimulação dos nervos autônomos, de maneira direta ou indireta. Alguns neurotransmissores, como acetilcolina e noradrenalina, têm ação direta sobre os vasos coronarianos; entretanto, os efeitos indiretos é que desempenham papel preponderante no fluxo coronariano.

A maior atividade cardíaca gera mecanismos reguladores do fluxo sanguíneo local, para promover vasodilatação, com o fluxo sanguíneo aumentado em proporção aproximada às necessidades metabólicas do miocárdio, por meio da demanda aumentada de oxigênio.

Fatores que afetam o consumo de oxigênio pelo miocárdio[6-8]

Os fatores que afetam consumo de oxigênio e, por consequência, o fluxo coronariano, podem ser divididos em três grupos:

- Fatores que afetam o consumo (demanda): tensão intraventricular, frequência cardíaca, estado contrátil do miocárdio e ativação elétrica e metabolismo cardíaco.

- Fatores que afetam a oferta de oxigênio (circulação): pressão de perfusão (pressão aórtica menos pressão atrial esquerda), condição anatômica do leito arterial (infarto agudo do miocárdio), PaO_2 e $\%HbO_2$ arterial, dissociação do O_2 da hemoglobina, distribuição transmiocárdica de fluxo com abertura de capilares e alterações da microcirculação.

- Fatores que comprometem o aporte de oxigênio ao miocárdio (calibre arterial): ação neurovegetativa e humoral, regulação local (óxido nítrico, adenosina, pH e PCO_2), reserva de fluxo coronariana e drogas.

Regulação do fluxo coronariano, reserva de fluxo coronariano e infarto agudo do miocárdio[6-14]

Independentemente dos fatores extracoronarianos previamente discutidos, a contração ou relaxamento das artérias e arteríolas é também influenciada por fatores musculares, neurovegetativos e humorais que agem diretamente sobre a parede dos vasos.

Nesse ambiente, há pelo menos quatro sistemas principais:

- Controle miogênico que reflete propriedade intrínseca do músculo vascular de reagir à distensão pressórica sobre a parede do vaso (possivelmente por canais ativados pela distensão).

- Controle autonômico com as catecolaminas, adrenalina e noradrenalina.

- Controle endotelial sobre influência do óxido nítrico, potente vasodilatador liberado pela força mecânica de fricção do fluxo sobre o endotélio.

- Controle metabólico pela queda de pressão parcial de oxigênio local.

Uma pequena variação da pressão parcial de oxigênio para menos pode ser suficiente para promover a vasodilatação e aumento do fluxo, equilibrando demanda e oferta até novo desbalanço. O mecanismo dessa dilatação ativa resulta de um efeito direto da hipóxia sobre a musculatura lisa arterial coronariana e/ou de aumento de metabólitos vasodilatadores por efeito de hipóxia nas células, principalmente a adenosina.

A maior parte do infarto agudo do miocárdio é causada por lesão aterosclerótica de um ramo coronário associada a trombose coronária; placas vulneráveis à rotura apresentam enzimas, tais como colagenases e gelatinases, que degradam a matriz extracelular que compõe a capa fibrótica protetora da placa. Esse cenário, associado ao estresse induzido pela pressão intraluminal aumentada com estreitamento ou oclusão do vaso, exacerbação do tônus vasomotor coronário, taquicardia (alongamento e compressão cíclica com encurtamento diastólico) se combinam para produzir e intensificar a disfunção de fluxo local e consequente trombose.

A rotura da placa coronária epicárdica e sua trombose é responsável também pela geração de microêmbolos e obstrução microvascular (OMV). A obstrução microvascular está associada ao fenômeno "*slow flow*" (fluxo coronário lento) e o fenômeno "*no reflow*" (ausência de fluxo distal mesmo após a abertura de uma coronária) mesmo após a angioplastia coronária; estas são complicações inesperadas e indesejáveis em até 0,5% a 1% dos pacientes submetidos à angioplastia e refletem piora do fluxo na microcirculação, bem como pior prognóstico clínico.

O conceito de reserva de fluxo coronariano relaciona-se com a máxima habilidade de os vasos coronarianos aumentarem o fluxo em resposta à demanda miocárdica, sendo essa capacidade de até cinco vezes em relação ao fluxo em repouso. Quando os mecanismos de compensação se esgotam, dá-se o processo de isquemia miocárdica, com alterações metabólicas, de contratilidade e eletrocardiográficas no momento que o fluxo coronariano diminui 40 mL/min³.

O valor do fluxo fracionado de reserva do miocárdio (FFR) na definição de isquemia miocárdica já foi amplamente estabelecido.[10-12] Sabe-se que vasos que apresentam FFR ≥ 0,75 podem ser tratados com segurança de forma conservadora, enquanto um FFR < 0,75 é sinal de isquemia miocárdica e os pacientes, nesses casos, poderiam se beneficiar de procedimentos de revascularização percutânea ou cirúrgica.[13-14]

Por isso, a combinação da angiografia com a determinação do FFR surge como a única estratégia completa, já que combina anatomia, fisiologia e a possibilidade inclusive de tratamento.

Se, após uma intervenção percutânea, o FFR aumentar para 0,90, isso significa que o fluxo máximo alcançável para a área de miocárdio suprida por aquela artéria (e consequentemente o suprimento de oxigênio) aumentou, e agora é 90% do valor atingível se a artéria fosse completamente normal.

As Figuras 11.1.5 e 11.1.6 mostram a representação esquemática da FFR e porque uma medida de fluxo pode ser inferida dividindo-se pressões.

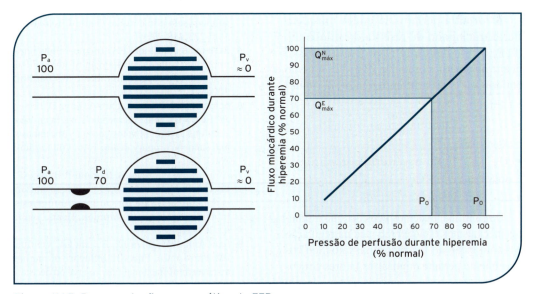

Figura 11.1.5. Representação esquemática da FFR.

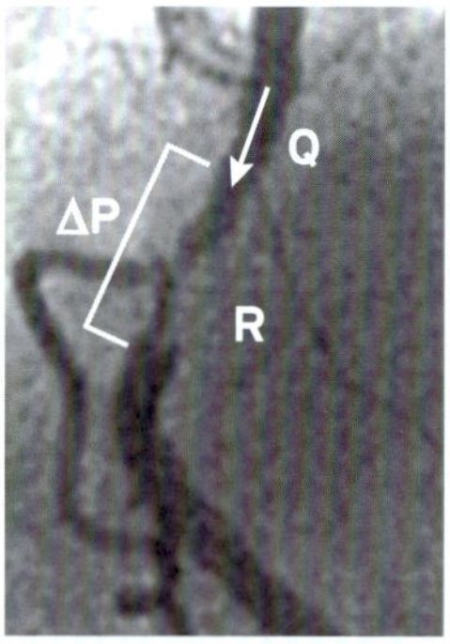

$$\text{Pressão } (\Delta P) = \text{fluxo } (Q) \times \text{resistência } (R)$$
$$Q = \Delta P/R$$

$$FFR_{mio} = \frac{Q^{Estenose}}{Q^{Normal}} = \frac{(P_d - P_v)/R_{mio}}{(P_A - P_v)/R_{mio}} = \frac{P_d}{P_A}$$

Figura 11.1.6. Equação hidráulica.

Conceito de fluxo fracionado de reserva do miocárdio (FFR). Se não existe estenose presente (linhas cinzas), a pressão de perfusão (P_a) determina o fluxo máximo (100%) normal do miocárdio $(P_a = P_d)$. No caso de uma estenose (linhas pretas), responsável por um gradiente de 30 mmHg durante hiperemia máxima, a pressão de perfusão distal (P_d) cairá para 70 mmHg.

Como a relação entre fluxo e pressão no miocárdio é linear durante a hiperemia (gráfico), o fluxo miocárdico irá atingir apenas 70% de seu valor normal.

A fórmula permite entender porque o fluxo fracionado de reserva do miocárdio (FFR) é calculado dividindo-se a pressão distal na artéria coronária (P_d) pela pressão em aorta (P_A) durante hiperemia máxima.

Em que:

- $Q_{estenose}$ = fluxo na artéria coronária com estenose;
- Q_{Normal} = fluxo na artéria coronária na ausência de estenose;
- R_{mio} = resistência miocárdica.

Dessa forma, podemos perceber que inúmeros mecanismos estão envolvidos na regulação e manutenção do fluxo coronariano. Seu conhecimento permite otimizar os fatores críticos nesse processo e são essenciais na abordagem das síndromes coronarianas instáveis.

Referências bibliográficas

1. Smith GT. The anatomy of the coronary circulation. Am J Cardiol. 1962; 9:327-42.
2. von Ludinghausen M. Clinical anatomy of cardiac veins, Vv. cardiacae. Surg Radiol Anat. 1987; 9:159-68.
3. Falk E. Unstable angina with fatal outcome: dynamic coronary thrombosis leading to infarction and/or sudden death. Autopsy evidence of recurrent mural thrombosis with peripheral embolization culminating in total vascular occlusion. Circulation. 1985; 71:699-708.
4. Davies MJ, Thomas AC, Knapman PA, Hangartner JR. Intramyocardial platelet aggregation in patients with unstable angina suffering sudden ischemic cardiac death. Circulation. 1986; 73:418-27.
5. Reffelmann T, Kloner RA. The no-reflow phenomenon: a basic mechanism of myocardial ischemia and reperfusion. Basic Res Cardiol. 2006; 101:359-72.
6. Schwartz RS, Burke A, Farb A, Kaye D, Lesser JR, Henry TD, et al. Microemboli and microvascular obstruction in acute coronary thrombosis and sudden coronary death. J Am Coll Cardiol. 2009; 54:2167-73.
7. Arbustini E, Dal Bello B, Morbini P, Burke AP, Bocciarelli M, Specchia G, et al. Plaque erosion is a major substrate for coronary thrombosis in acute myocardial infarction. Heart. 1999; 82:269-72.
8. Sant'Anna FM, Silva EE, Batista LA, Ventura FM, Barrozo CA, Pijls NH. Influence of routine assessment of fractional flow reserve on decision making during coronary interventions. Am J Cardiol. 2007; 99(4):504-8.

9. Pijls NH, van Gelder B, van der Voort P, et al. Fractional flow reserve: a useful index to evaluate the influence of an epicardial coronary stenosis ion myocardial blood flow. Circulation. 1995; 92(11):3183-93.
10. De Bruyne B, Bartunek J, Sys SU, et al. Relation between myocardial fractional flow reserve calculated from coronary pressure measurements and exercise-induced myocardial ischemia. Circulation. 1995; 92(1):39-46.
11. Pijls NH, De Bruyne B, Peels K, et al. Measurement of fractional flow reserve to assess the functional severity of coronary-artery stenoses. N Engl J Med. 1996; 334(26):1703-8.
12. Bech GJW, Pijls NH, De Bruyne B, et al. Fractional flow reserve to determine the appropriateness of angioplasty in moderate coronary stenosis – A randomized trial. Circulation. 2001; 103(24):2928-34.
13. Legalery P, Schiele F, Seronde MF, et al. One-year outcome of patients submitted to routine fractional flow reserve assessment to determine the need for angioplasty. Eur Heart J. 2005; 26(24):2623-9.
14. Pijls NHJ. Optimum guidance of complex PCI by coronary pressure measurement. Heart. 2004; 90(9):1085-93.

12

Função Ventricular e Valvar, Ciclo Cardíaco

12.1 Uso dos Betabloqueadores na Insuficiência Cardíaca

Viviane Vidal Sabatoski Moura | Elayne Kelen de Oliveira

Caso clínico

Álvaro, 68 anos, masculino, teve infarto com supra Killip IV. Realizou angioplastia primária em descendente anterior com 5 horas de dor. Necessitou durante a internação de suporte mecânico e drogas vasoativas em doses altas. Apresentou melhora evolutiva, já estando sem suporte ventricular e sem uso de inotrópicos há 48 horas. Ecocardiograma evidencia fração de ejeção de 30%. É seguro introduzir betabloqueador para esse paciente?

Objetivos de estudo

- Abordar os efeitos da estimulação e bloqueio dos respectivos receptores beta-adrenérgicos;
- Revisar a aplicação do bloqueio beta-adrenérgico na prática clínica, de acordo com a seletividade de cada fármaco.
- Abordar o papel dos beta-bloqueadores na Insuficiência Cardíaca

O papel dos betabloqueadores (BB) na insuficiência cardíaca crônica está bem estabelecido, com redução de mortalidade entre 33-35%.[1-3] Da mesma forma, a introdução precoce de BB no infarto agudo do miocárdico também reduz a mortalidade e o tamanho do infarto.[4] Entretanto, o papel dos BB na insuficiência cardíaca crônica descompensada, e mais ainda, na insuficiência cardíaca aguda está menos claro.

A ativação do sistema nervoso simpático é fundamental para aumento do débito cardíaco em situações de estresse metabólico. Inicialmente os BB podem ser deletérios, por redução do débito cardíaco por queda da frequência cardíaca e do volume sistólico, piorando o quadro de pacientes chocados ou precipitando o choque em pacientes com compensação *borderline*.[5] O medo que o efeito inotrópico e cronotrópico negativo dos BB piore a hemodinâmica, leva a discussão sobre a manutenção e introdução de tais medicações na terapia intensiva. O momento de introdução e titulação da dose de betabloqueadores em pacientes críticos é fundamental para compensação clínica desses pacientes.

Fisiologia

Sistema nervoso simpático

Em situações de estresse, fisiológico ou patológico, há necessidade de aumento de oferta de oxigênio, por meio do aumento do débito cardíaco. O sistema nervoso simpáti-

109

co (SNS) medeia esse aumento por meio da liberação de norepinefrina e epinefrina, que atuam sob os receptores adrenérgicos, levando a aumento na frequência cardíaca, na força de contração e altera o relaxamento miocárdico, gerando aumento imediato do débito cardíaco.

Esse efeito decorre em parte pela liberação da norepinefrina dos neurônios do gânglio estrelado esquerdo, que chegam ao ventrículo esquerdo – com distribuição das fibras simpáticas ao longo das coronárias subepicárdicas – promovendo aumento da força de contração e da pressão arterial. Outra parte decorre da norepinefrina proveniente do gânglio estrelado direito, que aumenta a frequência cardíaca e reduz o tempo da condução atrioventricular via nodos sinusal e atrioventricular. A epinefrina local lançada na circulação e a liberada pelo córtex adrenal agem nos vasos miocárdicos e periféricos levando a vasoconstrição.[6]

Receptores adrenérgicos

A norepinefrina e a epinefrina atuam sobre os receptores adrenérgicos. A densidade dos receptores β apresenta um gradiente: maior no ápice e vai reduzindo até a base. São nove diferentes subtipos de receptores, incluindo três α1, três α2 e três betarreceptores (β1, β2 e β3); sendo esses três últimos os que estão principalmente no coração.[7]

A ativação do β1 e β2 é o mecanismo fisiológico mais poderoso para aumentar agudamente a performance cardíaca por meio dos efeitos inotrópicos (aumento da frequência), dromotrópicos (aumento do impulso de condução pelo nodo atrioventricular), lusitrópico (capacidade do miocárdio relaxar) e cronotrópicos (aumento da frequência). A proporção de β1 e β2 no coração é de 70:30.[8] Os receptores β1 ativam proteínas Gs, enquanto os receptores β2 ativam tanto proteínas Gs como Gi. A ativação das proteínas Gs atua como um receptor acelerador, enquanto a Gi sinaliza como um freio do receptor.[7] Os

receptores β3 são predominantemente inativos em condições fisiológicas. A sua ativação promove um efeito inotrópico negativo oposto ao de β1 e β2, por meio da via da óxido nítrico sintetase, atuando como uma regulação durante uma estimulação simpática intensa.[8]

O coração também apresenta receptores α1 em baixos níveis – em torno de 20% – com função fisiológica desconhecida.[7] Esse receptor está muito presente nos grandes vasos arteriais e sua ativação pela norepinefrina e epinefrina é a maior contribuição para a regulação do fluxo sanguíneo por vasoconstrição. O fármacos alfabloqueadores levam ao relaxamento dos vasos, diminuição da resistência vascular periférica e da pressão arterial. Eles atuam também nos receptores α na musculatura lisa da via urinária e reduzem os sintomas da hiperplasia prostática benigna.

O sistema renina-angiotensina (SRAA) possui ação sobres os receptores adrenérgicos e é um dos principais sistemas regulatórios do SNS no sistema nervoso central. A angiotensina II intensifica a transmissão adrenérgica pré-sináptica por meio de ação tiramina-*like* e por um mecanismo mediado pelo receptor de angiotensina II. Facilita também a transmissão pós-sináptica por sensibilização dos receptores adrenérgicos α1 e α2. O SNS, por sua vez, intensifica o SRAA pela estimulação da liberação de renina por meio do mecanismo mediado pelo receptor β1. A estimulação angiotensina II pode estimular a secreção de vasopressina e peptídeo natriurético.[8]

Sistema adrenérgico na insuficiência cardíaca

A redução no débito cardíaco leva a ativação do SNS por arcos reflexos, com liberação de norepinefrina e epinefrina que aumentam agudamente o débito cardíaco, compensando agudamente a doença. Na IC crônica, esse mecanismo fisiológico e

Capítulo 12

Função Ventricular e Valvar, Ciclo Cardíaco

transitório se sustenta na tentativa de manter a homeostase do débito cardíaco. Esse mecanismo inicialmente benéfico se torna mal-adaptativo, contribuindo para a disfunção ventricular progressiva.

A ativação sustentada desse sistema gera aumento do consumo e aumenta o influxo de cálcio intracelular, o que ativa as vias de necrose e apoptose miocárdica, altera o relaxamento dos miócitos e predispõe arritmias.[9] Elevação sustentada das catecolaminas circulantes levam ao *downregulation* de receptores β1 e dessensibilização funcional de receptores β1 e β2, prejudicando a via de sinalização catecolaminérgica e a resposta crono e inotrópica miocárdica.[10] Diminuição da resposta a catecolaminas significa diminuir a reserva contrátil e com isso menos habilidade em aumentar o débito em reposta ao exercício e a estresses hemodinâmicos.

Os betabloqueadores aumentam a densidade de receptores β, melhorando a resposta miocárdica;[10] como também alguns tipos de BB podem promover a inibição da apoptose de miócitos estimulada pela norepinefrina. Em longo prazo, os betabloqueadores melhoram a geometria cardíaca e levam a aumento na fração de ejeção e redução da insuficiência mitral.

Além disso, a ativação adrenérgica leva a ativação do eixo renina-angiotensina-aldosterona, e seus consequentes efeitos deletérios.[5] Níveis séricos elevados de norepinefrina são marcadores de mau prognóstico em IC.

Farmacologia

Os betabloqueadores bloqueiam seletiva e competitivamente a ativação dos receptores β mediada por epinefrina, norepinefrina e agonistas adrenérgicos. Além disso, eles bloqueiam a secreção de renina pelo aparelho justaglomerular, explicando em parte o efeito anti-hipertensivo desses agentes. Há fármacos não seletivos, que bloqueiam tanto receptores β1 quanto β2, fármacos seletivos, que bloqueiam apenas os receptores β1, e

drogas que bloqueiam receptores α, β1 e β2. Os fármacos β1 seletivos também são conhecidos como cardiosseletivos, pois os receptores B1 são predominantes no coração. Eles evitam efeitos adversos do bloqueio do receptor β2, como broncoespasmo, prolongamento da hipoglicemia e diminuição de fluxo para extremidades. A seletividade é maior em doses mais baixas, sendo perdida com aumento progressivo das doses.[11]

Por essa diferença, os betabloqueadores são divididos em três gerações: a primeira geração são os não seletivos e que bloqueiam competitivamente os receptores β1 e β2, como propranolol, pindolol, timolol e nadolol; os da segunda geração possuem mais afinidade pelo receptor β1 que pelo β2, como atenolol, metoprolol, bisoprolol; e, por fim, a terceira geração em que podem ser seletivos, como o nebivolol, ou não seletivos, como o carvedilol e labetalol. Esses causam uma vasodilatação periférica mediada pelo bloqueio dos receptores α1 (carvedilol, labetalol), agonismo β2 (celiprolol) ou pela óxido nítrico sintetase (nebivolol).[6]

Tanto agentes seletivos ou não seletivos possuem efeitos crono e inotrópicos negativos, sendo que os seletivos possuem um menor efeito inibitório nos receptores β2 e promovem menor vasoconstrição periférica (**Figura 12.1.1**). Dessa forma, induzem uma menor atenuação do aumento do fluxo sanguíneo estimulado no esforço físico no músculo esquelético, que pode ser prejudicado com o bloqueio β2.

A maioria dos betabloqueadores é administrada por via oral, e o esmolol administrado por via endovenosa. Eles variam quanto a lipossolubilidade, com o propranolol e metoprolol sendo os mais lipossolúveis.[11]

Os betabloqueadores devem ser iniciados em dose baixa e ser titulados em intervalos frequentes, visando alcançar a dose-alvo. A titulação completa deve ser tentada em todos os pacientes, visto que o benefício da droga é maior nas doses altas, embora nem sempre

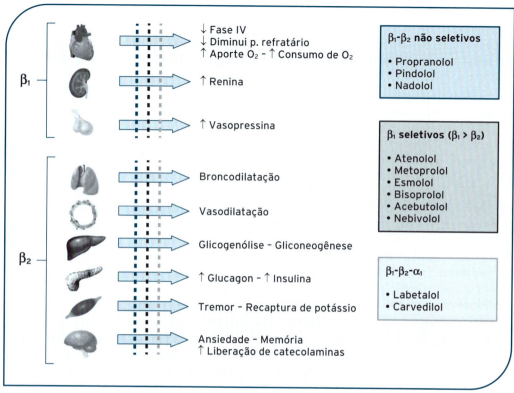

Figura 12.1.1. Esquema de ação dos betabloqueadores de acordo com a seletividade e efeito no receptor.

possa ser atingida e qualquer dose é melhor que a ausência da medicação.[5]

Indicações

Infarto agudo do miocárdio

Os betabloqueadores reduzem o consumo miocárdico de O_2, prolongam a diástole e com isso melhoram a perfusão coronária e a função diastólica, além de reduzirem a automaticidade e arritmias. O resultado final é a redução é a redução do tamanho do infarto e melhora do remodelamento reverso pós-infarto e redução do risco de morte súbita em cerca de 40%.[4]

A terapia com betabloqueador via oral deve ser iniciada nas primeiras 24 horas após o infarto agudo do miocárdio, especialmente se houver fração de ejeção reduzida. O uso de betabloqueadores endovenosos não está indicado rotineiramente. Em pacientes com insuficiência cardíaca e choque cardiogênico, o betabloqueador deve ser iniciado quando a insuficiência cardíaca estiver sob controle.[4]

Insuficiência cardíaca crônica

O uso de betabloqueadores está indicado para todo paciente com IC com fração de ejeção reduzida, exceto se houver contraindicações.[5] O início de betabloqueadores está contraindicado em casos de broncoespasmo e bloqueios atrioventriculares avançados (2º e 3º grau) e bradicardia com FC abaixo de 50 bpm (exceto se houver suporte de marca-passo). Seu uso deve ser iniciado com cautela em paciente com FC entre 50-60 bpm, pressão sistólica abaixo de 90 mmHg, classe

Capítulo 12

funcional IV em pacientes hipervolêmicos e com descompensação recente.

O uso de receptores β1 específicos (metoprolol e bisoprolol) é seguro em pacientes com DPOC, mesmo que tenham algum componente de broncorresponsividade.[5] Há menos evidência sobre o uso de fármacos alfa e betabloqueadores (carvedilol), mas ele parece ser bem tolerado em pacientes com DPOC e menos tolerado em pacientes com asma.

Há controvérsias sobre o benefício dos betabloqueadores em pacientes com IC e fibrilação atrial. Metanálise com 13 mil pacientes não encontrou redução de mortalidade, enquanto estudo observacional com mais de 200 mil pacientes encontrou redução semelhante aos pacientes em ritmo sinusal. De qualquer forma, o uso de betabloqueadores está indicado em pacientes com fibrilação atrial e IC e são o fármaco de primeira escolha para controle de frequência cardíaca nesses pacientes.[5]

Insuficiência cardíaca crônica descompensada

O medo do efeito inotrópico e cronotrópico negativo faz com que muitos médicos descontinuem os BB por medo de deterioração hemodinâmica, embora não haja estudos que fundamentem essa prática. De fato, a suspensão de BB foi associada a aumento da mortalidade intra-hospitalar e mortalidade e re-hospitalização em seis meses em múltiplos estudos.[12-14]

Em pacientes com necessidade de inotrópicos durante a internação, o cenário foi menos estudado. Em pacientes com uso de milrinone, houve aumento de mortalidade em mais de seis vezes no grupo com suspensão do BB. Em pacientes com uso de dobutamina ou levosimedam, não houve diferença. Desse modo, a recomendação atual é:

- Pacientes sem necessidade de inotrópicos: manter a dose habitual.

Função Ventricular e Valvar, Ciclo Cardíaco

- Pacientes com necessidade de inotrópicos: reduzir a dose em 50%. Preferência uso de milrinone sobre os demais inotrópicos.

Em pacientes com choque grave, em INTERMACS 1-2 ou com necessidade de vasopressores, a suspensão de BB deve ser realizada.

Insuficiência cardíaca aguda

Inicialmente os BB elevam as pressões de enchimento e diminuem o débito cardíaco por isso os pacientes devem ter reserva hemodinâmica suficiente para tolerar esse impacto inicial. A causa mais comum é o infarto do miocárdio.

A presença de insuficiência cardíaca é maior preditor de mortalidade no infarto agudo do miocárdio. Embora o choque cardiogênico seja a apresentação mais valorizada, formas menos graves de IC são mais frequentes e também tem consequências adversas. O maior protetor contra o desenvolvimento de IC pós-infarto é a revascularização precoce.

Boa parte dos pacientes que desenvolvem IC, o fazem após a internação. A introdução de BB pode ser o precipitante de choque cardiogênico em pacientes com compensação limítrofe, que não tolerem a redução de débito cardíaco e aumento da pressão de enchimento inicialmente gerada pelos BB.[15]

Betabloqueadores endovenosos não estão indicados rotineiramente nas primeiras horas do infarto, pois embora reduzam o tamanho do infarto e o risco de FV, esse risco é contrabalanceado pelo maior risco de choque cardiogênico, especialmente nas primeiras 24 horas e em pacientes Killip III. Pacientes em Killip IV não foram incluídos. Betabloqueadores via oral devem ser utilizados em pacientes que não apresentem:

- Sinais de má perfusão tecidual.
- PA sistólica < 120 mmHg.
- FC sinusal acima de 110 bpm ou abaixo de 60 bpm.

Escolha do betabloqueador

Os BB que até hoje mostraram benefício na IC foram: carvedilol, succinato de metoprolol e bisoprolol. Nebivolol também teve benefício em pacientes acima de 70 anos.

Não há estudos randomizados que suportem a preferência de uma das três drogas. Análises indiretas sugerem que o carvedilol apresenta o maior ganho de fração de ejeção. Entretanto é o menos tolerado em pacientes hipotensos pelo seu maior efeito vasodilatador.[5]

Estudos observacionais sugerem que outros BB, como o atenolol, podem ter benefício na IC, embora não haja evidência que suporte o seu uso na prática clínica. Os BB com atividade simpatomimética intrínseca devem ser evitados e tanto o bucindolol quanto o tartarato de metoprolol falharam em reduzir mortalidade em estudos clínicos.

Referências bibliográficas

1. Packer M, Fowler MB, Roecker EB, et al. Effect of Carvedilol on the Morbidity of Patients with Severe Chronic Heart Failure. Circulation. 2002; 106:2194-9.
2. Hjalmarson A, Goldstein S, Fagerberg B, et al. Effect of metoprolol CR/XL in chronic heart failure: Metoprolol CR/XL Randomised Intervention Trial in Congestive Heart Failure (MERIT-HF). Lancet. 1999 jun; 353(9169):2001-7.
3. Willenheimer R, van Veldhuisen DJ, Silke B, et al. Effect on survival and hospitalization of initiating treatment for chronic heart failure with bisoprolol followed by enalapril, as compared with the opposite sequence: results of the randomized Cardiac Insufficiency Bisoprolol Study (CIBIS) III. Circulation. 2005 out; 112(16):2426-35.
4. Rosenson RS, Reeder GS, Kennedy HL. Acute myocardial infarction: Role of beta blocker therapy. In: UpToDate. Disponível em: https://www.uptodate.com/contents/acute-myocardial-infarction-role-of-beta-blocker-therapy.
5. Colucci WS. Use of beta blockers in heart failure with reduced ejection fraction. In: UpToDate. Disponível em: https://www.uptodate.com/contents/use-of-beta-blockers-in-heart-failure-with-reduced-ejection-fraction.
6. Triposkiadis F, Karayannis G, Giamouzis G, The Sympathetic Nervous System in Heart Failure Physiology, Pathophysiology, and Clinical Implications Filippos. JACC. 2009 nov; 54(19):1747-62.
7. Zhang DY, Anderson AS. The Sympathetic Nervous System and Heart Failure. Cardiol Clin. 2014 fev; 32(1):33-vii.
8. Pepper GS, Lee RW. Sympathetic Activation in Heart Failure and Its Treatment With Beta-Blockade. Arch Intern Med. 1999; 159:225-34.
9. Port JD, Sucharov C, Bristow MR. Adrenergic Receptor Signaling in Heart Failure. In: Mann, DL, Felker GM. Heart Failure: A Companion to Braunwald's Heart Disease. 3 ed; 2016.
10. Gilbert EM, Abraham WT, Olsen S, et al. Comparative hemodynamic, left ventricular functional, and antiadrenergic effects of chronic treatment with metoprolol versus carvedilol in the failing heart. Circulation. 1996; 94(11):2817.
11. Brenner GM, Stevens CW. Adrenoreceptor Antagonists. In: Brenner GM, Stevens CW. Brenner and Stevens Pharnacoology. 5 ed; 2018.
12. Prins KW, Neill JM, Tyler JO, et al. Effects of Beta-Blocker Withdrawal in Acute Decompensated Heart Failure. JACC Heart Fail. 2015 out; 3(10):847.
13. Gattis WA, O'Connor CM, Leimberger JD, et al. Clinical outcomes in patients on beta-blocker therapy admitted with worsening chronic heart failure. Am J Cardiol. 2003; 91:169-74.
14. Bohm M, Link A, Cai D, et al. Beneficial association of beta-blocker therapy on recovery from severe acute heart failure treatment: data from the survival of patients with acute heart failure in need of intravenous inotropic support trial. Crit Care Med. 2011; 39:940-4.
15. Bahit MC, Kochar A, Granger CB. Post-Myocardial Infarction Heart Failure. JACC Heart Fail. 2018 mar; 6(3):179-86.

13

Miocardite Aguda com IC Aguda

13.1 Uso de Agentes Inotrópicos

Louise Freire | Ana Luiza Ferreira Sales | Flávio Eduardo Nácul

Caso clínico

Paciente masculino, 70 anos, com história de quadro gripal há 2 semanas, portador de hipertensão, diabetes *mellitus* e insuficiência renal crônica em tratamento conservador, foi admitido com dor torácica intensa acompanhada por sudorese, troponina positiva, ECG com supradesnivelamento de ST em parede anterior, ecocardiograma com disfunção nova e grave do ventrículo esquerdo, coronariografia normal. Evoluiu com hipotensão arterial não responsiva à reposição volêmica necessitando de noradrenalina. Os exames laboratoriais mostraram hiperlactatemia e acidose metabólica. Foi feito o diagnóstico de choque cardiogênico. Um agente inotrópico foi utilizado.

Objetivo de estudo

- Revisar os agentes inotrópicos mais comumente utilizados no paciente crítico e a base fisiológica para o seu uso.

A escolha do agente inotrópico ideal no paciente crítico deve ser individualizada dependendo do cenário clínico e dos objetivos a serem atingidos. De modo geral, os agentes inotrópicos são utilizados para aumento do débito cardíaco (DC) e consequente melhora da perfusão e oxigenação teciduais. No entanto, o seu uso está associado a reações adversas significativas, como hipotensão arterial, arritmias atriais e ventriculares, e eventualmente aumento da mortalidade. Por esse motivo, é reservado para pacientes com indicações precisas (Tabela 13.1.1).[1,10]

Dobutamina

A dobutamina é uma amina simpatomimética desenvolvida em 1975, sendo o inotrópico mais usado. Atua primariamente via receptores β1 para aumentar a contratilidade cardíaca e, em menor grau, a frequência cardíaca. Esse fenômeno acontece por meio do incremento no AMPc e cálcio intracelulares, assim como por meio da ativação direta dos canais de cálcio voltagem-dependentes (Figura 13.1.1). Por meio da ativação dos receptores α1 e β2, também produz vasodilatação periférica em baixas concentrações, resultando na diminuição da pós-carga e aumento indireto no débito cardíaco.[4]

Administrada em doses baixas por um curto período de tempo, a dobutamina demonstrou proporcionar alívio sintomático

CMIB - Clínicas de Medicina Intensiva Brasileira — FISIOLOGIA E FARMACOLOGIA

TABELA 13.1.1	INDICAÇÃO PARA O USO DE INOTRÓPICOS POSITIVOS SEGUNDO DIRETRIZ DA ACC/AHA, 2013	
Indicação para o uso de inotrópicos IV		**Classe/Nível de evidência**
Até o tratamento definitivo, ou resolução do problema agudo precipitante, os pacientes em choque cardiogênico deverão receber temporariamente para manter perfusão sistêmica e preservar função do órgão-alvo		I/C
O tratamento contínuo com inotrópicos IV é razoável como ponte para pacientes em estágio B refratários a terapia médica guiada por diretrizes e dispositivos, que são elegíveis ou aguardam suporte ciculatório mecânico (SCM) ou transplante cardíaco		IIa/B
Tratamento contínuo e de curta duração pode ser benéfico para manter a perfusão sistêmica e função de órgãos-alvo em pacientes internados que apresentem documentada disfunção sistólica grave com baixa PA e DC significativamente diminuído O tratamento contínuo e de longa duração pode ser considerado como terapia paliativa para controlar sintomas em pacientes selecionados em doença de estágio D, apesar de terapia médica guiada por diretrizes já otimizada e dispositivos não elegíveis para SCM ou transplante cardíaco		IIb/B

na insuficiência cardíaca descompensada avançada, com os efeitos durando semanas a meses após.[5] Em geral, é a droga preconizada em pacientes com hipotensão significativa e no contexto de disfunção renal.[1]

A dose ideal é a mais baixa possível para atingir eficácia. A faixa da dose efetiva fica entre 2 a 20 mcg/kg/min. Muitos pacientes melhoram perfusão com a dose inicial de 1 a 2 mcg/kg/min, contudo, doses mais elevadas de 5 a 20 mcg/kg/min podem ser necessárias. O uso concomitante com betabloqueadores não é recomendado devido ao seu antagonismo competitivo. Se a associação for necessária, doses mais altas são necessárias para atingir os efeitos hemodinâmicos desejados (entre 10 e 20 mcg/kg/min).[1]

Dentre as contraindicações encontram-se: estenose subaórtica hipertrófica idiopática, feocromocitoma, taquiarritmias ou fibrilação

ventricular e hipersensibilidade à droga. A taquifilaxia pode ocorrer com infusão por mais de 48 h, por conta da dessensibilização dos receptores. Os principais efeitos adversos são taquicardia, aumento da resposta ventricular na fibrilação atrial, arritmias atriais e ventriculares, isquemia miocárdica e, possivelmente, necrose dos cardiomiócitos mediada por efeitos tóxicos diretos e indução da apoptose.[1] Além disso, seu uso tem sido associado ao aumento da mortalidade por arritmias, particularmente com infusão contínua em longo prazo.[4] Incomumente, eosinofilia e a febre também têm sido relatadas.[1]

Milrinona

A milrinona, disponibilizada no final dos anos de 1970, é inibidora da fosfodiesterase IIIa (PDE IIIa). Bloqueando a ação da PDE

Capítulo 13 — Miocardite Aguda com IC Aguda

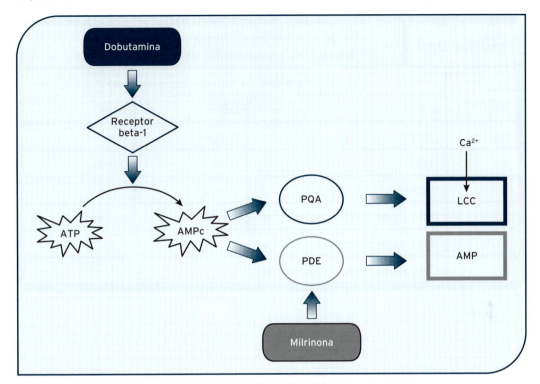

Figura 13.1.1. Mecanismo de ação da dobutamina e da milrinona.

IIIa, aumenta AMPc nas células do músculo liso vascular. É um vasodilatador sistêmico potente e um inotrópico fraco. A PDE IIIa está compartimentada no músculo liso cardíaco e vascular, onde termina a atividade sinalizadora do AMPc, degradando-o em AMP. Assim, maiores níveis de AMPc ficam disponíveis, levando ao aumento da ativação da proteína quinase A (PQA), que fosforila os canais de cálcio e componentes do miofilamento.[1] Dessa forma, há influxo de cálcio para célula, aumentando sua contratilidade (Figura 13.1.1).[4] A sua localização subcelular permite a possibilidade de estimular o inotropismo sem aumentar a frequência cardíaca ou consumo de oxigênio cardíaco, com doses baixas de PDEI.[1] No infarto agudo do miocárdio (IAM) que evolui com choque cardiogênico, pode ser a melhor opção, por não aumentar muito a frequência cardíaca e o consumo de oxigênio pelo miocárdio.[5]

Como não utiliza os receptores β-adrenérgicos, induz menos tolerância e pode produzir uma resposta mais intensa em pacientes com betabloqueadores em comparação com a associação com dobutamina; por essa razão, em geral, é a escolha nos pacientes que estão em uso dessa droga. Essa associação pode reduzir o risco pró-arritmogênico.[2]

Causa vasodilatação periférica e pulmonar significativa, reduzindo a pré e pós-carga, enquanto aumenta o inotropismo, o que a torna adequada para o uso em pacientes com disfunção de VE associada a hipertensão pulmonar, insuficiência do ventrículo direito ou pacientes submetidos ao transplante cardíaco.[1,5,11]

Quando comparada à terapia com dobutamina, produz maior diminuição na pressão média da artéria pulmonar, pressão de oclusão da artéria pulmonar, resistência pulmonar e resistência vascular sistêmica.[9]

TABELA 13.1.2	AJUSTE DE DOSE PELA FUNÇÃO RENAL, BASEADA EM OPINIÃO DE ESPECIALISTAS		
ClCr (mL/min)	Velocidade inicial de infusão (mcg/kg/min)		
	0,375	0,5	0,75
50	0,25	0,375	0,5
40	0,125	0,25	0,375
30	0,0625	0,125	0,25
20	Considerar terapia alternativa	0,0625	0,125
10	Considerar terapia alternativa		0,0625
5	Considerar terapia alternativa		

Possui resposta vasodilatadora intensa e meia-vida longa; portanto, deve-se ter cautela com a administração em indivíduos com baixas pressões de enchimento ou com baixa resistência vascular sistêmica, já que a hipotensão pode ser prolongada e grave.[8]

Deve-se ter cuidado especial caso paciente seja portador de fibrilação atrial (controlar resposta ventricular antes de iniciar a droga) ou possua estenose hipertrófica subaórtica, distúrbios hidroeletrolíticos, hipotensão arterial, infarto agudo do miocárdio recente, doença valvar aórtica ou pulmonar grave. Não é indicada a associação com inibidores da fosfodiesterase-5, como sildenafil, tadalafil, vardenafil ou inibidores não específicos da PDF-5 (como dipiridamol ou teofilina).[1]

Seu mecanismo também permite efeitos sinérgicos com agonistas dos receptores beta, como a dobutamina, permitindo terapia combinada em pacientes com função sistólica acentuadamente reduzida, com choque cardiogênico refratário à terapia com apenas um inotrópico, ou na tentativa do desmame e um agente inotrópico.[1]

Pode ser iniciada com bólus de 25 a 75 mcg/kg/min por 10 a 20 minutos; porém, na prática clínica, devido a efeitos colate-rais importantes, essa forma de aplicação não costuma ser seguida. Na literatura há alguma divergência na velocidade inicial de infusão, contudo é tipicamente iniciada aos 0,375 a 0,75 mcg/kg/min e pode ser titulada de forma ascendente até a menor dose necessária para atingir o efeito desejado. Os efeitos são alcançados apenas 15 minutos após a titulação, e isso acontece pois a droga possui meia-vida de eliminação de 2,5 horas e meia-vida farmacodinâmica de mais de 6 horas. Por esse mesmo motivo, pacientes que usaram milrinona, e que a mesma foi suspensa, devem permanecer sob vigilância por pelo menos 48 horas.[1]

Como efeitos secundários se destacam a hipotensão, arritmias atriais e ventriculares.[1,2,6] Como é excretada via renal, geralmente seu uso é contraindicado na doença renal avançada, contudo, caso seja a droga de escolha, necessita ajuste de dose, conforme indica a Tabela 13.1.2.[1]

Levosimendan

O levosimendan age no interior dos cardio-miócitos sensibilizando a troponina C ao cálcio, ativando os canais de potássio do músculo

Capítulo 13 — Miocardite Aguda com IC Aguda

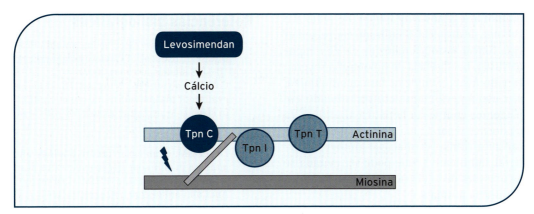

Figura 13.1.2. Mecanismo de ação do levosimendan.

liso. Essa sensibilização melhora a interação miosina-actina, aumentando assim o ino e o lusotropismo (Figura 13.1.2). Acredita-se que esses efeitos ocorram sem aumento do consumo de oxigênio pelo miocárdio, com evidências de melhora da perfusão coronariana.[4]

Aumenta significativamente o débito cardíaco, reduz a pressão de oclusão da artéria

TABELA 13.1.3	RESUMO COMPARATIVO DA FARMACOLOGIA DOS INOTRÓPICOS[4]		
	Dobutamina	**Milrinona**	**Levosimedan**
Classe	Catecolamina	Inibidor PDE	Sensibilizador de cálcio
Mecanismo de ação principal	Forte estimulação beta-adrenérgica, AMPc, que ativa canais de cálcio tipo L e aumentam cálcio intracelular	Evita a quebra do AMPc, o que ativa os canais de cálcio tipo L, e aumenta o cálcio intracelular	Sensibiliza a troponina C para o cálcio, aumentando a interação entre actina e miosina
Meia-vida	2 minutos	2,3 horas	1 hora para o substrato; 70 horas para o seu metabólito
Dose	2-20 mcg/kg/min	0,125-0,75 mcg/kg/min	0,05-0,2 mcg/kg/min
Eliminação	Renal (metabolizado)	Renal (não metabolizado)	Renal e gastrointestinal
Principais efeitos colaterais	Arritmia, taquifilaxia, eosinofilia, miocardite eosinofílica	Hipotensão e arritmia	Hipotensão e arritmia

pulmonar e a pós-carga, além de reduzir o sintoma de dispneia. É utilizado em pacientes com função sistólica reduzida de VE e hipoperfusão, na ausência de hipotensão severa.[1] Devido à sua complexa farmacodinâmica, seu uso é geralmente contraindicado em pacientes com lesão hepática significativa ou doença renal. Como efeito colateral, pode causar arritmias cardíacas e hipotensão arterial significativa, que pode ser evitada se as pressões de enchimento forem mantidas em níveis normais.[1,6,7]

Pode ser administrado em bólus de 14 a 24 mcg/kg/min ao longo de 30 minutos, porém usualmente é iniciado diretamente em infusão contínua de 0,05 a 0,10 mcg/kg/min, até 0,2 mcg/kg/min. Possui um metabólito ativo com meia-vida de mais de 80 horas, por isso pode continuar exercendo seus efeitos hemodinâmicos dias após cessar a infusão, sendo ótima opção para pacientes em paliação ou fila de transplante que têm condição de voltar para casa.[1,10]

Conclusões

Os agentes inotrópicos são frequentemente utilizados nos pacientes críticos. Essa é uma população de elevada morbimortalidade. Não existem evidências robustas que apontem o inotrópico ideal. Dessa forma, é de fundamental importância que a decisão do médico em prescrever esta classe de fármacos seja baseada em sólido conhecimento da fisiologia e farmacologia (Tabela 13.1.3). Reconsiderando o caso acima descrito, a sugestão é que seja iniciada a dobutamina por ser um paciente portador de insuficiência renal crônica e com limitações do uso de outras drogas como milrinona e levosimendan.

Referências bibliográficas

1. Braunwald E, Zipes DP, et al. Braunwald's Heart Disease: A Textbook of Cardiovascular Medicine. 10 ed. Saunders Elsevier; 2017.
2. Cox ZL, Calcutt MW, Morrison TB, et al. Elevation of plasma milrinone concentrations in stage D heart failure associated with renal dysfunction. J Cardiovasc Pharmacol Ther. 2013; 18(5):433-8.
3. Felker GM, et al. Heart failure etiology and response to milrinone in decompensated heart failure: Results from the OPTIME-CHF study. J Am Coll Cardiol. 2003; 41(6):997-1003.
4. Ginwalla M, Tofovic DS. Current Status of Inotropes in Heart Failure. Heart Fail Clin. 2018; 14(4):601-16.
5. Liang CS, Sherman LG, Doherty JU, et al. Sustained improvement of cardiac function in patients with congestive heart failure after short- term infusion of dobutamine. Circulation. 1984; 69(1):113-9.
6. Mebazaa A, et al. Levosimendan vs dobutamine for patients with acute decompensated heart failure: the SURVIVE Randomized Trial. Jama. 2007; 297(17):1883-91.
7. Packer M, et al. Development of a comprehensive new endpoint for the evaluation of new treatments for acute decompensated heart failure: results with levosimendan in the REVIVE 1 study. J Cardiac Fail. 2003; 9(5):S61.
8. Shipley JB, Tolman D, Hastillo A, et al. Milrinone: basic and clinical pharmacology and acute and chronic management. Am J Med Sci. 1996; 311(6):286-91.
9. Yamani MH, Haji SA, Starling RC, et al. Comparison of dobutamine-based and milrinone-based therapy for advanced decompensated congestive heart failure: hemodynamic efficacy, clinical outcome, and economic impact. Am Heart J. 2001; 142(6):998-1002.
10. Yancy CW, et al. 2013 ACCF/AHA guideline for the management of heart failure: a report of the American College of Cardiology Foundation/ American Heart Association Task Force on Practice Guidelines. J Am Coll Cardiol. 2013; 62(16):e147-e239.
11. Zairis MN, et al. 835-6 The effect of a calcium sensitizer or an inotrope or none in chronic low output decompensated heart failure: Results from the calcium sensitizer or inotrope or none in low output heart failure study (CASINO). J Am Coll Cardiol. 2004; 43(5):A206-A207.

14

Interação Cardiopulmonar

14.1 Paciente com Choque, em Ventilação Mecânica, É Avaliado Quanto à Fluido-Responsividade

Murillo Santucci Cesar de Assunção | Douglas Matos

Caso clínico

Paciente 56 anos, gênero masculino, sem antecedentes pessoais, admitido com quadro de choque séptico de foco pulmonar na Unidade de Terapia Intensiva (UTI), proveniente do pronto-socorro (PS) após receber antibioticoterapia e iniciada infusão total de 30 mL/kg (90 kg) de solução cristaloide em 3 horas. A primeira alíquota de fluidos, 1.500 mL, foi infundida em 40 min e, concomitante foi associada noradrenalina 0,19 µg/kg/min por via periférica, devido a hipotensão arterial ameaçadora a vida. Foi submetido a intubação orotraqueal por apresentar desconforto respiratório e rebaixamento do nível de consciência durante o período que permaneceu na sala de emergência.

Após admissão na UTI, monitoração multiparamétrica, foi realizada inserção de cateter venoso central, em veia jugular direita, guiado por ultrassonografia, sem intercorrências e punção única. Apesar da ressuscitação inicial, o paciente apresentou novo episódio de hipotensão arterial associado a necessidade de doses crescentes de vasopressor. Em decorrência dos fatos, surge a dúvida se haveria necessidade de infundir nova alíquota de fluidos para o paciente alcançar estabilidade hemodinâmica.

Objetivos de estudo

- Parâmetros determinantes da pré-carga ventricular.
- Demonstrar cenários de indicação de infusão de fluidos.
- Avaliação da fluido-responsividade utilizando parâmetros estáticos e dinâmicos de monitorização hemodinâmica.

Introdução

Frente a um quadro de hipotensão arterial na UTI frequentemente surge a dúvida de se a opção adequada é a prescrição de alíquotas de fluidos ou se se deve iniciar/aumentar a dose de vasopressor. Assim, para maior esclarecimento, a pergunta a ser feita nessa situação é "há evidências de hipoperfusão tecidual?". A hipoperfusão tecidual pode ser avaliada pelo exame físico (tempo de preenchimento capilar, pontuação pelo escore de *mottling*, taquicardia, diminuição de débito urinário, avalição do nível de consciência) e por exames laboratoriais pelos marcadores sistêmicos de perfusão tecidual (lactato, gradiente venoarterial de CO_2, saturação venosa mista de oxigênio (SvO_2), saturação venosa central de O_2 ($ScvO_2$) e quociente respiratório).[1] Caso a

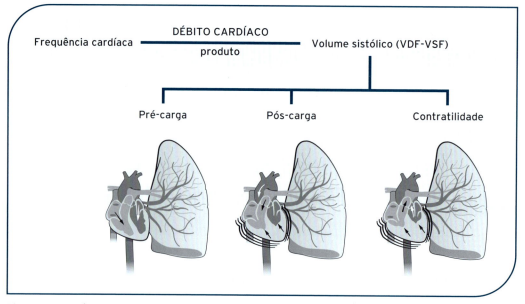

Figura 14.1.1. Débito cardíaco. VDF: volume diastólico final; VSF: volume sistólico final.

resposta para essa pergunta seja positiva, esclarece-se que há a necessidade de incremento de fluxo sanguíneo e oxigenação aos tecidos, para garantir oferta de oxigênio (DO_2) adequada e atender a demanda metabólica. Dessa forma, a variável que implica em maior impacto na DO_2 é o débito cardíaco (DC),[2] que por sua vez é o produto entre a frequência cardíaca (FC) e volume sistólico (VS) (Figura 14.1.1).

Pode-se elevar o DC ao aumentar a FC nas situações em que existe bradicardia, que acarreta impacto no fluxo sanguíneo; ou controle da FC, nas situações em que o aumento da FC faz com que o tempo de enchimento das câmaras cardíacas se torne reduzido e, assim, comprometa o DC. A outra variável que pode influenciar na otimização do DC é o VS, o qual é fundamentado no tripé de parâmetros: pré-carga, contratilidade e pós-carga (Figura 14.1.1).

Assim, o primeiro pensamento nessa situação é a prescrição de alíquotas de fluidos para incrementar a pré-carga e, por conseguinte, o DC. A questão é que apenas metade dos pacientes internados em UTI irão se beneficiar da infusão de fluidos, ou seja, irão aumentar o débito cardíaco,[3] pois o objetivo de realizar expansão plasmática com soluções cristaloide ou coloide é o aumento da perfusão tecidual (fluxo sanguíneo e oxigenação) pelo aumento do DC. Isso ocorre pelo aumento da pressão média circulatória sistêmica (PMCS), no território venoso, que promove o aumento do retorno venoso às câmaras cardíacas direita, que acarretará recrutamento da pré-carga (Figura 14.1.2). Dessa maneira eleva-se o DC, e como consequência a DO_2. Ao incrementar a DO_2 também é esperado que seja otimizado o consumo de oxigênio (VO_2) para atender a demanda metabólica, ora prejudicado nos estados de choque.

A teoria Guytoneana tem o sistema venoso funcionando de forma independente do componente arterial. O conteúdo venoso é formado por duas partes. Primeira parte, volume não estressado que gera uma força contra parede venosa até uma tensão mínima sem distensão, preenchendo a forma do vaso e sem participar do fluxo venoso efetivo. A segunda parte é o volume estressado que produz pressão de recolhimento elástica

Capítulo 14 — Interação Cardiopulmonar

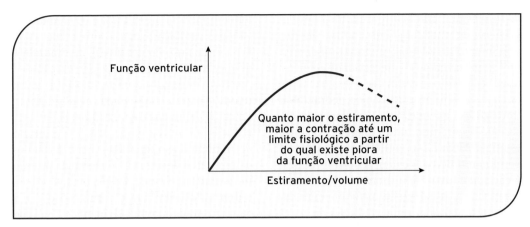

Figura 14.1.2. Curva de Frank-Starling.

sobre as estruturas elásticas da vasculatura que gera força, PMCS. De acordo com a lei de Poiseuille, a diferença de pressão entre a PMCS e a pressão de átrio direito dividido pela resistência venosa determina o retorno venoso.[4]

A PMCS é o principal fator na contribuição da movimentação da massa sanguínea do retorno venoso. Essa força movimenta o sangue para um ponto de menor pressão na circulação venosa, o qual é o átrio direito. A pressão do átrio direito pode ser medida por meio de um cateter venoso central, sendo chamado de pressão venosa central (PVC). Logo, retorno venoso é diretamente relacionado ao gradiente entre a PMCS e a PVC, e inversamente proporcional à resistência a esse fluxo, gerada pelo sistema venoso.[5]

Contudo, a infusão de fluidos não é a única forma de aumentar o retorno venoso. Cerca de 65% da quantidade fluidos do intravascular se encontra no território venoso, com grande parte desse fluido em forma não estressada.[6] Ao usar vasopressor consegue-se transformar o volume não estressado em volume estressado pela vasoconstrição do sistema venoso de alta capacitância, o que aumenta a PMCS e melhora o acoplamento do mecanismo de Frank-Starling.[7]

O mecanismo fisiológico de lei de Frank-Starling é o estiramento das fibras miocárdicas secundário ao aumento do volume diastólico final ventricular (VDF), e por conseguinte aumento da pressão diastólica final ventricular (Pd_2), definindo-se a pré-carga. Com o estiramento das fibras miocárdicas, ocorre aumento da tensão na parede ventricular levando ao aumento da força de recolhimento das fibras durante a sístole ventricular. Esse mecanismo ocorre até um determinado ponto, além do qual o aumento do VDF ventricular leva ao hiperestiramento das fibras miocárdicas, o que faz com que ocorra prejuízo na força de recolhimento; dessa forma, diminuição da contratilidade miocárdica e, por fim, diminuição do volume sistólico (VS) ejetado. Em outras palavras, ocorre diminuição do DC em decorrência da diminuição do VS ejetado.[8]

Todos os pacientes em estado de choque, em algum momento, necessitarão da adequação do conteúdo intravascular, principalmente nos estados de choque do tipo distributivo e hipovolêmico. Porém, deve-se distinguir o momento ideal em que o paciente se beneficie da infusão de fluidos, ou seja, que ocorra aumento do DC e, por conseguinte, a melhora da perfusão tecidual. Deve-se evitar a infusão de fluidos que não leve ao objetivo final, que é o incremento fluxo sanguíneo, e dessa forma serão evitados os efeitos indesejáveis dessa terapia. A oferta de fluidos que não acarreta na melhora da perfusão tecidual contribuirá para o desenvolvimento de edema pulmonar, podendo prolongar o tempo de necessidade de prótese mecânica nos casos em que o paciente esteja sob ventilação mecânica, piorando a troca gasosa e redução de complacência do sistema respiratório, tanto dinâmica quanto estática. Além disso, pode levar ao desenvolvimento de congestão venosa esplâncnica, o que favorece o desenvolvimento de insuficiência renal aguda, pelo aumento da pressão intersticial renal, redução da taxa de filtração glomerular e retenção de sal e água; bem como congestão hepática, favorecendo a disfunção e colestase; edema do trato digestivo, acarretando íleo paralítico e gastroparesia prolongados; edema miocárdico que pode gerar distúrbios de condução, piora da contratilidade e disfunção diastólica; e edema cerebral levando a alteração de comportamento e delírio[9] (**Figura 14.1.3**). Para evitar essas complicações, dispõe-se de várias manobras que serão discutidas adiante para avaliar e predizer a fluido-responsividade, que significa incremento do volume sistólico pelo recrutamento de pré-carga (Figura 14.1.2) após infusão de alíquota de fluido, e assim selecionar os candidatos que se beneficiarão da terapia.

Interação cardiopulmonar e fluido-responsividade

A interação cardiopulmonar sofre alterações tanto em pacientes sob ventilação mecânica com pressão positiva quanto em respiração espontânea. Está relacionada à variação da pressão intratorácica com ação sobre a pressão pleural e transmural, as quais podem levar a alterações da pré-carga e pós-carga de câmaras cardíacas, em um mesmo ciclo respiratório (fase inspiratória e fase expiratória). Em paciente sob ventilação mecânica, durante a fase inspiratória observa-se aumento da pressão intratorácica, a qual comprime o coração na fossa cardíaca,

aumentando as pressões dentro de todas as câmaras cardíacas. Logo, ocorre aumento da pressão de átrio direito (PAD), diminuindo o gradiente entre PMCS e a PAD, reduzindo o retorno venoso. Ao ocorrer diminuição do retorno venoso, isso se traduz em diminuição do enchimento das câmaras direitas, ou seja, redução da pré-carga de ventrículo direito (VD); além disso, também ocorre aumento da pós-carga de VD pelo aumento da pressão intratorácica. A soma dessas interações leva a diminuição do débito cardíaco de VD, e com isso uma quantidade menor de sangue chega ao ventrículo esquerdo (VE) nos batimentos cardíacos subsequentes. Durante a fase expiratória, nos indivíduos sob ventilação com pressão positiva, ocorre favorecimento ao retorno venoso e menor pós-carga à via de saída do VD pela diminuição da pressão intratorácica. Se pensar no indivíduo sob respiração espontânea, os componentes se invertem quando comparada com a situação em ventilação com pressão positiva, pois ocorre diminuição da pressão intratorácica (pressão negativa) durante a fase inspiratória. Assim, a PAD diminui e favorece o aumento do retorno venoso, há diminuição da pós-carga de VD, o que facilita a ejeção do VS pelo VD e, por conseguinte, favorece o aumento do débito cárdico. Pela mesma fisiologia descrita, faz-se pensar que esses também se invertem durante a fase expiratória.

A alteração da pressão intratorácica também interage com VE, da forma que durante a fase inspiratória com ventilação com pressão positiva aumenta a pressão nas vias aéreas pulmonares terminais, e todos os capilares são comprimidos (*squeezing*), fazendo com que o volume sanguíneo nessa circulação seja direcionado para átrio esquerdo, elevando pré-carga de VE. Durante essa fase do ciclo respiratório, a pós-carga do VE é reduzida. Isso ocorre devido ao aumento da pressão intratorácica comprimir o coração, o que gera aumento da pressão intracavitária e proporciona diminuição do gradiente entre a resistência imposta à via de saída do VE

Capítulo 14 — Interação Cardiopulmonar

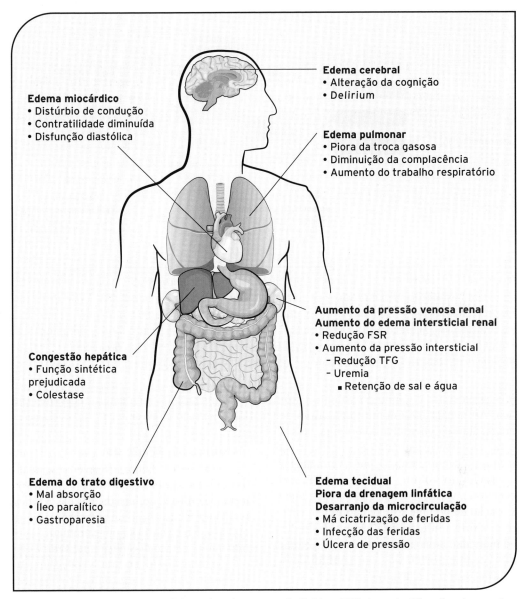

Figura 14.1.3. Alterações patológicas da sobrecarga de fluidos. TFG: taxa de filtração glomerular; FSR: fluxo sanguíneo renal. (Modificada de Prowle JR, et al.[9])

e a pressão gerada pela pressão diastólica final de VE (Pd_2VE). Isso facilita a contração ventricular e diminui o trabalho das fibras miocárdicas necessário para gerar a sístole ventricular. Em resumo, ocorre aumento da pré-carga e diminuição da pós-carga das câmaras esquerdas (Figura 14.1.4).[10]

Ao usar ventilação com pressão positiva observa-se variação do volume sistólico de VE em decorrência do aumento e diminuição da pressão intratorácica que ocorre ao longo do ciclo respiratório. Dessa forma, pode-se medir essa variação e tentar encontrar um valor que determine maior dependência de

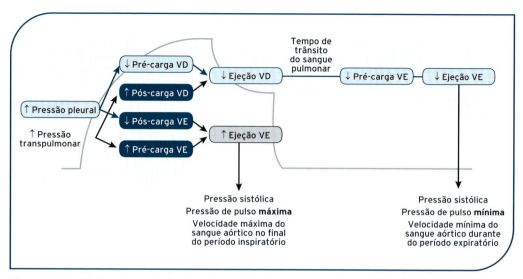

Figura 14.1.4. Efeitos hemodinâmicos da ventilação com pressão positiva. O volume sistólico do ventrículo esquerdo (VE) é máximo ao final da fase inspiratória e mínimo nos dois ou três batimentos cardíacos conseguintes, isto é, durante a fase expiratória (dentro de um mesmo ciclo respiratório). As alterações cíclicas do volume sistólico do VE estão relacionadas a diminuição da pré-carga do VE durante a expiração, proveniente da diminuição do enchimento e débito cardíaco do ventrículo direito (VD) durante a inspiração. (Modificada de Michard F, et al.[10])

pré-carga sobre o ganho do volume sistólico. Ao pensar em um ponto da curva de Frank-Starling que estivesse próximo ao seu platô, as alterações respiratórias interfeririam menos no débito cardíaco, por levar a menor alteração do volume sistólico de VE. Em conclusão, verifica-se que quando há grande variação do volume sistólico durante o ciclo respiratório a infusão de alíquotas de fluidos ao indivíduo aumentam a chance de recrutar pré-carga e por conseguinte aumentar o volume sistólico e débito cardíaco.[11]

Estratégias para avaliação de fluido-responsividade

Para avaliar a fluido-responsividade utilizam-se parâmetros estáticos e dinâmicos. Estes se diferem da seguinte forma:

- Estático: avaliam um parâmetro em um ponto fixo no espaço.
- Dinâmico: avaliam a variação de um parâmetro ao longo do tempo em decorrência da interação cardiopulmonar pela alteração da pressão intratorácica.

Parâmetros estáticos

A pré-carga é definida como o estiramento da fibra miocárdica imposto pelo preenchimento ventricular ao final da diástole. É difícil realizar a mensuração da pré-carga à beira do leito. Ela é estimada por parâmetros que estimam a pressão diastólica final ventricular ou o volume diastólico final ventricular. Ao mensurar essas variáveis, tenta-se encontrar um valor que possa predizer o incremento do débito cardíaco à infusão de fluidos. Os parâmetros utilizados são:

- PVC (pré-carga do ventrículo direito);
- POAP (pressão de oclusão da artéria pulmonar) – referência à pré-carga do ventrículo direito;
- IVDFVD (índice de volume diastólico final do ventrículo direito) – pré-carga do ventrículo direito, porém com unidade em volume.

Pressão venosa central/pressão de átrio direito (PVC/PAD)

Apesar do valor da pré-carga ser mais próximo ao VDFVD, o qual tem a unidade volume, a PVC/PAD é um parâmetro mensurado em mmHg (pressórico), que é referida à Pd_2VD gerada pelo VDFVD. Pode ser mensurada por um cateter venoso central (CVC) inserido na veia jugular ou na veia subclávia, com sua extremidade distal localizada na eminência do átrio direito, na desembocadura da veia cava superior no átrio direito, ou pelo cateter de artéria pulmonar (CAP), que mensura a PAD pela via proximal, a qual corresponde à via de saída localizada no átrio direito. O CVC ou via proximal do CAP é conectado ao transdutor de pressão ligado ao monitor multiparamétrico, que transforma a pressão sofrida pela da coluna de soro em sinal elétrico, e é transformado em curva de pressão. A curva de pressão PVC/PAD é composta por três ondas ("a", "c" e "v") e duas deflexões ("x" e "y") (Figura 14.1.5). A onda "a" representa contração atrial (reforço pré-sistólico), que seria a pressão gerada pela contração para finalizar o preenchimento do VDFVD, aproximando-se da Pd_2VD. Para aferir a PVC/PAD, deve-se colocar a curva de pressão em paralelo com o traçado eletrocardiográfico (ECG) no monitor, e correlacioná-los. Procura-se a onda "a", que nos pacientes com ritmo sinusal estará disposta logo após a onda P do ECG no traçado em paralelo da curva pressórica (Figura 14.1.6). É importante lembrar que se quer estimar a maior distensão das fibras musculares de VD ao final da diástole, que está relacionada a contração atrial e, portanto, caracterizada pela onda "a".[12]

Valores extremos inferiores a 3 mmHg ou superiores a 15 mmHg têm melhor referência sobre o estado de enchimento das câmaras cardíacas direita, sendo que apresentam grande chance ou não de serem fluido-responsivos, respectivamente.[13] Mesmo assim deve-se avaliar com cuidado, pois mesmos valores elevados podem estar relacionados a outras condições do paciente como diminuição da complacência ventricular, disfunção ventricular direita ou hipertensão pulmonar. Os valores intermediários que se encontram em zona cinzenta apresentam baixa probabilidade de serem fluido-responsivos.[14] Os estudos que tentaram validar o uso deste parâmetro como fluido-responsividade nesse contexto de doente em choque distributivo mostraram que alterações da PVC/PAD têm pouco valor preditivo para guiar a terapia com fluidos.[15]

Pressão de oclusão de artéria pulmonar (POAP)

A POAP reflete as pressões de enchimento das câmaras cardíacas esquerdas. Utiliza-se o cateter de artéria pulmonar ou cateter de Swan-Ganz (CAP) para mensurar esse parâmetro, com a ponta do cateter localizada

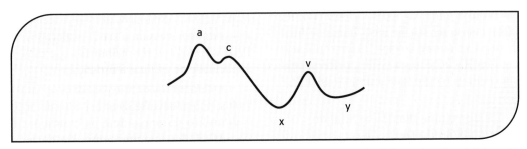

Figura 14.1.5. Curva de pressão PVC/PAD e seus componentes. Onda "a": contração atrial; onda "c": fechamento das valvas atrioventriculares; onda "v": enchimento atrial; descendente "x": relaxamento atrial; descendente "y": esvaziamento atrial.

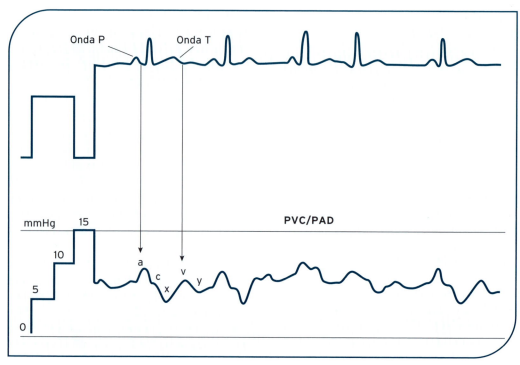

Figura 14.1.6. Reconhecimento da onda "a" da curva de PVC/PAD.

na artéria pulmonar. Na ponta desse cateter há um balonete, o qual será inflado para realizar oclusão da artéria pulmonar e aferir a pressão de enchimento do átrio esquerdo. Semelhante à onda PVC/PAD, curva venosa, deve se estimar a pressão de enchimento a partir da onda "a" da POAP. Utiliza-se o traçado de ECG como referência para localizar a onda "a". Entretanto, o local em que aparece a onda "a" em paralelismo ao ECG é logo após o complexo QRS (Figura 14.1.7).

Tanto a onda "a" da PVC/PAD com da POAP devem ser sempre mensuradas ao final da fase expiratória do ciclo expiratório, seja em ventilação com pressão positiva, seja em respiração espontânea (Figura 14.1.8).[12]

Índice de volume diastólico final de ventrículo direito (IVDFVD)

O IVDFVD é uma variável calculada e obtida pelo CAP volumétrico que mensura a fração de ejeção de ventrículo direito (FEVD). Dentre os parâmetros estáticos de fluido-responsividade, quando comparado com PVC/PAD e POAP, o IVDFVD apresenta maior sensibilidade e especificidade. Os valores abaixo de 90 mL/m^2 apresentam maior probabilidade de serem fluido-responsivos, enquanto para valores acima de 140 mL/m^2 é muito pouco provável que o paciente que os apresentar se beneficie de alíquotas de fluidos para incrementar o débito cardíaco.[16,17] Durante os procedimentos realizados com tórax aberto, os parâmetros dinâmicos perdem a validade, e os estáticos passam a ser considerados. O IVDFVD mostrou ter melhor relação com a capacidade de estimar a pré-carga.

Os parâmetros estáticos podem ser utilizados, porém deve-se levar em consideração o contexto do paciente e as condições e comorbidades que apresenta. No geral, a PVC/PAD é a mais utilizada, por ser de fácil mensuração e necessitar de poucos recursos para sua medição.[13]

Capítulo 14 — Interação Cardiopulmonar

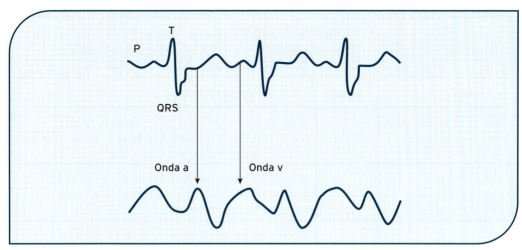

Figura 14.1.7. Reconhecimento da onda "a" da curva de POAP.

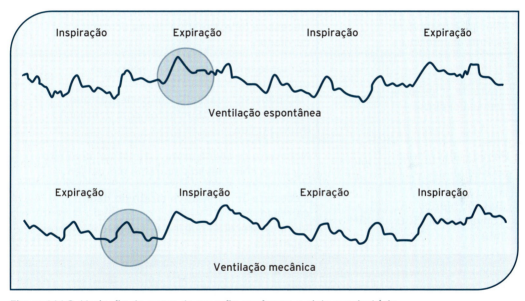

Figura 14.1.8. Variação da curva de pressão conforme o ciclo respiratório.

Parâmetros dinâmicos

Com auxílio do entendimento de interdependência entre o coração e o pulmão, e com a baixa confiabilidade dos parâmetros estáticos para predizer a fluido-responsividade, os parâmetros dinâmicos foram propostos na tentativa de identificar os pacientes que se beneficiarão da infusão de fluidos.

Diferentes parâmetros estão disponíveis e podem ser rotineiramente avaliados à beira do leito usando sistemas de monitoramento hemodinâmico padrão e minimamente invasivo. Estes incluem a avaliação da variação da pressão de pulso (VPP), variação do volume sistólico (VVS) ao monitorar a pressão arterial de forma invasiva por linha arterial ou não invasiva

CMIB - Clínicas de Medicina Intensiva Brasileira FISIOLOGIA E FARMACOLOGIA

TABELA 14.1.1	RESUMO DOS MÉTODOS PREDITORES DE FLUIDO-RESPONSIVIDADE COM OS VALORES DIAGNÓSTICOS E LIMITAÇÕES	
Método	**Limites**	**Limitações principais**
Variação da pressão de pulso/variação de volume sistólico	12%	Apenas em ventilação controlada, arritmias cardíacas, baixo volume corrente e baixa complacência pulmonar, tórax aberto
Variações do diâmetro da veia cava inferior	12%	Não pode ser usado nos casos de respiração espontânea, baixo volume corrente e baixa complacência pulmonar
Variações do diâmetro da veia cava superior	36%*	Necessita de ecodoppler transesofágico Não pode ser usado nos casos de respiração espontânea, baixo volume corrente e baixa complacência pulmonar
Elevação passiva de membros inferiores	10%	Necessita de estimativa direta do débito cardíaco
Teste de oclusão da válvula expiratória	5%	Somente em pacientes sob intubação orotraqueal Não pode ser realizado em pacientes que não possam ficar 15 minutos com ventilação interrompida
Minidesafio hídrico (100 mL)	6%**	Necessita de técnicas de estimativa de débito cardíaco com elevada acurácia e precisão
Desafio hídrico convencional (500 mL)	15%	Necessita de estimativa direta do débito cardíaco Induz sobrecarga hídrica se realizar manobras repetidas

*Têm sido reportadas variações de 12 a 40%.
**Dez por cento é mais compatível com a precisão do ecocardiograma.

pela curva de pletismografia pelo índice de variação pletismográfico (IVP), ou pela variação do fluxo aórtico, colapsibilidade da veia cava superior ou distensibilidade da veia cava inferior determinadas pela ecografia.[18]

Para que esses parâmetros dinâmicos de fluido-responsividade possam ser valorizados, os indivíduos devem respeitar as seguintes condições (Tabela 14.1.1):

- Devem estar sob ventilação com pressão positiva.
- Não podem apresentar arritmias.
- Devem estar com o tórax fechado.
- Não podem apresentar esforço ventilatório.
- Não podem apresentar disfunção ventricular direita.
- Não podem apresentar hipertensão pulmonar.

- A pressão expiratória positiva final deve estar abaixo de 10 cmH$_2$O.
- O volume corrente deve estar em pelo menos 8 mL/kg de peso predito pela estatura.

Para os pacientes que apresentam condições que impeçam o uso dos parâmetros dinâmicos, pode-se requerer a realização de outras manobras, chamadas de desafios de pré-carga, para avaliar a capacidade do paciente de predizer o incremento do débito cardíaco à infusão de fluidos.[18] Os desafios de pré-carga são os seguintes:

- Teste de oclusão da válvula expiratória.
- Desafio com volume corrente.
- Elevação passiva dos membros inferiores.
- Minidesafio hídrico.

Variação da pressão de pulso (VPP)

Com a introdução do conceito de avaliação de fluido-responsividade, os parâmetros dinâmicos têm sido cada vez mais difundidos dentro das unidades de terapia intensiva. Entretanto, devido às suas limitações, essas variáveis podem ser mais úteis dentro das salas de operações. A VPP é o parâmetro de maior especificidade e sensibilidade (Figura 14.1.9).[11] Para se calcular a VPP, deve-se medir a pressão de pulso máxima e a pressão de pulso mínima dentro do mesmo ciclo respiratório, e calcular a diferença delas dividida pela média (Figura 14.1.10).[10]

É possível perceber a diferença da pressão de pulso máxima que ocorre durante a fase inspiratória, e na fase expiratória do mesmo ciclo pode-se perceber a pressão de pulso mínima. Dessa forma, é possível realizar o cálculo da variação da pressão de pulso.

Caso essa variação seja superior a 13%, o teste é considerado positivo e o paciente responde ao volume.

Outra variável utilizada e semelhante à VPP é a variação de volume sistólico (VVS).

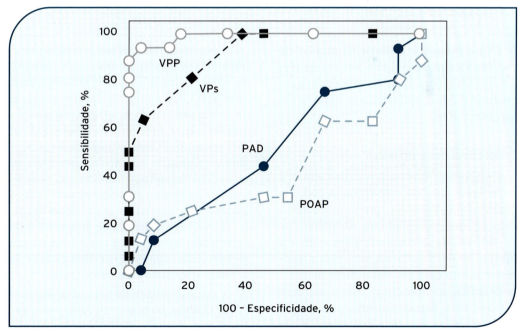

Figura 14.1.9. Sensibilidade e especificidade entre parâmetros dinâmico e estático de fluido-responsividade. VPP: variação da pressão de pulso; VPs: variação da pressão sistólica; PAD: pressão de átrio direito; POAP: pressão de oclusão da artéria pulmonar. (Modificada de Michard F, et al.[11])

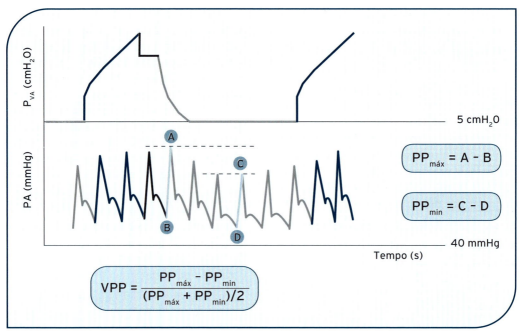

Figura 14.1.10. Captura inicial da pressão arterial e pressão das vias aéreas em paciente sob ventilação mecânica com pressão positiva. P_{VA}: pressão de vias aéreas; PA: pressão arterial; $PP_{máx}$: pressão de pulso máxima; PP_{min}: pressão de pulso mínima; VPP: variação de pressão de pulso. (Modificada de Michard F, et al.[10])

A VVS é calculada a partir da análise de contorno de pulso ou pela análise de poder de pulso, com valor de referência para predizer fluido-responsividade quando for superior a 10%.

Ecografia à beira do leito

Essa ferramenta é cada vez mais utilizada na medicina intensiva e de urgência, podendo contribuir de maneira expressiva nos casos de pacientes graves agudos. O intensivista pode utilizar a ecografia para avaliar a função cardíaca de forma qualitativa, estimar o débito cardíaco, identificar derrame pericárdico, avaliar congestão pulmonar, pneumotórax, derrame pleural, presença de líquido livre na cavidade abdominal, e aos mais experts a possibilidade de avaliar a presença de trombose venosa profunda em membros inferiores.[19]

A responsividade a fluidos pode ser avaliada pela ecografia ao observar a variação da distensibilidade do diâmetro da veia cava interior (VCI). É aferida facilmente, por meio da sonda setorial da ecografia, na posição subcostal com direcionamento longitudinal para encontrar VCI. A oscilação da VCI ocorre com a respiração e é medida por meio do módulo M. Importante lembrar que para ter validade no tocante a fluido-responsividade, o paciente deve apresentar as condições descritas acima. Uma diferença de distensibilidade entre a fase inspiratória e expiratória em um mesmo ciclo expiratório de 18% é capaz de predizer resposta a fluidos.[20]

A colapsibilidade da veia cava superior (VCS) também pode ser utilizada como variável para avaliar a fluido-responsividade. Para tanto, há a necessidade de se utilizar a ecocardiografia transesofágica. Leva-se em consideração a variação da colapsibilidade

Capítulo 14 — Interação Cardiopulmonar

durante a fase inspiratória e expiratória, em um mesmo ciclo respiratório, com valor de 36% para identificar os indivíduos fluido--responsivos.[21]

Pausa expiratória (PE)

Após a fase de ressuscitação do paciente com choque, que normalmente recebe várias alíquotas de fluidos, vem a fase de otimização da perfusão tecidual. Nessa fase o paciente grave em geral é colocado sob prótese ventilatória com parâmetros ajustados para estratégia protetora de ventilação mecânica. Esses parâmetros compreendem volume corrente entre 6 e 8 mL/kg de peso predito pela estatura, bem como uso de pressão expiratória final positiva (PEEP) para evitar o colabamento dos alvéolos.

Naquele paciente que ainda apresenta hipoperfusão tecidual, a primeira medida que se pensa é indicar a infusão de fluidos com o objetivo de incrementar o débito cardíaco pelo recrutamento da pré-carga. Entretanto, apenas metade dos pacientes internados em UTI tem a capacidade de responder a infusão de fluidos com aumento do débito cardíaco, ou seja, apenas metade deles são realmente responsivos a fluidos e apresentam a pré-carga recrutável. O uso de parâmetros dinâmicos para avaliar fluido-responsividade em paciente que está sendo ventilado com estratégia protetora de ventilação mecânica é limitado, pois um dos princípios da interação coração-pulmão, que é a compressão dos capilares pelos pulmões, não ocorre. Uma alternativa é o teste de oclusão da válvula expiratória ao final da expiração.[22]

Para realizar o teste de oclusão da válvula expiratória ao final da expiração (TOVE), a mesma manobra que se faz para avaliar auto-*peep*, é necessário que o paciente esteja acoplado ao monitor de débito cardíaco por análise de contorno de pulso. A análise de contorno de pulso é uma técnica de estimativa do débito cardíaco muito sensível às alterações do débito cardíaco, uma condição importante para a realização do TOVE.

Realiza-se a interrupção da respiração por 15 segundos; isso tem como objetivo tirar o impedimento ao retorno venoso pelo aumento da pressão intratorácica. Observa-se se após os 15 segundos com aumento do retorno venoso ocorre aumento do débito cardíaco. Se houver incremento do débito cardíaco em 5% pode se considerar o paciente como fluido-responsivo, ou seja, com pré-carga recrutável. A oclusão não pode ser inferior a 15 segundos, pois é o tempo mínimo para que possa ocorrer a mudança da pré-carga pelo aumento do retorno venoso e que o sangue passe pela circulação pulmonar e preencha as câmaras esquerdas.[18] Além da monitoração do débito cardíaco por análise de pulso, o ecodopplercardiograma tem sido estudado. Um incremento de 4% na *velocity time integral* (VTI) após o TOVE caracteriza que o paciente é fluido-responsivo.[23]

Desafios com volume corrente

Pacientes sob ventilação mecânica com estratégia protetora podem ser avaliados quanto à fluido-responsividade pelo desafio com volume corrente (DVC). O DVC é feito pela avaliação inicial da VPP (ou VVS) com volume corrente (V_t) de 6 mL/kg predito pela estatura (PPE), e após eleva-se o Vt para 8 mL/kg PPE, aguarda-se 1 minuto e se realiza a avaliação da VPP (ou VVS). Se a VPP incrementar em 3,5% ou o VVS em 2,5% após o DVC, considera-se como fluido-responsivo o paciente[24] (Tabela 14.1.2).

Elevação passiva das pernas

O teste de elevação passiva das pernas (*passive leg raising test – PLR*) é realizado à beira do leito de forma simples, com a necessidade de que o paciente esteja monitorado para estimativa do débito cardíaco.[25]

O racional da manobra é como se se realizasse autotransfusão em torno de 300 mL ao elevar os membros inferiores e aumentar o retorno venoso para o coração direito, semelhante a um desafio hídrico.[26]

TABELA 14.1.2	DESAFIO COM VOLUME CORRENTE E CAPACIDADE DE PREDIÇÃO DE FLUIDO-RESPONSIVIDADE PELA VARIAÇÃO DE PRESSÃO DE PULSO E PELA VARIAÇÃO DE VOLUME SISTÓLICO						
Variáveis	Curva ROC	p	Valor, *cutoff* (%)	Sensi-bilidade (%)	Especi-ficidade (%)	Valor predi-tivo positivo (IC95%)	Valor preditivo negativo (IC95%)
VPP com 6 mL/kg PPE	0,69 (0,49-0,89)	0,071	-	-	-	-	-
SVV com 6 mL/kg PPE	0,56 (0,35-0,77)	0,575	-	-	-	-	-
VPP com 8 mL/kg PPE	0,91 (0,81-1,00)	< 0,001	11,5	75	100	100 (76-100)	78 (55-91)
SVV com 8 mL/kg PPE	0,92 (0,82-1,00)	< 0,001	10,5	75	93	92 (67-99)	76 (53-90)
Mudança na VPP de. VC 6 para 8 mL/kg PPE	0,99 (0,98-1,00)	< 0,001	3,5	94	100	100 (80-100)	93 (70-99)
Mudança na SVV de. VC 6 para 8 mL/kg PPE	0,97-1,00)	< 0,001	2,5	88	100	100 (78-100)	88 (64-97)

VPP: variação pressão de pulso; VVS: variação de volume; PPE: peso predito pela estatura.

Para realizar a manobra PLR deve-se tomar alguns cuidados para que seja efetiva, ou seja, saber se o paciente se beneficiara de fluidos. Primeiro, a manobra deve ser iniciada colocando o paciente na posição semi-recumbente, com cabeceira elevada a 45° (Figura 14.1.11).

A seguir faz-se o abaixamento do tronco e elevação das pernas, fazendo com que seja mobilizado o sangue venoso do compartimento esplâncnico, somando aos efeitos da elevação das pernas no retorno venoso, e por conseguinte no recrutamento de pré-carga.[26]

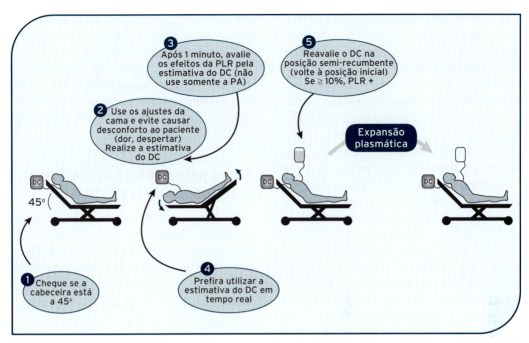

Figura 14.1.11. Maneira adequada de realizar a manobra de PLR. (Modificada de Monnet & Teboul.[26])

Inicialmente se observou que essa manobra leva a aumento da pressão arterial média; entretanto, essa correlação apresenta boa especificidade, porém com baixa sensibilidade com relação ao aumento do débito cardíaco. Há pacientes que podem apresentar aumento do débito cardíaco sem necessariamente aumentar a pressão arterial media. Por isso há a necessidade de monitorar o débito de alguma forma para avaliar a resposta da PLR.

A avaliação do incremento do fluxo sanguíneo pode realizada pela análise de contorno de pulso calibrado ou não calibrado que estimam o débito cardíaco, o Doppler esofágico que monitora o fluxo sanguíneo aórtico, e ecocardiograma que avalia o VTI na via e saída do ventrículo esquerdo.[18] De forma mais fácil, a análise de contorno de pulso, como ferramenta para estimar o débito cardíaco, é o método de preferência para a manobra de PLR. Assim, estima-se o débito cardíaco após iniciar o posicionamento do paciente. Após essa primeira estimativa, faz-se a manobra de abaixamento do tronco à elevação das pernas. Atenção para que o paciente não sinta desconforto, dor, não tenha tosse e desperte durante a manobra, pois pode vir a apresentar descarga adrenérgica e assim alterar a avaliação. Suspeite de descarga simpática se apresentar taquicardia, pois normalmente não deve ocorrer. Mantenha o paciente nessa posição por 1 minuto para então realizar outra estimativa do débito cardíaco. A monitoração em tempo real é importante para que as alterações agudas sejam rapidamente detectadas. No geral, os monitores que realizam a estimativa do débito cardíaco *beat to beat* são os mais recomendados. Isso não significa que as outras ferramentas não possam ser utilizadas, mas que se deve atentar para este detalhe, pois a maneira como é estimado o débito cardíaco pode influenciar na resposta a manobra.[27]

Desafio hídrico: miniteste ou teste convencional

Desafio hídrico é uma das intervenções realizadas com maior frequência dentro da

UTI. É feito pela infusão de fluidos para avaliar se há incremento do débito cardíaco, por meio de alíquotas de fluidos que podem variar de 50 mL a mais de 1.000 mL de soluções para cada intervenção. Entretanto, isso só é possível com a monitorização.

O desafio hídrico apresenta duas desvantagens a serem discutidas. Primeiro, o desafio hídrico visa incrementar pré-carga, e para tal avaliação há a necessidade de ter o débito cardíaco monitorado simultaneamente, e não avaliar apenas a resposta ao aumento da pressão arterial. Logo, ao invés de infundir fluido para ver se haverá o aumento do débito cardíaco, poder-se-ia poupar a infusão de fluidos e avaliar previamente se o paciente se beneficiaria da terapia com fluidos. Mesmo levando em conta a VPP, sabe-se que cerca de 22% são falso-positivos, e por isso a PLR é mais acurada no objetivo desejado.[28,29]

Segundo, por si só o desafio hídrico não é um teste, mas sim um tratamento. As situações em que se opta para realizar desafio hídrico habitualmente estão relacionadas a hipoperfusão tecidual ou a episódios de hipotensão arterial. Se um indivíduo apresentar quatro a cinco episódios de hipotensão arterial em espaço curto de tempo, e receber vários desafios hídricos, em espaço curto de tempo, com infusão de 500 mL de fluidos, o paciente receberá ao final cerca de 2 L a 2,5 L de fluidos, de forma que esses desafios sequenciais não resultarão no objetivo final que é o incremento do débito cardíaco.

A sobrecarga hídrica está associada a desfecho clínico desfavorável, com aumento do risco de complicações, como apresentado na Figura 14.1.3.[30-35] Pacientes que recebem alta da UTI com 4,5 L de balanço hídrico positivo apresentam aumento do risco de morte de quase duas vezes comparados àqueles com balanço hídrico menor.[36]

Pode-se utilizar-se de um minidesafio hídrico ou convencional de acordo com a quantidade fluido infundida. Grandes alíquotas em pacientes não respondedores aumentam a morbidade, logo se pode pensar em utilizar pequenas alíquotas de fluidos. A dose de 4 mL/kg de solução cristaloide infundida em até 5 minutos, com monitoração em tempo real do débito cardíaco, é capaz de identificar respondedores ao desafio hídrico (*odds ratio*: 7,73; 95% CI: 1,78-31,04).[37]

Como pensar na infusão e conter a ansiedade de prescrevê-la

Como já citado inúmeras vezes, o excesso de fluidos, a sobrecarga hídrica e a infusão de fluidos sem atingir o objetivo desejado estão associados ao aumento da morbimortalidade.

A fluidoterapia deve respeitar cada fase do paciente grave de acordo com a evolução do quadro clínico. É preciso ter o cuidado de questionar sempre antes de prescrever alíquotas de fluidos sobre qual o objetivo final a ser atingido. Sendo assim, a ressuscitação hídrica deve seguir quatro fases (Figura 14.1.12).

Ressuscitação

Essa fase, no geral, é a fase de resgate, na qual se infundem alíquotas de fluidos imediatamente após o reconhecimento da hipotensão ameaçadora a vida, com o objetivo de resgatar o paciente da morte iminente, associado ou não ao início de vasopressor.

Otimização

Após resgatar o paciente, é notório que ainda há necessidade de avaliar a presença de hipoperfusão tecidual e considerar a otimização da DO_2 pela intervenção sobre o DC. Esta fase é importante pois é quando grandes alíquotas de fluidos podem ser infundidas de forma inadequada, visto que apenas 50% dos pacientes são fluido-responsivos. Por isso é importante levar em consideração a avaliação da fluido-responsividade para se assegurar de que a fluidoterapia será benéfica

Capítulo 14 — Interação Cardiopulmonar

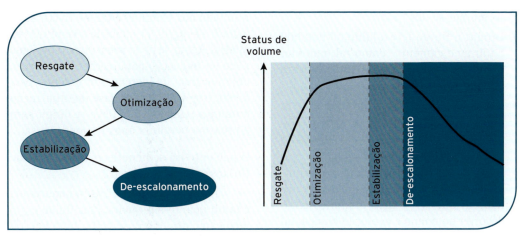

Figura 14.1.12. Relação entre as diferentes fases de ressuscitação e os diferente estágios do estado volêmico do paciente. (Modificada de Hoste EA, et al.[38])

ao recrutar pré-carga e incrementar o DC. Caso o paciente não seja fluido-responsivo, a otimização da DO_2 deverá ser realizada pelo manejo com inotrópicos, hemoglobina ou adequação da ventilação. Essa fase tem com o objetivo final ajustar a DO_2 à demanda metabólica pelo aumento do VO_2.

Estabilização

Após adequar a DO_2 à demanda metabólica, é importante enfatizar que a fase de otimização foi atingida, e se inicia a terceira fase que é a estabilização. Essa fase tem como objetivo simplesmente manter o fluxo sanguíneo já ajustado e aguardar o "desfervecimento" da fase inflamatória. Na grande maioria das vezes, os pacientes se encontram recebendo vasopressor, e a ânsia de retirar o vasopressor pela infusão de fluidos aflige o médico. Com a perfusão restabelecida, deve-se lembrar que o uso de vasopressor faz parte do arsenal terapêutico em detrimento da patogenia da resposta inflamatória. Logo, conter a ansiedade, e aguardar a resposta ao tratamento é fundamental para evitar condutas iatrogênicas pela infusão de fluidos. A infusão de fluidos tem como objetivo incrementar o débito cardíaco e corrigir a hipoperfusão tecidual; se esta já foi resolvida, não há justificativa para continuar e insistir na fluidoterapia. Ainda nesta fase, deve buscar o balanço hídrico zerado, e muitas vezes quando o paciente não realizar espontaneamente, a administração de diurético se faz necessária. Importante ressaltar que a monitoração da perfusão tecidual pela dosagem de marcadores sistêmicos como lactato, SvO_2 e Gap PCO_2 é importante para garantir a manutenção da oxigenação tecidual.

Descalonamento

Após a retirada do vasopressor, o descalonamento da infusão inicial de fluidos da fase de resgate se faz necessário. A de-ressuscitação ativa, nos casos em que o balanço hídrico negativo não é atingido de maneira espontânea, faz-se necessária pela prescrição de diuréticos. A realização do peso diário, nas camas-balança, por mais errático que às vezes possa ser, é uma boa estratégia para atingir o peso seco do paciente somado aos controles de ganho e perda de fluidos.

Em síntese, todo fluido (cristaloide ou coloide) é um medicamento e, como tal, deve ser prescrito com doses adequadas, no momento certo, na hora certa e no paciente certo.

Lembrem-se dos "4 D":

- Droga: o fluido (cristaloide ou coloide) é um medicamento; como tal, pode ter benefícios e efeitos colaterais, mesmo quando bem indicado.

- Dosagem: deve-se ter uma meta a ser cumprida com a quantidade de fluido ofertado, de forma a evitar superdosagem e agregar efeitos adversos.

- Duração: mesmo que inicialmente determinado paciente necessite de fluido, deve-se lembrar que isso é algo dinâmico e, no decorrer do tempo e evolução clínica, tal tratamento poderá não ser mais necessário. Essa condição o torna maléfico.

- Descontinuar: está relacionado não só em limitar a oferta de fluido, como também pensar em realizar balanço hídrico cumulativo zerado a partir do momento em que a fase de otimização finalizou.

Conclusão

O caso clínico apresentado exemplifica uma situação na qual se faz necessário realizar os seguintes questionamentos:

O paciente em questão apresenta indicação de receber fluidos?

Essa pergunta pode ser respondida pela avaliação inicial da perfusão tecidual ao exame físico e a propedêutica armada como lactato, SvO_2 e Gap PCO_2. Se houver hipoperfusão, a infusão de fluidos está indicada, pois o objetivo de prescrever alíquotas de fluidos é o incremento do fluxo sanguíneo, do débito cardíaco. Caso a perfusão esteja adequada, a hipotensão deve ser corrigida pelo uso de vasopressor. Essa questão é a quebra de paradigma, pois sempre se pensou que para toda hipotensão arterial, alíquotas de fluidos são mandatórias. Lembre-se das fases de ressuscitação e avalie o estado volêmico do paciente para que a melhor conduta possa ser tomada. Logo, não dispomos de dados suficientes nesse cenário até agora descrito. Entretanto, o laboratório acaba de entregar o resultado dos seguintes exames: $SvcO_2$ 75%, lactato 27 mg/dL (3 mmol/L) e GapPCO_2 12 mmHg. Agora se pode pensar que o paciente pode ter indicação para receber fluidos com objetivo final de incrementar o débito cardíaco, e se encontra na fase de otimização durante a ressuscitação. Deve-se dirigir para a próxima pergunta após responder essa.

O paciente irá se beneficiar da infusão de fluidos?

A próxima pergunta é muito importante, e tanto quanto a primeira, pois fluido é um medicamento, tem dose certa, hora certa e paciente certo para ser administrado. Assim deve ser a mesma posição diante da prescrição de uma alíquota de fluido. Fluido administrado sem benefício acarreta em sobrecarga hídrica, a qual está associada a aumento de morbimortalidade.

Para saber se o paciente irá se beneficiar da alíquota de fluido, ou se o manejo deverá ser feito com fármacos vasoativos, devemos utilizar ferramentas que avaliem a fluido-responsividade, para então responder a questão. Somente se beneficiarão de fluidos se forem fluido-responsivos, ou seja, incrementarão a pré-carga e por fim o débito cardíaco pelo aumento do volume sistólico ejetado.

Referências bibliográficas

1. Vincent JL, De Backer D. Circulatory shock. N Engl J Med. 2013; 369(18):1726-34.
2. Huang YC. Monitoring oxygen delivery in the critically ill. Chest. 2005; 128(5 Suppl 2):554S-60S.
3. Marik PE, Cavallazzi R, Vasu T, Hirani A. Dynamic changes in arterial waveform derived variables and fluid responsiveness in mechanically ventilated patients: a systematic review of the literature. Crit Care Med. 2009; 37(9):2642-7.
4. Magder S. Fluid status and fluid responsiveness. Current opinion in critical care. 2010; 16(4):289-96.
5. Guyton AC, Lindsey AW, Kaufmann BN. Effect of mean circulatory filling pressure and other peripheral circulatory factors on cardiac output. Am J Physiol. 1955; 180(3):463-8.

6. Guyton AC, Hall JE. Textbook of Medical Physiology. 11 ed. Philadelphia: WB Saunders Company; 2005.

7. Monnet X, Jabot J, Maizel J, Richard C, Teboul J-L. Norepinephrine increases cardiac preload and reduces preload dependency assessed by passive leg raising in septic shock patients. Crit Care Med. 2011; 39(4):689-94.

8. Dabbagh A, Imani A, Rajaei S. Cardiac Physiology. In: Dabbagh A, Esmailian F, Aranki S (eds.). Postoperative Critical Care for Adult Cardiac Surgical Patients. Cham: Springer International Publishing; 2018. p. 25-74.

9. Prowle JR, Echeverri JE, Ligabo EV, Ronco C, Bellomo R. Fluid balance and acute kidney injury. Nat Rev Nephrol. 2010; 6(2):107-15.

10. Michard F, Teboul JL. Using heart-lung interactions to assess fluid responsiveness during mechanical ventilation. Crit Care. 2000; 4(5):282-9.

11. Michard F, Boussat S, Chemla D, Anguel N, Mercat A, Lecarpentier Y, et al. Relation between respiratory changes in arterial pulse pressure and fluid responsiveness in septic patients with acute circulatory failure. Am J Respir Crit Care Med. 2000; 162(1):134-8.

12. Daily EK. Hemodynamic waveform analysis. J Cardiovasc Nurs. 2001; 15(2):6-22; quiz 87.

13. De Backer D, Vincent JL. Should we measure the central venous pressure to guide fluid management? Ten answers to 10 questions. Crit Care. 2018; 22(1):43.

14. Eskesen TG, Wetterslev M, Perner A. Systematic review including re-analyses of 1148 individual data sets of central venous pressure as a predictor of fluid responsiveness. Intensive Care Med. 2016; 42(3):324-32.

15. Biais M, Ehrmann S, Mari A, Conte B, Mahjoub Y, Desebbe O, et al. Clinical relevance of pulse pressure variations for predicting fluid responsiveness in mechanically ventilated intensive care unit patients: the grey zone approach. Crit Care. 2014; 18(6):587.

16. Durham R, Neunaber K, Vogler G, Shapiro M, Mazuski J. Right ventricular end-diastolic volume as a measure of preload. J Trauma. 1995; 39(2):218-23; discussion 23-4.

17. Diebel L, Wilson RF, Heins J, Larky H, Warsow K, Wilson S. End-diastolic volume versus pulmonary artery wedge pressure in evaluating cardiac preload in trauma patients. J Trauma. 1994; 37(6):950-5.

18. Monnet X, Marik PE, Teboul JL. Prediction of fluid responsiveness: an update. Ann Intensive Care. 2016; 6(1):111.

19. Perera P, Mailhot T, Riley D, Mandavia D. The RUSH exam: Rapid Ultrasound in SHock in the evaluation of the critically Ill. Emerg Med Clin North Am. 2010; 28(1):29-56, vii.

20. Barbier C, Loubières Y, Schmit C, Hayon J, Ricôme J-L, Jardin F, et al. Respiratory changes in inferior vena cava diameter are helpful in predicting fluid responsiveness in ventilated septic patients. Intensive Care Med. 2004; 30(9):1740-6.

21. Vieillard-Baron A, Chergui K, Rabiller A, Peyrouset O, Page B, Beauchet A, et al. Superior vena caval collapsibility as a gauge of volume status in ventilated septic patients. Intensive Care Med. 2004; 30(9):1734-9.

22. Monnet X, Osman D, Ridel C, Lamia B, Richard C, Teboul J-L. Predicting volume responsiveness by using the end-expiratory occlusion in mechanically ventilated intensive care unit patients. Crit Care Med. 2009; 37(3):951-6.

23. Jozwiak M, Depret F, Teboul JL, Alphonsine JE, Lai C, Richard C, et al. Predicting Fluid Responsiveness in Critically Ill Patients by Using Combined End-Expiratory and End-Inspiratory Occlusions With Echocardiography. Crit Care Med. 2017; 45(11):e1131-e8.

24. Myatra SN, Prabu NR, Divatia JV, Monnet X, Kulkarni AP, Teboul JL. The Changes in Pulse Pressure Variation or Stroke Volume Variation After a "Tidal Volume Challenge" Reliably Predict Fluid Responsiveness During Low Tidal Volume Ventilation. Crit Care Med. 2017; 45(3):415-21.

25. Jabot J, Teboul J-L, Richard C, Monnet X. Passive leg raising for predicting fluid responsiveness: importance of the postural change. Intensive Care Med. 2009; 35(1):85-90.

26. Monnet X, Teboul JL. Passive leg raising: five rules, not a drop of fluid! Crit Care. 2015; 19:18.

27. Monnet X, Anguel N, Naudin B, Jabot J, Richard C, Teboul JL. Arterial pressure-based cardiac output in septic patients: different accuracy of pulse contour and uncalibrated pressure waveform devices. Crit Care. 2010; 14(3):R109.

28. Monnet X, Letierce A, Hamzaoui O, Chemla D, Anguel N, Osman D, et al. Arterial pressure allows monitoring the changes in cardiac output induced by volume expansion but not by norepinephrine. Crit Care Med. 2011; 39(6):1394-9.

29. Pierrakos C, Velissaris D, Scolletta S, Heenen S, De Backer D, Vincent JL. Can changes in arterial pressure be used to detect changes in cardiac index during fluid challenge in patients with septic shock? Intensive Care Med. 2012; 38(3):422-8.

30. Powell-Tuck J, Gosling P, Lobo DN, Allison SP, Carlson GL, Gore M, et al. British consensus

guidelines on intravenous fluid therapy for adult surgical patients; 2011.

31. Pinsky MR, Brophy P, Padilla J, Paganini E, Pannu N. Fluid and volume monitoring. Int J Artif Organs. 2008; 31(2):111-26.

32. Reid F, Lobo DN, Williams RN, Rowlands BJ, Allison SP. (Ab)normal saline and physiological Hartmann's solution: a randomized double-blind crossover study. Clin Sci. 2003; 104(1):17-24.

33. Scheingraber S, Rehm M, Sehmisch C, Finsterer U. Rapid saline infusion produces hyperchloremic acidosis in patients undergoing gynecologic surgery. Anesthesiology. 1999; 90(5):1265-70.

34. Malbrain ML, Cheatham ML, Kirkpatrick A, Sugrue M, Parr M, De Waele J, et al. Results from the International Conference of Experts on Intra-abdominal Hypertension and Abdominal Compartment Syndrome. I. Definitions. Intensive Care Med. 2006; 32(11):1722-32.

35. Desai KV, Laine GA, Stewart RH, Cox CS Jr, Quick CM, Allen SJ, et al. Mechanics of the left ventricular myocardial interstitium: effects of acute and chronic myocardial edema. Am J Physiol Heart Circ Physiol. 2008; 294(6):H2428-34.

36. Lee J, de Louw E, Niemi M, Nelson R, Mark RG, Celi LA, et al. Association between fluid balance and survival in critically ill patients. J Intern Med; 2014.

37. Aya HD, Rhodes A, Chis Ster I, Fletcher N, Grounds RM, Cecconi M. Hemodynamic Effect of Different Doses of Fluids for a Fluid Challenge. Crit Care Med. 2017; 45(2):e161-e8.

38. Hoste EA, Maitland K, Brudney CS, Mehta R, Vincent JL, Yates D, et al. Four phases of intravenous fluid therapy: a conceptual modeldagger. Br J Anaesth. 2014; 113(5): 740-7.

15

Retorno Venoso

15.1 Determinantes e Débito Cardíaco

Rodrigo Santos Biondi | Edvar Ferreira da Rocha Junior

Caso clínico

Paciente feminina, 45 anos, admitida na ala de internação com quadro de diarreia há dois dias, desidratada, sem critérios de sepse. Após 2 h na ala, apresentou hipotensão importante (PAM: 55 mmHg), manteve-se anúrica e sonolenta. Após admissão na UTI e ressuscitação volêmica com 1.500 mL de cristaloides, recuperou status neurológico, enchimento capilar adequado, PAM 75 mmHg e retornou a diurese espontânea.

Objetivos de estudo

- Discutir o débito cardíaco e o impacto do retorno venoso na pré-carga.
- Identificar os determinantes do retorno venoso.

O coração e o ciclo cardíaco

O coração é a grande bomba propulsora do sistema cardiovascular. Seu funcionamento ocorre devido a um sistema energético automatizado que proporciona a formação e condução elétrica que garante o estímulo inicial para a contração das células miocárdicas, gerando uma força de propagação do sangue para os demais sistemas. Sendo assim, o coração trabalha com duas variáveis importantes: o volume recebido no órgão e a pressão ou força exercida por ele, com finalidade de garantir um fluxo para os demais órgãos.[1-3]

O sangue que chega do sistema venoso para o coração entra através dos átrios, após a diminuição da pressão intracardíaca, passando pelas valvas tricúspides, no coração direito, e mitral, no coração esquerdo. Com a diminuição dessa pressão intraventricular ocorrem as principais fases de enchimento ventricular, o que é denominado diástole.[1,3]

O enchimento cardíaco ocorre devido a alguns fatores. Inicialmente ocorre um relaxamento isovolumétrico que garante a queda da pressão intracardíaca. Em seguida ocorre a fase de enchimento rápido pela compensação pressórica inicial entre as câmaras e abertura das valvas atrioventriculares, fazendo com que o sangue passe do átrio para o ventrículo até um momento em que esse sistema tenda a apresentar equalização das pressões. A partir desse momento os átrios desenvolvem uma contração que garante o aumento pressórico e um acréscimo de até 20% no volume de enchimento do ventrículo.[1,3,4]

Após o fechamento das valvas atrioventriculares ocorre a sístole. Inicia-se por uma contração isovolumétrica, quando as valvas aórtica e pulmonares ainda se encontram fechadas, desenvolvendo um aumento de pressão intraventricular, até o momento em que ocorre aumento de pressão suficiente para a abertura das valvas de saída. Após a abertura das valvas ocorre a ejeção do sangue. Quando ocorre a queda da pressão e diminuição do fluxo de saída, as valvas aórticas e pulmonares fecham, permitindo o retorno à fase diastólica. As fases do ciclo cardíaco são demostradas na Figura 15.1.1, observando cada momento de variação do ciclo.[1,4]

O sangue ejetado pelo coração a cada sístole é denominado volume sistólico (aproximadamente 70 mL no adulto). Normalmente na prática clínica os valores são abordados como fração de ejeção, que é expresso pela diferença entre o volume diastólico final (VDF) e volume sistólico final (VSF) dividido pelo VDF. Essa medida é apresentada em porcentagem, que em condições normais deverá apresentar um valor acima de 50%.[4,5]

O fornecimento de energia para o corpo é denominado oferta de oxigênio (DO_2), que em condições normais é cinco vezes as necessidades basais de energia, apresentando uma reserva satisfatória para a estabilidade corporal. A DO_2 é calculada pelo produto entre o débito cardíaco, a quantidade de oxigênio dissolvido no sangue e sua capacidade de carreamento no sangue pela hemoglobina para os tecidos.[4,6,7]

Para o equilíbrio e sua manutenção se faz necessária a presença de hemoglobina sanguínea em condições normais, presença de integridade pulmonar, garantindo a hematose de forma adequada, e um débito cardíaco normal, para garantir a pressão de perfusão para os tecidos. Isso garante a manutenção da capacidade de oxigenação tecidual. Uma demonstração da oferta de oxigênio corresponde à seguinte representação matemática:

$$DO_2 = DC \times CaO_2$$

em que

$$DC = VS \times FC$$

e

$$CaO_2 = (1,39 \times Hb \times SaO_2) + (0,00031 \times PaO_2)$$

Para o coração conseguir desempenhar sua função de bomba de forma adequada é

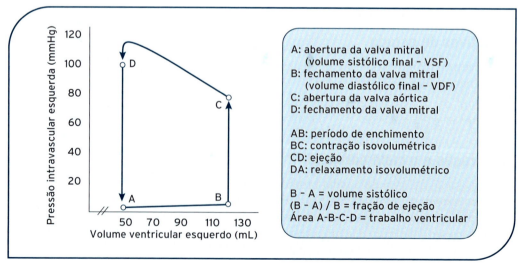

Figura 15.1.1. Esquema do ciclo cardíaco, com demonstrações da condução elétrica e suas variações em relação a variação pressórica e de volume intracardíaco em cada parte do ciclo. (Adaptada de Guyton, 2016.[18])

necessário que apresente algumas variáveis adequadas: capacidade de desempenhar força de contração, pré-carga (relacionada ao retorno venoso) e a pós-carga (a quantidade de pressão a ser vencida a cada contração).[4]

Fatores cardiovasculares que influenciam o débito

Uma das variáveis que auxiliam com a maior capacidade de aumento de débito cardíaco é a pré-carga, determinada em parte pelo retorno venoso. Quanto mais sangue o coração recebe, maior a distensão das paredes do coração, e assim aumenta a capacidade de desempenhar potência, até um limite de estiramento das fibras cardíacas. Isso ocorre devido a uma maior área de deslizamento entre as fibras de actina e miosina do tecido muscular cardíaco, repercutindo assim com aumento do volume de sistólico e aumento do débito cardíaco.[2,8]

Além da capacidade de se alongar e de desempenhar maior potência de contração, outro fator importante é a quantidade de fibras musculares ou espessura da parede. Quanto mais fibras musculares ativas, maior a capacidade de desenvolver força, desde que essa hipertrofia não apresente uma limitação à capacidade diastólica do órgão.[7,8]

A pós-carga é o nível de tensão presente na aorta que o ventrículo necessita vencer para proporcionar a ejeção do volume sistólico. A pressão arterial é o produto do débito cardíaco pelo grau de resistência vascular sistêmica (RVS), sendo caracterizada pela seguinte equação:[1,3]

$$PA = DC \times RVS$$

O débito cardíaco é inversamente proporcional à resistência vascular sistêmica, ou seja, em condições em que a PA se mantiver estável, a queda da resistência vascular proporciona o aumento do débito. Também deve se atentar que a queda da PA pode ser um bom guia para a avaliação de possíveis alterações do débito cardíaco, em condições nas quais a clínica não apresente uma possível alteração resistência.[2,3]

Retorno venoso

O retorno venoso é considerado o volume principal para determinar a pré-carga cardíaca, ou seja, o volume presente no coração no final da diástole, antecedendo a nova sístole ventricular. O sangue que retorna ao coração pelo átrio direito, para ser conduzido ao ventrículo direito (VD), encontra uma das principais características intrínsecas dessa câmara: boa tolerância a volumes e baixa tolerância a pressão. Isso é um fator a ser levado em consideração, principalmente quando se avaliar os riscos de sobrecarga volêmica para o VD, como em condições de diminuição de débito, desencadeadas por alta pós-carga imposta a esse ventrículo.[9,10]

O sistema venoso apresenta como principal característica uma alta complacência, que chega a ser 30 vezes maior que o sistema arterial, por isso apresenta uma grande capacidade de represar fluidos. Ele armazena em torno de dois terços do volume sanguíneo total, sendo dividido em volume de reserva ou não estressado e o volume que chega ao átrio devido à diferença entre a pressão no átrio direito e a pressão média do sistema venoso determinado, principalmente, pelo volume estressado (**Figura 15.1.2**). Este representa 30% a 40% do volume venoso total.[2,7,10,11]

Os principais fatores que determinam o retorno venoso são: 1) grau de enchimento da circulação; 2) habilidade do coração de manter pressão atrial direita baixa; 3) resistência do fluxo sanguíneo entre os vasos periféricos e o átrio direito; e 4) resistência do fluxo sanguíneo entre o coração e os capilares.[7]

São fatores que prejudicam o retorno venoso: o aumento da pressão atrial, (p. ex., sobrecarga volêmica), pressão pulmonar elevada, vasoconstrição venosa, hipovolemia e queda da pressão sistêmica média (P_{msf}). Essas condições podem levar a queda progressiva do débito cardíaco.[8,10-12]

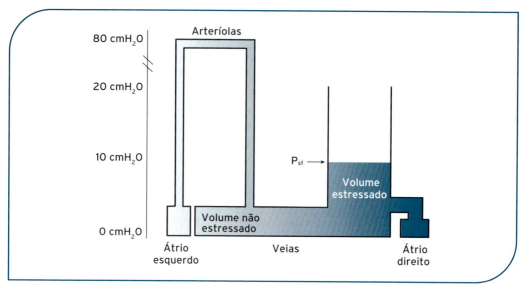

Figura 15.1.2. Relação entre volume estressado, não estressado e pressão média do sistema venoso (P_{sf}).

A P_{msf} é a pressão do ponto de pivô da circulação, em que a pressão é independente do fluxo sanguíneo. Fornece uma medição quantitativa do estado intravascular de enchimento independente da função cardíaca: seu valor é igual ao P_{msf}.

$P_{msf} = V_s/C$ (volume após expansão)

Em condições normais, a pressão atrial direita está em torno de 0 mmHg, enquanto a pressão sistêmica média do sistema venoso tem cerca de 7 mmHg. Nessas circunstâncias o retorno sanguíneo ocorre sem maiores dificuldades. A pressão negativa realizada pela respiração espontânea auxilia no incremento desse volume. A expansão volêmica é outro fator que proporciona o aumento do retorno venoso, seja ele por elevação dos membros, seja por exercícios físicos ou mesmo por infusões venosas.[7,8,11-14]

Podemos definir que o retorno venoso (RV) é influenciado por três parâmetros fisiológicos: P_{msf}, pressão do átrio direito (PAD) e resistência ao retorno venoso (RRV). Dessa forma podemos representar o RV:

$RV = (P_{msf} - PAD)/RRV$

O tecido cardíaco é característico pela capacidade de adaptação de forma proporcional em relação ao aumento do volume recebido e a capacidade de aumento de força de contração, até certo ponto. O mecanismo de Frank-Starlin descreve que, quanto maior a distensão, maior a capacidade de gerar força de contração. Com o aumento da pressão venosa central e aumento do volume diastólico, o coração desenvolve uma maior força propulsora, resultando em aumento do débito cardíaco, como demonstrado na Figura 15.1.3.[1,3,7,15-17]

Uma das grandes dúvidas acerca do aumento do retorno venoso está relacionada com a capacidade de resposta cardíaca, com elevação do volume sistólico descrito acima, quando do aumento de fluidos. Em condições normais, todos apresentam fluido-responsividade, mas o incremento de volumes no sistema apresenta um limite de ganho de eficácia cardíaca, sendo que a partir do momento em que o sistema satura ocorre uma perda da eficácia cardíaca, sem apresentar o aumento do débito cardíaco. Essa condição traz um parâmetro de avaliação fisiológica para a resposta à utilização de

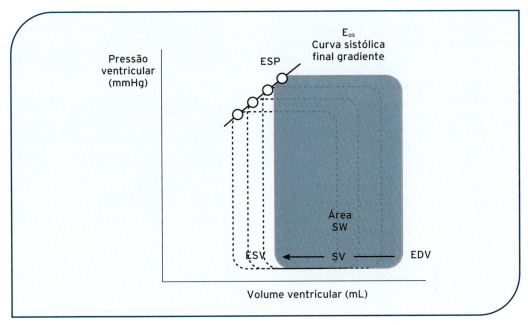

Figura 15.1.3. Demonstração de mecanismo de aumento de débito cardíaco com o aumento do volume ventricular. (Adaptada de Ochagavía A, 2012.[17])

fluidos, demonstrando um limite para esse benefício e potencial malefício relacionado a hipervolemia.[2,7,8,11,12]

Desse modo, o conhecimento dessas relações fisiológicas permite melhor entendimento da monitorização hemodinâmica e possibilita a otimização hemodinâmica à beira do leito.

Referências bibliográficas

1. Hall JE. Textbook of Medical Physiology. 13 ed. Hall JE (ed.); 2016. Disponível em: https://doi.org/10.1016/S0140-6736(02)79504-4.
2. Magder S. Current tools for assessing heart function and perfusion adequacy. 2014; 20(3):294-300. Disponível em: https://doi.org/10.1097/MCC.0000000000000100.
3. Santos M, Ramos F, Nunes D. Manual de hemodinâmica e cardiologia em terapia intensiva. Ribeiro PC (ed.). São Paulo; 2015.
4. Nishimura RA, Borlaug BA. Diastology for the clinician. J Cardiol; 2019. Disponível em: https://doi.org/10.1016/j.jjcc.2019.03.002.
5. Yancy CW, Jessup M, Bozkurt B, Butler J, Casey DE, Drazner MH, et al. 2013 ACCF/AHA Guideline for the Management of Heart Failure: Executive Summary. J Am Coll Cardiol. 2013; 128(16):1810-52. Disponível em: https://doi.org/10.1161/CIR.0b013e31829e8807.
6. Kobe J, Mishra N, Arya VK, Al-Moustadi W, Nates W, Bhupesh K. Cardiac Output Monitoring: Technology and Choice. Ann Card Anaesth. 2019; 20(4):6-17. Disponível em: https://doi.org/10.4103/aca.ACA.
7. Pinsky MR, Teboul J, Vincent J-L. Hemodynamic Monitoring. Pinsky MR, Teboul J, Vincent J-L (eds.); 2019. Disponível em: https://doi.org/10.1016/B978-0-7216-0186-1.50045-4.
8. Pinsky MR. Understanding preload reserve using functional hemodynamic monitoring. Intensive Care Med. 2015; 41(8):1480-2. Disponível em: https://doi.org/10.1007/s00134-015-3744-y.
9. Dunn J-O, Mythen M, Grocott M. Physiology of oxygen transport. BJA Educ. 2016; 16(10):341-8. Disponível em: https://doi.org/10.1093/bjaed/mkw012.
10. Ventetuolo CE, Klinger JR. Management of acute right ventricular failure in the intensive care unit. Ann Am Thorac Soc. 2014; 11(5):811-22. Disponível em: https://doi.org/10.1513/AnnalsATS.201312-446FR.
11. Berlin DA, Bakker J. Understanding venous return. Intensive Care Med. 2014; 40(10):1564-6. Disponível em: https://doi.org/10.1007/s00134-014-3379-4.

12. Perner A, De Backer D. Understanding hypovolaemia. Intensive Care Med. 2014; 40(4):613-5. Disponível em: https://doi.org/10.1007/s00134-014-3223-x.
13. Cecconi M, Aya HD, Geisen M, Ebm C, Fletcher N, Grounds RM, Rhodes A. Changes in the mean systemic filling pressure during a fluid challenge in postsurgical intensive care patients. Intensive Care Med. 2013; 39(7):1299-305. Disponível em: https://doi.org/10.1007/s00134-013-2928-6.
14. Magder S. Central Venous Pressure monitoring in the ICU. In: Webb A, Angus DC, Finfer S, Gattinoni L, Singer M (eds.). Oxford Textbook of Critical Care. 2 ed. Oxford: Oxford University Press; 2016.
15. Chaui-Berlinck JG, Monteiro LHA. Frank–Starling mechanism and short-term adjustment of cardiac flow. J Exp Biol. 2017; 220(23):4391-8. Disponível em: https://doi.org/10.1242/jeb.167106.
16. Monnet X, Pinsky MR. Predicting the determinants of volume responsiveness. Intensive Care Med. 2015; 41(2):354-6. Disponível em: https://doi.org/10.1007/s00134-014-3637-5.
17. Ochagavía A, Zapata L, Carrillo A, Rodríguez A, Guerrero M, Ayuela JM. Evaluación de la contractilidad y la poscarga en la unidad de cuidados intensivos. Med Intensiva. 2012; 36(5):365-74. Disponível em: https://doi.org/10.1016/j.medin.2012.02.010.
18. Guyton AC, Hall JE. Textbook of Medical Physiology. 13 ed. Philadelphia: WB Saunders Company, 2016.

16

Diferença Arteriovenosa de CO_2

16.1 Paciente com Choque Circulatório

Lívia Pereira Miranda Prado | Suzana Margareth Lobo

Caso clínico

Paciente de 59 anos, tabagista, obesidade grau 1 e história familiar positiva para síndrome coronariana aguda, em peroperatório de descompressão nervosa devido a hérnia de disco lombar L3-L4, apresenta após a indução anestésica hipotensão refratária a vasopressores (metaraminol e efedrina). À ausculta, estertores bolhosos no terço inferior bilateralmente.

Iniciada norepinefrina na dose de 0,1 mcg/kg/min e colhidos exames.

Gasometria arterial e venosa:

	Arterial	Venoso
pH	7,24	7,18
PaO_2	227 mmHg	42 mmHg
$PaCO_2$	34 mmHg	43 mmHg
HCO_3	17 mEq/L	19 mEq/L
BE	-9	-10
$SatO_2$	100%	65%
Lactato	8	-

Objetivo de estudo

- Mostrar o papel da $P(v-a)CO_2$ na avaliação dos estados de choque e da adequação do débito cardíaco em situações de alta demanda metabólica.

O choque é uma forma de falência circulatória aguda associada à inadequação entre oferta e consumo de oxigênio, resultando em hipóxia tecidual. As situações de inadequação na oferta de oxigênio podem ser identificadas por diversos marcadores, entre os quais excesso de base (BE), lactato sérico, saturação venosa de O_2 (SvO_2), extração tecidual de O_2 (ETO_2) e gradiente venoarterial de CO_2 [$P(v-a)CO_2$]. Este último se destaca pela sua alteração precoce.

A produção de CO_2 pode ser representada pela aplicação da equação de Fick da seguinte forma:

$$VCO_2 = DC \times (CvCO_2 - CaCO_2)$$

Em que:
VCO_2: produção de CO_2.
DC: débito cardíaco.
$CvCO_2$: conteúdo venoso de CO_2.
$CaCO_2$: conteúdo arterial de CO_2.

Como existe uma relação direta e curvilínea entre o conteúdo de CO_2 no sangue e a sua pressão parcial, podemos substituir tanto o $CvCO_2$ e o $CaCO_2$ pelas respectivas pressões parciais desse gás no sangue venoso ($PvCO_2$) e arterial ($PaCO_2$). Logo, o VCO_2 pode ser calculado pela equação de Fick modificada e simplificada:

$$VCO_2 = DC \times P(v\text{-}a)CO_2$$

Em que:

$P(v\text{-}a)CO_2$: gradiente venoarterial do CO_2.

A $PvCO_2$ representa a pressão venosa de CO_2 no sangue que retorna da circulação sistêmica. Ele pode ser obtido a partir de uma amostra de sangue coletada na artéria pulmonar (sangue venoso misto) ou de uma veia subclávia ou jugular (sangue venoso central), enquanto a $PaCO_2$ é obtida de uma amostra de sangue arterial.[1]

O gradiente venoarterial do CO_2 [$P(v\text{-}a)CO_2$] é a diferença entre a pressão parcial de CO_2 no sangue venoso ($PvCO_2$) e a pressão parcial de CO_2 no sangue arterial ($PaCO_2$). Esse gradiente pode ser considerado um substituto à produção tecidual de CO_2 e está inversamente relacionado ao débito cardíaco (DC). Em condições de produção de CO_2 relativamente estáveis, os valores da $P(v\text{-}a)CO_2$ variam entre 2 e 6 mmHg.[2,3]

$$P(v\text{-}a)CO_2 = VCO_2/DC$$

A produção de CO_2 pode ser aeróbica e anaeróbica, como o CO_2 é um produto do metabolismo oxidativo normal da célula. Em condições normais, a privação de oxigênio (hipóxia) pode levar a diminuição na produção de CO_2. Entretanto, a hipóxia pode levar a um aumento da produção de CO_2 por uma via anaeróbica, uma vez que o acúmulo de H^+ é tamponado por bicarbonato e outras substâncias.

Como o CO_2 é altamente difusível, mesmo sob geração anaeróbica de CO_2 em tecidos isquêmicos, o sangue venoso efluente pode ser suficiente para "lavar" o CO_2 gerado. Consequentemente, se o débito cardíaco estiver adequado, o fluxo sanguíneo será suficiente para manter um valor de $P(v\text{-}a)CO_2$ dentro dos limites da normalidade. Dessa forma, em situações de hipóxia oculta com DC normal podemos obter resultados normais de $P(v\text{-}a)CO_2$.[4] Esse achado corrobora a afirmação de que o $P(v\text{-}a)CO_2$ é um marcador de hipóxia estagnante (ou hipofluxo) e não hipóxia hipóxica.[5] Assim, a interpretação da $P(v\text{-}a)CO_2$ deve ser cautelosa em casos de alto fluxo sanguíneo (p. ex., cirrose, sepse). Em situações de baixo fluxo associado à hipóxia, o efeito Haldane aumentará ainda mais a concentração de CO_2 no fluxo venoso eferente; sendo assim, o $P(v\text{-}a)CO_2$ estará ainda mais elevado.[6] O efeito Haldane ocorre em situações em que a hemoglobina aumenta a sua afinidade pelo CO_2 em decorrência de hipóxia tecidual que aumenta a liberação do oxigênio aos tecidos.

A precoce identificação e melhora da perfusão tecidual são fatores críticos no tratamento dos estados de choque. A deficiência na perfusão tecidual devido à redução do fluxo sanguíneo deve ser considerada determinante primária do aumento na $P(v\text{-}a)CO_2$. O uso do $P(v\text{-}a)CO_2$ em conjunto com a saturação venosa de O_2 tem se mostrado melhor preditor de desfecho que a SvO_2 isolada. Pacientes com sepse, SvO_2 alta e $P(v\text{-}a)CO_2$ menor que 6 apresentam melhor prognóstico que aqueles com $P(v\text{-}a)CO_2$ maior que 6, talvez decorrente de um aumento não suficiente do DC no último caso.[7]

A $P(v\text{-}a)CO_2$ deve ser vista como indicador de adequação do fluxo sanguíneo venoso para lavar o CO_2 gerado pelos tecidos periféricos. Dessa forma, sua monitorização pode ser uma ferramenta útil durante a ressuscitação nas fases precoces de choque tecidual na terapia guiada por metas.[8] A combinação com parâmetros de oxigenação como o quociente respiratório: $P(v\text{-}a)CO_2/C(a\text{-}v)O_2$ pode ser utilizada para a detecção de metabolismo anaeróbico.

No caso apresentado, após a visualização da gasometria, com baixa SvO_2, $P(v\text{-}a)CO_2$: 9 mmHg, instalou-se o monitor minimamente invasivo do débito cardíaco que encontrou: IC: 0,9 $L/min/m^2$, IRVS: 8.000 $dyne.s.cm^{-5}/m^2$.

Capítulo 16

Diferença Arteriovenosa de CO_2

Iniciada infusão de dobutamina na dose inicial de 2,5 mcg/kg/min, com incrementos em intervalos de 15 minutos e progressiva redução das doses de norepinefrina. O IC aumentou para 3,1 L/min/m² e o IRVS diminuiu para 2.000 dyne.s.cm^{-5}/m².

Colhida nova gasometria pareada:

	Arterial	Venoso
pH	7,31	7,26
PaO_2	238 mmHg	59 mmHg
$PaCO_2$	35 mmHg	39 mmHg
HCO_3	20 mEq/L	22 mEq/L
BE	-5	-7
$SatO_2$	100%	75%
Lactato	5	-

Discussão

Esse é um caso de choque cardiogênico confirmado pela hipotensão, hipoperfusão e congestão associados à história clínica. Entre os parâmetros gasométricos que denotam inadequada perfusão tecidual de O_2, estão: hiperlactatemia, baixa saturação venosa de O_2 com alta extração tecidual e BE < -6. Ao calcular o P(v-a)CO_2, encontra-se um valor de 9 mmHg, o que sugere a presença de baixo fluxo sanguíneo (hipóxia estagnante); fato sugerido pela história clínica e confirmado após a monitorização do débito cardíaco, que demonstrou o IC de 0,9 L/min/m², índice de

resistência vascular sistêmica (IC) de 8.000 dyne.s.cm^{-5}/m² e alteração eletrocardiográfica. Após medidas clínicas para aumento do DC, o paciente apresentou melhora do IC (3,1 L/min/m²) e diminuição da P(v-a) CO_2 para 4 mmHg.

Referências bibliográficas

1. van Beest PA, Lont MC, Holman ND, et al. Central venous-arterial pCO2 difference as a tool in resuscitation of septic patients. Intensive Care Med. 2013; 39:1034-9.
2. Lamia B, Monnet X, Teboul JL. Meaning of arterio-venous PCO2 difference in circulatory shock. Minerva Anestesiol 2006; 72:597-604. PMID: 16682934.
3. Groeneveld AB. Interpreting the venous-arterial PCO2 difference. Crit Care Med. 1998; 26:979-80. PMID: 9635634.
4. Zhang H, Vincent JL. Arteriovenous differences in PCO2 and pH are good indicators of critical hypoperfusion. Am Rev Respir Dis. 1993; 148:867-71. PMID: 8214940.
5. Borwon W, Boriboon C, Kamphee S, Nipon C. The Role of Central Venous Oxygen Saturation, Blood Lactate and Central Venous-to-Arterial Carbon Dioxide Partial Pressure Difference as a Goal and Prognosis of Sepsis Treatment. J Crit Care; 2016.
6. McHardy GJ. The relationship between the differences in pressure and content of carbon dioxide in arterial and venous blood. Clin Sci. 1967; 32:299-309. PMID: 6022823.
7. Du W, Liu D-W, Wang X-T, et al. Combining central venous-to-arterial partial pressure of carbon dioxide difference and central venous oxygen saturation to guide resuscitation in septic shock. J Crit Care. 2013; 28(6):1110. e1-5. doi:10.1016/j.jcrc.2013.07.049.
8. Scheerena TWL, Wickea JN, Teboul JL. Understanding the carbon dioxide gaps. Curr Opin Crit Care. 2018; 24.

17

Monitorização com Ecografia

17.1 Cálculo do VTI no Ecocardiograma

Pulchéria Leôncio Pereira Araújo | Frederico Bruzzi de Carvalho | Cecilia Gomez Ravetti

Caso clínico

S.B.S., 61 anos, tabagista, 50 anos de maço, ex-etilista, hipertenso em uso de losartana 50 mg BID; HCTZ 25 mg MID.

Paciente encaminhado ao serviço de urgência devido a dor abdominal com oito dias de evolução. À admissão foi observada presença de melena e distensão abdominal. Endoscopia digestiva alta (EDA) evidenciou úlcera gástrica pré-pilórica. Paciente foi então conduzido ao bloco cirúrgico para realização de ulcerorrafia. Relato de grande quantidade de secreção gástrica hemática na cavidade. Durante o procedimento foram infundidas seis bolsas de concentrado de hemácias e 1.200 mL de plasma, além de 4.000 mL de cristaloides. Admitido no CTI, sob ventilação mecânica, instável hemodinamicamente com noradrenalina 3 mcg/kg/min, anúrico, balanço hídrico acumulado de 6.000 mL, sedado. Dados vitais: PAM: 45 mmHg; FC: 114 bpm.

Exames

- Exames laboratoriais: Hb: 5,0; RNI: 2,5 e Cr: 1,9.
- EDA: na parede anterior da transição do bulbo com a segunda porção duodenal foi observada lesão ulcerada com perfuração livre para cavidade peritoneal. Presença de secreção hemática na câmara gástrica.
- ECOTT: ventrículo esquerdo de dimensões normais, com alteração segmentar da contratilidade e disfunção sistólica leve. Ventrículo direito de dimensões normais e normocontrátil. Aumento leve do átrio esquerdo. Regurgitação mitral e aórtica discretas. FEVE: 55%.

Objetivo de estudo

- Conhecer a importância da monitorização do débito cardíaco pelo ecocardiograma beira leito na identificação e para guiar o tratamento componentes do contorno de onda arterial e sua relação com o ciclo cardíaco.

Introdução

Situações de instabilidade hemodinâmica são frequentes em UTI's. O Choque Séptico é um dos principais diagnósticos em terapia intensiva, e apresenta elevada mortalidade.[1]

É importante determinarmos, no atendimento ao paciente, quais intervenções devem ser realizadas no intuito de promover a adequação dos tecidos às necessidades metabólicas, assim como estabilidade hemodinâmica no ambiente da terapia intensiva. Seria adequado infundir mais volume? Aumentar noradrenalina? Iniciar dobutamina? Qual intervenção deve ser realizada e qual ferramenta poderá auxiliar nessa decisão?[2,11]

Pacientes que apresentam alterações hemodinâmicas devem ter função cardíaca e volemia rapidamente avaliadas, sendo a monitorização hemodinâmica e estratificação do choque pontos cruciais no tratamento do paciente grave.[3]

A monitorização hemodinâmica pode ser determinada por métodos invasivos e não invasivos.

A avaliação por ecocardiografia tem como vantagem a possibilidade de reavaliação sem causar desconforto ao paciente e permite medições seriadas para acompanhamento e prognóstico em longo prazo.[4]

O exame ecocardiográfico direcionado é uma ferramenta de monitorização do débito cardíaco (DC), que vem sendo realizado por intensivistas e se mostrado uma valiosa ferramenta para avaliação e manejo do estado hemodinâmico de pacientes críticos para determinar causas reversíveis de choque e avaliação de função cardíaca (Figura 17.1.1).[3]

A superioridade do ultrassom sobre o exame físico foi evidenciada por estudos que compararam estudantes de medicina utilizando ultrassom com cardiologistas experientes, na avaliação de doenças cardíacas comuns.[5]

Sabe-se que o débito cardíaco pode ser obtido pelo resultado do produto do volume sistólico pela frequência cardíaca. O volume sistólico é a quantidade de sangue ejetada durante cada contração. Os determinantes do volume sistólico são: a contratilidade e relaxamento miocárdicos, pré e pós-carga (Figura 17.1.2).

A maneira mais utilizada de determinação da volemia em um doente criticamente enfermo é por meio do ecocardiograma, realizado pela análise do diâmetro da veia cava inferior (DVCI).[6] Porém, a análise estática do DVCI apresenta correlação ruim com a resposta individual do paciente à ressuscitação volêmica.[6]

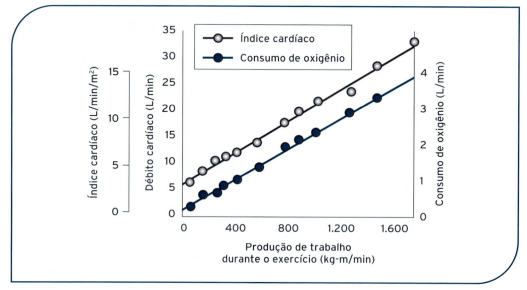

Figura 17.1.1. A figura mostra a regulação do débito cardíaco e a relação do consumo do oxigênio durante o exercício (Modificada de Guyton & Hall, 2011.[15])

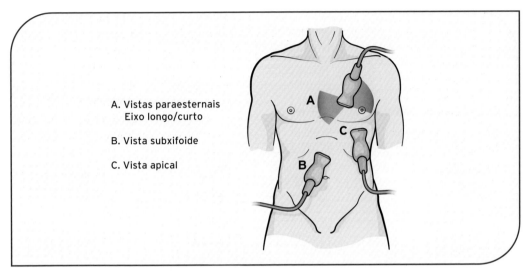

Figura 17.1.2. Posicionamento da sonda cardiovascular com visão ecocardiográfica e dos planos correspondentes. (Modificada de Perera P, et al., 2010.[4])

Durante a realização de um ecocardiograma, o volume sistólico, ou seja, o volume de sangue presente ao final da sístole, pode ser estimado por meio do produto da medida do diâmetro da raiz da aorta e da integral velocidade-tempo do fluxo sanguíneo pela aorta (VTI).[4]

A avaliação do diâmetro de via de saída do ventrículo esquerdo (DVSVE) é realizada no plano paraesternal eixo longo e do VTI aórtico no plano apical cinco câmaras. O DVSVE é medido na raiz da aorta, no local de inserção das cúspides da válvula aórtica, durante a mesossístole. O VTI é calculado por meio da curva de Doppler pulsado do fluxo ejetado pela aorta (Figura 17.1.3).[7,10]

Estimativa do volume sistólico e do débito cardíaco

As medidas de volume sistólico e do débito cardíaco podem ser bons métodos para avaliação e monitorização da função sistólica do VE em um paciente grave e instável.

Baseado em dados obtidos por meio do Doppler, o volume de ejeção ou volume sistólico (VS) é calculado pelo produto de uma área de seção transversa (AST, cm^3) e a velocidade integral tempo (VTI, cm^3).[4] Esse cálculo de VS assume que o VE bombeia o sangue para uma aorta cilíndrica, que o fluxo é laminar onde todas as células do sangue se movem na mesma direção:

$$VS = VTI \times AST$$

Medida do volume sistólico

O volume de ejeção pode ser medido por meio da ecocardiografia por Doppler, em qualquer localização intracardíaca em que a área e a Integral Velocidade-Tempo (VTI) possam ser registradas, levando-se em consideração que o fluxo deve ser laminar e ter um perfil achatado de fluxo.[8]

A medição da AST é relativamente vertical, uma vez que a base desse cilindro é um círculo formado pela via de saída do VE (VSVE). Para calcular a área dessa base, é utilizada a seguinte fórmula, exigindo apenas a medição do diâmetro da VSVE:[9]

$$AST = \pi (D/2)^2$$

Em que AST é o cálculo da área de seção transversa.

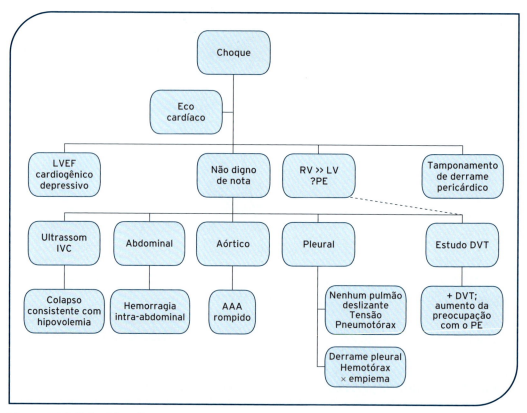

Figura 17.1.3. Estratificação do choque e do estado volêmico em ambiente de terapia intensiva. Pode-se dizer que o julgamento é clínico e realizado baseado em múltiplos parâmetros analisados. (Modificada de Jankowich M, Gartman E, 2015.[1])

Deve-se levar em consideração que mínimas imprecisões na medição do diâmetro podem levar a grandes erros nas medições de AST e VS, já que o raio é elevado ao quadrado.

Cálculo do VTI

Realizadas as medidas anteriores, o passo seguinte é aferir a distância percorrida pela coluna de sangue durante o ciclo cardíaco. Dessa forma, podemos dizer que VTI é a distância que o sangue percorre a cada sístole. As velocidades dessa "coluna" de eritrócitos são medidas usando ecocardiografia por Doppler. O intensivista deve posicionar o *probe* de ultrassom (US) para alinhar o feixe de Doppler com o ângulo mais paralelo, a fim de obter a velocidade mais precisa.[1]

Cálculo do débito cardíaco

Débito cardíaco é o volume efetivo de sangue bombeado através do coração por unidade de tempo e pode ser calculado como o produto da frequência cardíaca e do volume sistólico (Figura 17.1.4).[15]

Em adultos, o volume normal de ejeção varia de 80 a 140 mL/batimento e o débito cardíaco normal varia de 4 a 7 L/min.[1]

Retomando o caso clínico, foi realizada ecocardiografia à beira do leito, e calculado VTI com valor de 10 cm³ e encontrado AST no valor de 3 cm³.

Cálculo do débito cardíaco: 10 × 3 × 114 = 3,4 L/min e realizada gasometria venosa central com SVO_2: 60% e Gap de

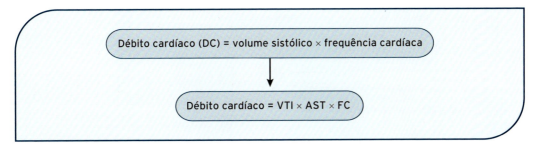

Figura 17.1.4. O débito cardíaco é determinado pelo produto do volume sistólico e da frequência cardíaca. E, sabendo que o débito cardíaco é VTI × AST, podemos inferir que débito cardíaco é: VTI × AST × FC.

CO_2: 8, optado por início de dobutamina 20 ucg/kg/min.

Após a introdução da nova intervenção, calculado novo VTI com valor de 13, com DC: 4,4 L/min; logo, podemos inferir que o cálculo do VTI mostrou-se útil na análise e adequação do débito cardíaco, contribuindo para a escolha da melhor intervenção.

Referências bibliográficas

1. Jankowich M, Gartman E. Ultrasound in the Intensive Care Unit. Nova Iorque: Humana Press; 2015.
2. Pinsky MR. Functional Hemodynamic Monitoring. Crit Care Clin. 2015; (31):89-111.
3. Bentzer P, Griesdale DE, Boyd J, MacLean K, Sirounis D, Ayas NT. Will This Hemodynamically Unstable Patient Respond to a Bolus of Intravenous Fluids? JAMA. 2016; 316(12):1298-309.
4. Perera P, Mailhot T, Riley D, Mandavia D. The RUSH Exam: Rapid Ultrasound in Shock in the Evaluation of the Critically Ill. Emerg Med Clin N Am. 2010; (28):29-56.
5. Williams GA, Labovitz AJ. Doppler Estimation of Cardiac Output: Principles and Pitfalls. Echocardiography: A Review of Cardiovascular Ultrasound. 1987; 4(4):355-74.
6. Kobal SL, Liel-Cohen N, Shimony S, Neuman Y, Konstantino Y, Dray EM, et al. Impact of Point-of-Care Ultrasound Examination on Triage of Patients with Suspected Cardiac Disease. Am J Cardiol. 2016; doi: 10.1016/j.amjcard.2016.08.028.
7. Mackenzie DC, Noble VE. Assessing volume status and fluid responsiveness in the emergency department. Clin Exp Emerg Med. 2014; 1(2):67-77.
8. Prada G, Vieillard-Baron A, Martin AK, Hernandez A, Mookadam F, Ramakrishna H, et al. Echocardiographic Applications of M-Mode Ultrasonography in Anesthesiology and Critical Care. J Cardiothor Vasc Anesth. 2018; doi: 10.1053/j.jvca.2018.06.019.
9. Goldstein M, Vincent JL, Kahn RJ. Evaluation of cardiac function by echo-Doppler studies in critically ill patients. Intensive Care Med.1988; 14:406-10.
10. Vermeiren GLJ, Malbrain MLNG, Walpot JMJB. Cardiac Ultrasonography in the critical care setting: a practical approach to asses cardiac function and preload for the "non-cardiologist". Anaesthesiol Intensive Ther. 2015; 47:89-104.
11. Díaz A, Zócalo Y, Cabrera-Fischer E, Bia D. Reference intervals and percentile curve for left ventricular outflow tract (LVOT), velocity time integral (VTI), and LVOT-VTI-derived hemodynamic parameters in healthy children and adolescents: Analysis of echocardiographic methods association and agreement. Echocardiography. 2018; 35:2014-34.
12. Vignon P. Hemodynamic assessment of critically ill patients using echocardiography Doppler. Curr Opin Crit Care. 2005; 11:227-34.
13. Cecconi M, De Backer D, Antonelli M, Beale R, Bakker J, Hofer C, et al. Consensus on circulatory shock and hemodynamic monitoring. Task force of the European Society of Intensive Care Medicine. Intensive Care Med. 2014; 40:1795-815.
14. Levitov A, Frankel HL, Blaivas M, Kirkpatrick AW, Su E, Evans D, et al. Guidelines for the Appropriate Use of Bedside General and Cardiac Ultrasonography in the Evaluation of Critically Ill Patients – Part II: Cardiac Ultrasonography. Crit Care Med. 2016; 44(6):1206-27.
15. Hall JE, Guyton AC. Guyton & Hall Tratado de Fisiologia Médica. 13 ed. Rio de Janeiro: Elsevier; 2011. p. 242.

Seção

4

Respiratório

18

Volumes Pulmonares

18.1 Paciente em Pós-Operatório de Cirurgia Bariátrica Evolui com IRpA e Necessidade de Intubação Orotraqueal

Ary Serpa Neto | Luiz Guilherme Villares da Costa | Renato Zitron | Fabio Tanzilloto Moreira

Caso clínico

Paciente em pós-operatório de gastroplastia videolaparoscópica devido a obesidade mórbida apresenta sonolência, dessaturação e aumento do esforço respiratório necessitando de reintubação orotraqueal e ventilação mecânica. O que pode ter levado a esse desfecho?

Objetivo de estudo

- Demonstrar os mecanismos envolvidos na insuficiência respiratória aguda e como a obesidade e alterações anestésico-cirúrgicas influenciam esses mecanismos.

Introdução

Com prevalência mundial maior que 300 milhões de pessoas e com aumento significativo nos últimos anos, a obesidade e suas comorbidades representam um desafio aos profissionais da saúde. Diversos índices podem ser empregados para o diagnóstico da obesidade, porém o mais utilizado é o índice de massa corpórea (IMC), o qual é definido pelo peso em quilogramas dividido pelo quadrado da altura em metros. O IMC acima de 40 kg/m^2 permite classificar a obesidade em mórbida. O aumento dessa doença vem acompanhado do aumento no número de cirurgias bariátricas e consequentemente do aumento na internação em unidade de terapia intensiva (UTI) de pacientes obesos em pós-operatório.

A morbimortalidade do paciente obeso crítico que é submetido a procedimentos cirúrgicos e cuidados pós-operatórios em unidade UTI é maior, conforme demonstrado por alguns estudos.[1,2] A partir do caso clínico pode-se exemplificar mecanismos que levam o paciente a insuficiência respiratória aguda no pós-operatório de gastroplastia, e a influência da obesidade e do procedimento anestésico-cirúrgico nesses mecanismos.

A insuficiência respiratória aguda (IRpA) é definida como a incapacidade do sistema respiratório, desenvolvida agudamente, em promover adequadamente as trocas gasosas, ou seja, promover oxigenação e eliminação de gás carbônico. Do ponto de vista de parâmetros gasométricos, a IRpA é definida pela presença de:

- $PaO_2 < 55\text{-}60$ mmHg, com o paciente respirando ar ambiente ($FIO_2 = 0,21$).

Que pode estar ou não associada a:

- $PaCO_2 > 50$ mmHg, usualmente determinando acidose respiratória (pH < 7,35).[6]

Caso o paciente já esteja recebendo suplementação de O_2, a definição gasométrica da IRpA passa a ser dada pela relação PaO_2/FIO_2, a qual deverá ser < 300 mmHg.[6]

O sistema respiratório, para funcionar adequadamente, depende de diferentes componentes para garantir que ocorra uma ventilação alveolar adequada; a difusão dos gases na interface alvéolo-capilar e uma adequada relação entre a ventilação alveolar e perfusão capilar (relação V/Q).

Esses componentes iniciam no centro respiratório (na ponte e no bulbo) que comandam por meio da medula os nervos periféricos (principalmente o nervo frênico) responsáveis pelo controle dos músculos ventilatórios (principalmente o diafragma), permitindo uma adequada expansão da caixa torácica e mantendo a patência das vias aéreas.

Garantido uma boa ventilação, o oxigênio e o gás carbônico necessitam de difusão através da membrana alvéolo-capilar e de uma boa relação entre as áreas pulmonares ventilada e perfundidas. Como detalharemos ao longo do capítulo, os pacientes obesos no pós-operatório de gastroplastia podem possuir alterações em todas as etapas descritas, podendo resultar em maior risco de insuficiência respiratória.

Didaticamente podem se dividir os principais mecanismos de insuficiência respiratória em dois tipos:

1. Insuficiência respiratória tipo I (hipoxêmica ou pulmonar). Envolvem os distúrbios de troca gasosa, devendo-se a alterações comprometendo a membrana alvéolo-capilar ou a relação V/Q, incluindo doenças do interstício, parênquima pulmonar ou circulação pulmonar.

2. Insuficiência respiratória tipo II (hipercápnica ou extrapulmonar). Envolvem os distúrbios de insuficiência ventilatória, com comprometimento da mecânica ventilatória envolvendo o controle central da ventilação, obstruções das vias aéreas e limitação da expansão da caixa torácica.

Na prática, condições que cursam com insuficiência respiratória costumam envolver simultaneamente os dois mecanismos.

A obesidade é caracterizada por um estado inflamatório crônico com várias particularidades fisiopatológicas que devem ser consideradas para melhor manuseio pós-operatório.

O aumento do IMC requer um aumento do trabalho respiratório, devido à diminuição da eficiência dos músculos da respiração e menor complacência torácica e pulmonar; isso aumenta as demandas metabólicas, resultando em uma maior produção de gás carbônico e exigindo maiores quantidades de oxigênio para atender essa demanda, e como consequência temos uma reserva fisiológica diminuída.

Diversos fatores interferem na mecânica respiratória do obeso. O excesso de gordura corporal sob o diafragma, ao redor das costelas e intra-abdominal, promove uma compressão mecânica que reduz a complacência da parede torácica. A complacência pulmonar também está diminuída devido a um volume sanguíneo pulmonar elevado, resultando em uma insuficiência pulmonar restritiva. As consequências desse padrão restritivo são diminuição da capacidade residual funcional, capacidade vital, capacidade pulmonar total, capacidade inspiratória, volume ventilatório diminuto e volume de reserva expiratório.[3]

Quando o paciente com obesidade mórbida é colocado em decúbito dorsal ocorre diminuição profunda da capacidade residual funcional e, uma vez anestesiado, essa diminuição acentua-se podendo atingir um valor menor que 50% do normal em obesos. Essa diminuição leva ao fechamento de pequenas vias aéreas e subsequentes anormalidades na ventilação e perfusão, maior grau de hipoxemia e maior incidência de atelectasias.[4]

A restrição pulmonar do pós-operatório persiste por até duas semanas, o que aumenta o número de complicações pulmonares, como retenção de CO_2, atelectasia e infiltrado broncopulmonar.[5]

Algumas evidências caracterizam essas alterações pulmonares:

- Ebeo, em 2002, comparou a função pulmonar nos períodos pré e pós-operatório em um grupo de obesos submetidos a gastroplastia e observou reduções de até 55% na capacidade vital forçada e no volume expiratório forçado no primeiro segundo.[6]
- Eichenberg, em 2002, ao comparar obesos e não obesos submetidos a anestesia geral, mostrou que os obesos apresentaram maior incidência de atelectasias no período pós-operatório que os não obesos.[7]
- Eichenberg, também em 2002, relata que as atelectasias surgem no momento da indução anestésica para todos os pacientes, porém persistem no período pós-operatório para os pacientes obesos.[7]
- Soderberg demonstrou *shunt* intrapulmonar de 10% a 25% em pacientes obesos mórbidos anestesiados, comparado com 2% a 5% em indivíduos não obesos.[8]

Outras alterações encontradas na obesidade determinam um estado metabólico de hipercoagulabilidade, com aumento na concentração de fibrinogênio e do inibidor do ativador do plasminogênio 1 e diminuição da antitrombina III e fibrinólise.[9]

O estado de hipercoagulabilidade condiz com o fato de a obesidade ser um fator de risco para eventos trombóticos, sendo que o IMC > 40 kg/m² é fator de risco independente para morte súbita por tromboembolismo pulmonar (TEP) agudo no pós-operatório.[10]

A obesidade é o principal fator de risco para síndrome da apneia obstrutiva do sono, condição caracterizada por obstrução repetitiva parcial ou completa da via aérea superior associada a dessaturação arterial.

Há também maior risco de broncoaspiração no paciente obeso, particularmente quando houver hérnia hiatal, aumento da pressão intra-abdominal, acidez gástrica e maior volume gástrico.[3]

Portanto, fica evidente que diversas alterações da obesidade podem levar a complicações pulmonares, insuficiência respiratória aguda e ao aumento da morbimortalidade. Dessa forma, o conhecimento das alterações fisiopatológicas e das particularidades anestésicas que ocorrem no obeso auxilia o intensivista a se atentar à vasta gama de diagnósticos diferenciais que cursam com complicações respiratórias e a oferecer um melhor cuidado perioperatório a esses pacientes.

Referências bibliográficas

1. Oberg B, Poulsen TD. Obesity: an anesthetic challenge. Acta Anaesthesiol Scand. 1996; 40:191-200.
2. Mason EE, Renquist KE, Jiang D. Perioperative risks and safety of surgery for severe obesity. Am J Clin Nutr. 1992; 55(2 Suppl): 573S-576S.
3. Burns SM, Egloff MB, Ryan B, et al. Effect of body position on spontaneous respiratory rate and tidal volume in patients with obesity, abdominal distention and ascites. Am J Crit Care. 1994; 3:102-6.
4. Damia G, Mascheroni D, Croci M, Tarenzi L. Perioperative changes in functional residual capacity in morbidly obese patients. Br J Anaesth. 1988; 60:574-8.
5. Pieracci FM, Barie PS, Pomp A. Critical care of the bariatric patient. Crit Care Med. 2006; 34:1796-804.
6. Ebeo CT, Benotti PN, Byrd RA. The effect of bi-level positive airway pressure on postoperative pulmonary function following gastric surgery for obesity. Respir Med. 2002; 96: 672-6.
7. Eichenberger AS, Proietti S, Wicky S, Frascarolo P, Suter M, Spahn D, et al. Morbid obesity and postoperative pulmonary atelectasis: an underestimated problem. Anesth Analg. 2002; 95:1788-92.
8. Söderberg M, et al. Respiration, circulation and anaesthetic management in obesity. Investigation before and after jejunoileal bypass. Acta Anaesthesiol Scand. 1977; 21:55-61.

9. Wu EC, Barba CA. Current practices in the prophylaxis of venous thromboembolism in bariatric surgery. Obes Surg. 2000; 10: 7-14.

10. Stoopen-Margain E, Fajardo R, Espana N, et al. Laparoscopic Roux-en-Y gastric bypass for morbid obesity: results of our learning curve in 100 consecutive patients. Obes Surg. 2004; 14:201-5.

19

Adaptação à Hipoxemia Crônica e Vasoconstrição Hipóxica

19.1 Paciente Admitido com Síndrome do Desconforto Respiratório Agudo e Hipertensão Arterial Pulmonar

Fábio Ferreira Amorim | Ricardo Goulart Rodrigues | Carlos Darwin Gomes da Silveira

Caso clínico

Paciente admitido com síndrome do desconforto respiratório agudo evoluindo com hipoxemia persistente, relação $PaO_2/FiO_2 = 90$ e hipertensão arterial pulmonar com *cor pulmonale*.

Objetivos de estudo

- Compreender a associação entre hipertensão arterial pulmonar e síndrome do desconforto respiratório agudo e suas repercussões.
- Compreender o embasamento do uso da posição prona na síndrome do desconforto respiratório agudo.

A síndrome do desconforto respiratório agudo (SDRA) permanece como um dos maiores desafios no tratamento dos pacientes críticos devido a peculiaridades de seu manejo e elevada mortalidade.[1,2] Caracteriza-se por insuficiência respiratória aguda decorrente de dano alveolar difuso secundário a uma agressão pulmonar direta ou indireta, o que determina aumento da permeabilidade alveolocapilar com consequente instalação de edema pulmonar agudo inflamatório.[3,4]

Em sua fase aguda, a SDRA é caracterizada pelo influxo de fluido rico em proteínas para o espaço alveolar decorrente do aumento da permeabilidade alvéolo-capilar, que associada à lesão dos pneumócitos tipo II com redução da produção de surfactante, favorece o colabamento das unidades alveolares. Desse modo, as trocas gasosas são afetadas primariamente pela ocorrência de *shunt*, isto é, áreas sem ventilação com circulação pulmonar normal (relação entre a ventilação e a perfusão igual a zero), e qualquer sangue que perfundir essas regiões irá sair como chegou, não participando das trocas gasosas.[3,4] De fato, quando se instala o processo inflamatório, a fração da circulação pulmonar com *shunt*, em geral, entre 5% e 8%, se acentua rapidamente para 25% a 35% em horas ou poucos dias, o que se manifesta por hipoxemia refratária a terapia com administração de oxigênio convencional, sendo comumente necessária para a instituição de ventilação mecânica com pressão positiva na tentativa de restabelecer a hematose. Em geral, há necessidade de valores de PEEP mais elevados do que para pacientes sob ventilação mecânica por outras condições.[1-6]

Além do acometimento nas trocas gasosas decorrente do *shunt* intrapulmonar, a SDRA também acarreta outros eventos. A hipertensão arterial pulmonar (HAP) e o aumento da RVP são achados frequentes, sendo que, quando presentes, estão associados a pior prognóstico.[7-13] Na SDRA, a circulação pulmonar pode ser acometida por diferentes mecanismos como: 1) desenvolvimento de microtrombos intravasculares decorrente do desequilíbrio entre fatores pró-coagulantes e atividade fibrinolítica secundário a atividade inflamatória aguda e a lesão endotelial; 2) proliferação da musculatura lisa vascular; 3) vasoconstrição hipóxica; 4) tromboembolismo; e 5) aumento da resistência vascular pulmonar (RVP) devido a redução dos volumes pulmonares, compressão dos capilares pulmonares pelo edema pulmonar, hipercapnia e acidemia.[7-9,13] Nesse aspecto, vale salientar que o volume pulmonar é um determinante importante da RVP. Como os vasos pulmonares são tracionados à medida que o pulmão se expande, a resistência vascular pulmonar é menor com maiores volumes pulmonares.[14] Além desses fatores, como os capilares pulmonares são praticamente rodeados pelo gás presente nos alvéolo e há apenas uma camada fina de células epiteliais revestindo os alvéolos, os capilares possuem propensão a colapsar ou distender de acordo com a pressão em torno deles, que é muito próxima da pressão alveolar. Sendo assim, quando a pressão alveolar encontra-se acima da pressão no interior dos capilares, estes tendem a sofrer colapso. Desse modo, a instalação da ventilação mecânica com pressão positiva pode determinar ainda um acréscimo na RVP. Isso ocorre devido à compressão dos capilares pulmonares decorrente do aumento da pressão alveolar imposta pela ventilação mecânica, especialmente na ocorrência de áreas com hiperdistensão alveolar.[7,9,14]

Em condições normais, as pressões na circulação pulmonar são baixas, sendo um sistema de alta capacitância e baixa resistência. A pressão média na artéria pulmonar normalmente é de cerca de 15 mmHg (pressões sistólica e diastólica de aproximadamente 25 e 8 mmHg, respectivamente), sendo a RVP aproximadamente 10% da resistência vascular da circulação sistêmica. O ventrículo direito (VD) trabalha contra uma resistência baixa e permite aumentos substanciais do fluxo sanguíneo sem alteração significativa na pressão da artéria pulmonar.[13,14] Desse modo, o VD é capaz de manter o fluxo sanguíneo pela circulação pulmonar de forma a permitir uma oferta adequada de sangue oxigenado ao ventrículo esquerdo e a circulação sistêmica. No entanto, ele possui paredes finas e depende dessa baixa resistência para funcionar de forma adequada, não tolerando aumentos agudos da pós-carga.[13,15,16]

Na SDRA, como o VD possui dificuldade em lidar com o aumento da pós-carga determinado pelo aumento da HAP e da RVP, ele dilata-se aumentando seus volumes sistólico e diastólico finais na tentativa de manter um débito adequado, porém isso acarreta aumento do consumo de oxigênio e redução de sua contratilidade. Ademais, a dilatação do VD e, em fase mais avançada, a ocorrência de movimento paradoxal do septo interventricular (desvio do septo interventricular em direção ao ventrículo esquerdo) compromete o enchimento do ventrículo esquerdo e consequentemente do débito cardíaco e do transporte de oxigênio – princípio da interdependência ventricular (Figura 19.1.1).[7,9,15,16] A perfusão da artéria coronária direita é dependente de um gradiente adequado de pressão entre a aorta e o VD, que com o aumento da pós-carga do VD e consequente redução do fluxo coronariano pode determinar isquemia do VD e descompensação hemodinâmica severa.[15,16] Ademais, o aumento da pressão do átrio direito decorrente da ação retrógrada da HAP leva a redução do retorno venoso, o que contribui para redução do fluxo sanguíneo das câmaras direitas para as câmaras esquerdas. Se a alteração for substancial, ocorre

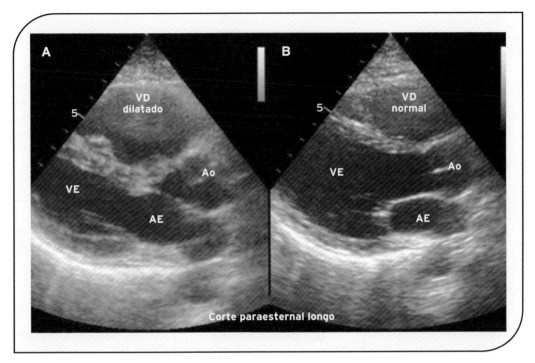

Figura 19.1.1. Movimentação paradoxal do septo interventricular associada a dilatação do ventrículo direito. (**A**) Na presença de *cor pulmonale* agudo e dilatação do ventrículo direito, o septo encontra-se projetado em direção ao ventrículo esquerdo (movimentação paradoxal). (**B**) O ventrículo direito encontra-se com volume normal e não há projeção do septo interventricular em direção ao ventrículo esquerdo. AE: átrio esquerdo; Ao: aorta; VD: ventrículo direito; VE: ventrículo esquerdo (Extraída de Filho RCC, Assunção MSC, Fernandes H. A Importância de se avaliar a função dos ventrículos direito e esquerdo na síndrome do desconforto respiratório agudo. Pulmão RJ. 2011; 20(1):48-54.)

falência ventricular direita e *cor pulmonale* agudo (CPA) com redução do débito cardíaco e consequente choque circulatório (Figura 19.1.2).[7,9,15,16] Estudos mostram que CPA é achado frequente na SDRA, estando presente em 10% a 25% dos pacientes.[17,18]

No caso descrito acima de um paciente com SDRA que evoluiu com hipoxemia severa, associada ainda a hipertensão arterial pulmonar e *cor pulmonale* agudo, o uso de um valor elevado de PEEP na tentativa de corrigir a oxigenação provavelmente piorará ainda mais o comprometimento hemodinâmico. Nesse caso, a melhor opção é a adoção da posição prona, procedimento que já apresenta evidências de melhora da oxigenação,[19-21] queda da sobrecarga das pressões aplicadas ao ventrículo direito,[22] e redução da mortalidade na SDRA, especialmente nos casos mais graves com $PaO_2/FiO_2 < 150$ mmHg.[23] Como, na SDRA, o acometimento pulmonar ocorre de maneira heterogênea com maior comprometimento sobretudo das áreas denominadas dependentes, isto é, os segmentos mais inferiores e posteriores dos pulmões (Figura 19.1.3),[9,24,25] a posição prona é uma estratégia que possibilita o recrutamento de unidades alveolares sem a necessidade do uso de altas pressões sustentadas nas vias áreas (como nas manobras de recrutamento pulmonar clássicas), reduz a possibilidade de hiperdistensão nas unidades alveolares

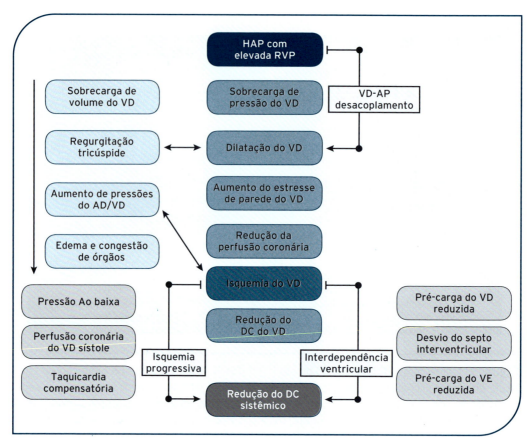

Figura 19.1.2. Fisiopatologia da disfunção de ventrículo direito associada a hipertensão arterial pulmonar. AD: átrio direito; AP: artéria pulmonar; DC: débito cardíaco; HAP: hipertensão arterial pulmonar; RVP: resistência vascular pulmonar; VD: ventrículo direito; VE: ventrículo esquerdo. (Extraída de Filho RCC, Assunção MSC, Fernandes H. A Importância de se avaliar a função dos ventrículos direito e esquerdo na síndrome do desconforto respiratório agudo. Pulmão RJ. 2011; 20(1):48-54.)

menos acometidas e melhora a relação entre a ventilação e a perfusão pulmonar.[24]

No pulmão normal, há uma considerável desigualdade na perfusão pulmonar. O fluxo sanguíneo diminui linearmente de baixo para cima. Estando a pessoa em posição ortostática, o fluxo sanguíneo apresenta valores mais baixos no ápice, sendo essa diferença explicada pela diferença gravitacional da pressão hidrostática no interior dos vasos sanguíneos, e varia em aproximadamente 23 mmHg em um pulmão normal. Na região mais próxima ao ápice pulmonar (zona 1), a pressão arterial pulmonar cai abaixo da pressão alveolar, sendo os capilares comprimidos, e não há fluxo sanguíneo. Abaixo dessa região (zona 2), a pressão arterial pulmonar supera a pressão alveolar, porém a pressão venosa pulmonar é menor que a pressão alveolar, sendo o fluxo sanguíneo determinado pela diferença entre a pressão arterial pulmonar e a pressão alveolar. Na região mais inferior do pulmão (zona 3), as pressões arterial e venosa pulmonares são maiores que a pressão alveolar, sendo assim, o fluxo sanguíneo é determinado pela diferença arterioveno-

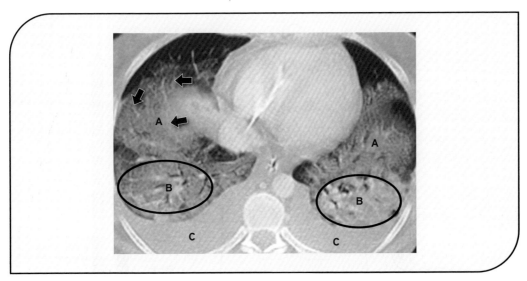

Figura 19.1.3. Tomografia computadorizada de paciente em fase aguda de SDRA. Observar a heterogeneidade das lesões com preenchimento ou colapso das unidades alveolares, principalmente nas regiões dependentes. A: demonstra áreas de colapso e edema intersticial; B: representa colapso e preenchimento alveolar com provável processo pneumônico; C: demonstra derrame pleural (Adaptada de Ware LB, Matthay MA. The acute respiratory distress syndrome. N Engl J Med. 2000; 342(18):1334-49.)

sa habitual, isto é, pela diferença entre as pressões arterial e venosa pulmonares, o que resulta em fluxo sanguíneo maior (**Figura 19.1.4**).[7] De forma semelhante, quando o paciente se encontra em posição supina, o gradiente vertical hidrostático favorece que ocorra um fluxo sanguíneo maior nas posições posteriores, que são exatamente as regiões pulmonares dependentes e consequentemente mais acometidas.[14] Desse modo, a posição prona foi proposta inicialmente como uma estratégia para redistribuir o fluxo sanguíneo com intuito de privilegiar a perfusão nas regiões menos acometidas de modo a reduzir o *shunt* intrapulmonar.[24,26,27]

Porém, estudos com tomografia computadorizada de tórax em pacientes em posição prona mostraram que as densidades que predominavam nas regiões posteriores e basais se redistribuem para a região anterior do tórax (nova região pulmonar dependente), fato relacionado ao efeito da gravidade e da pressão sobreposta pelo aumento do peso pulmonar decorrente do edema, que comprime os alvéolos situados nas porções mais inferiores, o que favorece o colapso da nova região dependente (atelectasia de compressão).[24,28,29] Esse modelo é semelhante ao que ocorre quando se tira uma esponja da água e se mantém na posição horizontal, a água é drenada até parar. Se a esponja for mudada para a posição vertical, a drenagem começa novamente e depois diminui até parar. Ao final, a esponja não estará igualmente molhada de cima para baixo, sendo que a parte superior terá mais poros vazios do que a parte inferior.[24]

Mais recentemente, sugere-se que não somente os efeitos da gravidade e da pressão sobreposta pelo edema pulmonar estejam associadas às alterações ventilatórios observadas entre as posições prona e supina, mas também a diferença do formato existente entre o pulmão e a caixa torácica. O pulmão isolado da parede torácica possui forma cônica, sendo o lado posterior maior que

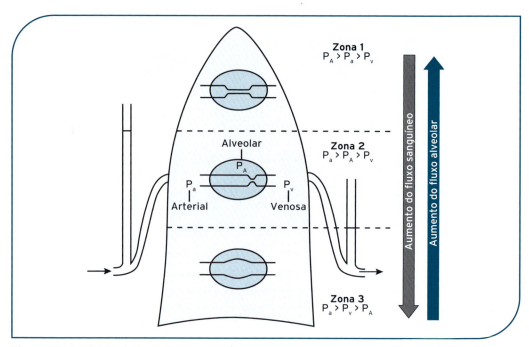

Figura 19.1.4. Distribuição do fluxo sanguíneo em uma pessoa em posição ortostática. Na zona 1, a pressão alveolar é maior que pressão arterial e venosa pulmonares, e não há fluxo sanguíneo. Na zona 2, a pressão arterial pulmonar supera a pressão alveolar, porém a pressão venosa pulmonar é menor que a pressão alveolar. Na zona 3, as pressões arterial e venosa pulmonares são maiores que a pressão alveolar, e o fluxo sanguíneo é maior. P_A: pressão alveolar; P_a: pressão arterial pulmonar; P_v: pressão venosa pulmonar (Adaptada de West JB. Fisiologia respiratória: princípios básicos. 9 ed. Porto Alegre: Artmed; 2013.)

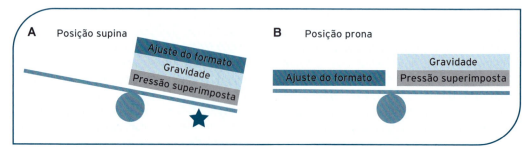

Figura 19.1.5. Comparação dos efeitos do ajuste de formato entre o pulmão e a caixa torácica, da força gravitacional e da pressão sobreposta as regiões pulmonares nas posições supina e prona. (**A**) Na posição prona, a força gravitacional, a pressão sobreposta e o ajuste do formato do pulmão ao da caixa torácica atuam na mesma direção, tendo um efeito prejudicial nas unidades alveolares dependentes. (**B**) Na posição prona, na posição prona, o ajuste do formato do pulmão ao da caixa torácica atua de forma a contrabalançar os efeitos da gravidade e da pressão sobreposta as regiões dependentes (Adaptada de Koulouras V, Papathanakos G, Papathanasiou A, Nakos G. Efficacy of prone position in acute respiratory distress syndrome patients: A pathophysiology-based review. World J Crit Care Med. 2016; 5(2):121-36.)

o lado anterior. Já a caixa torácica possui forma cilíndrica. Assim, para se encaixar na parede torácica de modo que o pulmão e a caixa torácica tenham o mesmo volume, o pulmão necessita expandir suas unidades alveolares anteriores mais que as posteriores. No decúbito dorsal, a força gravitacional, a pressão sobreposta pelo edema e o ajuste do formato do pulmão ao da caixa torácica atuam na mesma direção, tendo um efeito prejudicial nas unidades alveolares dependentes. Ao contrário, na posição prona, o ajuste do formato do pulmão ao da caixa torácica atua de forma a contrabalançar os efeitos da gravidade e da pressão sobreposta pelo edema nas regiões dependentes, permitindo uma aeração mais homogênea do pulmão (Figura 19.1.5).[24,31,32] Além desses fatores, a posição prona reduz a compressão de áreas pulmonares pelo coração e diminui a compressão das regiões pulmonares dependentes pela pressão abdominal.[31-33]

Por fim, outro aspecto a ser observado é que, embora a perfusão pulmonar apresente variação ao longo de um gradiente com aumento progressivo das regiões superiores

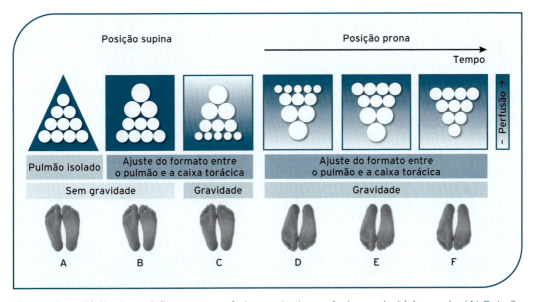

Figura 19.1.6. Efeito da posição prona na síndrome do desconforto respiratório agudo. (**A**) Pulmão isolado da caixa torácica apresenta forma cônica com o lado posterior maior que o lado anterior (sem gravidade). (**B**) Efeito do ajuste do formato entre o pulmão e a caixa torácica: as unidades alveoares na região anterior apresentam maior aeração que as unidades alveolares na região posterior (sem gravidade). (**C**) Efeito adicional da gravidade em posição supina: perfusão torna-se maior na região posterior, porém essa é a região dependente que tende a colapsar as unidades alveolares (posteriores). (**D**) Após a mudança para posição prona, a perfusão sanguínea na região dorsal permanece inalterada. (**E**) Recrutamento da região dorsal que se torna não dependente; a força gravitacional tende a comprimir a nova região dependente (região anterior), porém é contrabalançeada pelo efeito do ajuste do formato entre o pulmão e a caixa torácica. (**F**) A pressão transpulmonar e o recrutamento alveolar tornam-se mais homegêneos no pulmão, o que resulta na melhora da oxigenação (Adaptada de Koulouras V, Papathanakos G, Papathanasiou A, Nakos G. Efficacy of prone position in acute respiratory distress syndrome patients: A pathophysiology-based review. World J Crit Care Med. 2016; 5(2):121-36.)

para as regiões inferiores no pulmão sadio, na presença de acometimento pulmonar, a distribuição do fluxo sanguíneo pulmonar pode ser influenciada por outros fatores como vasoconstrição hipóxica, obstrução dos vasos sanguíneos e compressão extrínseca. Ademais, estudos têm mostrado que, ao se alterar pacientes com SDRA da posição supina para prona, o fluxo sanguíneo para região dorsal permanece inalterado e continua prevalente em relação à região anterior do pulmão (Figura 19.1.6).[24,34-36]

Referências bibliográficas

1. Bellani G, Laffey JG, Pham T, Fan E, Brochard L, Esteban A, et al.; LUNG SAFE Investigators; ESICM Trials Group. Epidemiology, Patterns of Care, and Mortality for Patients with Acute Respiratory Distress Syndrome in Intensive Care Units in 50 Countries. JAMA. 2016; 315(8):788-800.
2. Caser EB, Zandonade E, Pereira E, Gama AM, Barbas CS. Impact of distinct definitions of acute lung injury on its incidence and outcomes in Brazilian ICUs: prospective evaluation of 7,133 patients. Crit Care Med. 2014; 42(3):574-82.
3. Ware LB, Matthay MA. The acute respiratory distress syndrome. N Engl J Med. 2000; 342(18):1334-49.
4. Ísola AM, Holanda MA. Síndrome da Angústia Respiratória Aguda. In: VENUTI – Manual do Curso de Ventilação Mecânica. São Paulo: Associação de Medicina Brasileira; 2009. p. 97-107.
5. Ranieri VM, Rubenfeld GD, Thompson BT, Ferguson ND, Caldwell E, Fan E, et al.; ARDS Definition Task Force. Acute respiratory distress syndrome: the Berlin Definition. JAMA. 2012; 307(23):2526-33.
6. Barbas CSV, Matos GFV. Síndrome do desconforto respiratório agudo: definição. Pulmão RJ. 2011; 20(1):2-6.
7. Filho RCC, Assunção MSC, Fernandes H. A Importância de se avaliar a função dos ventrículos direito e esquerdo na síndrome do desconforto respiratório agudo. Pulmão RJ. 2011; 20(1):48-54.
8. Tomashefski JF Jr, Davies P, Boggis C, Greene R, Zapol WM, Reid LM. The pulmonary vascular lesions of the adult respiratory distress syndrome. Am J Pathol. 1983; 112(1):112-26.
9. Guérin C, Matthay MA. Acute cor pulmonale and the acute respiratory distress syndrome. Intensive Care Med. 2016; 42(5):934-6.
10. Langleben D, DeMarchie M, Laporta D, Spanier AH, Schlesinger RD, Stewart DJ. Endothelin-1 in acute lung injury and the adult respiratory distress syndrome. Am Rev Respir Dis. 1993; 148(6 Pt 1):1646-50.
11. Squara P, Dhainaut JF, Artigas A, Carlet J. Hemodynamic profile in severe ards: Results of the european collaborative ARDS study. Intensive Care Med. 1998; 24(10):1018-28.
12. Vieillard-Baron A, Page B, Augarde R, Prin S, Qanadli S, Beauchet A, et al. Acute cor pulmonale in massive pulmonary embolism: Incidence, echocardiographic pattern, clinical implications and recovery rate. Intensive Care Med. 2001; 27(9):1481-6.
13. Bull TM, Clark B, McFann K, Moss M; National Institutes of Health/National Heart, Lung, and Blood Institute ARDS Network. Pulmonary vascular dysfunction is associated with poor outcomes in patients with acute lung injury. Am J Respir Crit Care Med. 2010; 182(9):1123-8.
14. West JB. Fisiologia respiratória: princípios básicos. 9 ed. Porto Alegre: Artmed; 2013.
15. Mebazaa A, Karpati P, Renaud E, Algotsson L. Acute right ventricular failure – from pathophysiology to new treatments. Intensive Care Med. 2004; 30(2):185-96.
16. Price LC, Wort SJ, Finney SJ, Marino PS, Brett SJ. Pulmonary vascular and right ventricular dysfunction in adult critical care: current and emerging options for management: a systematic literature review. Crit Care. 2010; 14(5):R169.
17. Osman D, Monnet X, Castelain V, Anguel N, Warszawski J, Teboul JL, et al. Incidence and prognostic value of right ventricular failure in acute respiratory distress syndrome. Intensive Care Med. 2009; 35(1):69-76.
18. Vieillard-Baron A, Schmitt JM, Augarde R, Fellahi JL, Prin S, Page B, et al. Acute cor pulmonale in acute respiratory distress syndrome submitted to protective ventilation: incidence, clinical implications, and prognosis. Crit Care Med. 2001; 29(8):1551-5.
19. Pelosi P, Tubiolo D, Mascheroni D, Vicardi P, Crotti S, Valenza F, et al. Effects of the prone position on respiratory mechanics and gas exchange during acute lung injury. Am J Respir Crit Care Med. 1998; 157(2):387-93.
20. Mure M, Martling CR, Lindahl SG. Dramatic effect on oxygenation in patients with severe acute lung insufficiency treated in the prone position. Crit Care Med. 1997; 25(9):1539-44.
21. Blanch L, Mancebo J, Perez M, Martinez M, Mas A, Betbese AJ, et al. Short-term effects of prone position in critically ill patients with

Capítulo 19 — Adaptação à Hipoxemia Crônica e Vasoconstrição Hipóxica

acute respiratory distress syndrome. Intensive Care Med. 1997; 23(10):1033-9.

22. Vieillard-Baron A, Charron C, Caille V, Belliard G, Page B, Jardin F. Prone positioning unloads the right ventricle in severe ARDS. Chest. 2007; 132(5):1440-6.

23. Guérin C, Reignier J, Richard JC, Beuret P, Gacouin A, Boulain T, et al. Prone Positioning in Severe Acute Respiratory Distress Syndrome. N Engl J Med. 2013; 368(23):2159-68.

24. Koulouras V, Papathanakos G, Papathana-siou A, Nakos G. Efficacy of prone position in acute respiratory distress syndrome patients: A pathophysiology-based review. World J Crit Care Med. 2016; 5(2):121-36.

25. Gattinoni L, Presenti A, Torresin A, Baglioni S, Rivolta M, Rossi F, et al. Adult respiratory distress syndrome profiles by computed to-mography. J Thorac Imaging. 1986; 1(3):25-30.

26. Gattinoni L, Pesenti A. The concept of "baby lung". Intensive Care Med. 2005; 31(6):776-84.

27. Gattinoni L, Pesenti A, Carlesso E. Body po-sition changes redistribute lung computed-tomographic density in patients with acute respiratory failure: impact and clinical fallout through the following 20 years. Intensive Care Med. 2013; 39(11):1909-15.

28. Pelosi P, D'Andrea L, Vitale G, Pesenti A, Gat-tinoni L. Vertical gradient of regional lung inflation in adult respiratory distress syndrome. Am J Respir Crit Care Med. 1994; 149(1):8-13.

29. Gattinoni L, D'Andrea L, Pelosi P, Vitale G, Pesenti A, Fumagalli R. Regional effects and mechanism of positive end-expiratory pressure in early adult respiratory distress syndrome. JAMA. 1993; 269(16):2122-7.

30. Hubmayr RD. Perspective on lung injury and recruitment: a skeptical look at the opening and collapse story. Am J Respir Crit Care Med. 2002; 165(12):1647-53.

31. Rouby JJ, Puybasset L, Nieszkowska A, Lu Q. Acute respiratory distress syndrome: lessons from computed tomography of the whole lung. Crit Care Med. 2003; 31(4 Suppl):S285-95.

32. Albert RK, Hubmayr RD. The prone position eliminates compression of the lungs by the heart. Am J Respir Crit Care Med. 2000; 161(5):1660-5.

33. Mure M, Glenny RW, Domino KB, Hlastala MP. Pulmonary gas exchange improves in the prone position with abdominal distension. Am J Re-spir Crit Care Med. 1998; 157(6 Pt 1):1785-90.

34. Gattinoni L, Taccone P, Carlesso E, Marini JJ. Prone position in acute respiratory distress syndrome. Rationale, indications, and limits. Am J Respir Crit Care Med. 2013; 188(11):1286-93.

35. Guérin C. Prone ventilation in acute respira-tory distress syndrome. Eur Respir Rev. 2014; 23(132):249-57.

36. Guérin C. Ventilation in the prone position in patients with acute lung injury/acute respira-tory distress syndrome. Curr Opin Crit Care. 2006; 12(1):50-4.

20

Relação Ventilação-Perfusão e Efeito *Shunt* Pulmonar

20.1 Paciente Admitido com Embolia Pulmonar, Mantendo Hipoxemia apesar do Incremento Progressivo da FiO_2

Fábio Ferreira Amorim | Ricardo Goulart Rodrigues | Edmilson Bastos de Moura

Caso clínico

Paciente admitido com tromboembolismo pulmonar agudo mantém hipoxemia com necessidade de aumento progressivo da fração inspirada de oxigênio (FiO_2).

Objetivo de estudo

- Compreender os mecanismos fisiopatológicos associados ao desenvolvimento da hipoxemia no tromboembolismo pulmonar agudo.

O tromboembolismo pulmonar (TEP) agudo é uma das principais causas de mortalidade cardiovascular, sendo implicada como uma das principais complicações agudas em pacientes internados.[1,2] Caracteriza-se pela obstrução da porção arterial da circulação pulmonar por um êmbolo, geralmente procedente dos membros inferiores. Para estratificação quanto ao prognóstico e definição das condutas terapêuticas, pode ser classificado como maciço, submaciço ou não complicado. O TEP maciço ou de risco alto está associado a instabilidade hemodinâmica (pressão arterial sistólica menor que 90 mmHg por 15 minutos ou mais), sendo indicado tratamento trombo-

lítico sistêmico ou guiado por cateter. O TEP submaciço ou de risco intermediário é definido pela evidência de disfunção cardíaca de câmaras direitas, demonstrada por exame de imagem (como ecocardiograma) ou elevação de biomarcadores (como a troponina), porém sem instabilidade hemodinâmica. Nesse caso, o uso de trombolítico é controverso, sendo a tendência atual a adoção de manejo conservador apenas com uso de anticoagulantes, a menos que esteja ocorrendo deterioração clínica progressiva. O TEP não complicado deve ser conduzido de forma conservadora.[2-4]

A manutenção de níveis adequados de oxigênio (O_2) no sangue arterial é essencial para respiração celular com geração de energia na forma de ATP. Da mesma forma, o gás carbônico (CO_2), produto da respiração celular, necessita ser eliminado de modo a manter um pH sanguíneo ideal para homeostase do organismo. Para que a oxigenação e a eliminação de CO_2 ocorram de forma adequada, é necessário o correto funcionamento de diferentes componentes do sistema respiratório, que podem ser divididos de forma didática em três etapas: 1) ventilação alveolar, 2) difusão e 3) adequação entre a ventilação alveolar e a perfusão (Figura 20.1.1).[5-7]

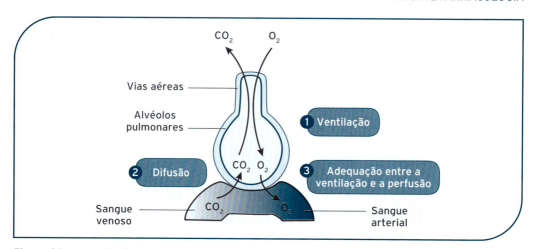

Figura 20.1.1. Ventilação alveolar, difusão e adequação entre a ventilação alveolar e a perfusão. (1) Ventilação: processo responsável pela condução de O_2 e retirada de CO_2 dos alvéolos; (2) Difusão: passagem de O_2 e CO_2 através da membrana alvéolo-capilar; (3) Adequação entre a ventilação alveolar e a perfusão: para ocorrer a troca gasosa pulmonar de forma otimizada é necessário que a ventilação alveolar e a perfusão pulmonar estejam equilibradas (Adaptada de Silverthorn DU. Human Physiology: An Integrated Approach. 7 ed. Harlow: Pearson Educational Limited; 2016.)

A ventilação alveolar refere-se à quantidade de ar que entra e sai dos alvéolos pulmonares a cada minuto, sendo assim, é o processo responsável pela condução de O_2 e retirada de CO_2 dos alvéolos. A difusão concerne ao processo de difusão dos gases através da membrana alvéolo-capilar, isto é, a passagem de O_2 e CO_2 decorrente das diferenças das pressões parciais desses gases no interior dos alvéolos e no sangue venoso presente no capilar pulmonar. A terceira etapa consiste na adequação entre a ventilação e a perfusão, isto é, que as áreas ventiladas estejam perfundidas de forma adequada, assim como áreas perfundidas também estejam adequadamente ventiladas.[5-8]

A chegada de sangue venoso nos capilares pulmonares, ao entrar em contato com a membrana alveolocapilar, possibilita que o O_2 levado aos alvéolos seja captado e o CO_2 extraído pela ventilação alveolar. Desse modo, pode-se inferir que para ocorrer uma troca gasosa pulmonar adequada é necessário que a ventilação alveolar e a perfusão pulmonar estejam equilibradas nas diferentes unidades alvéolo-capilares. Em condições normais, a ventilação alveolar é aproximadamente 4 L/min, enquanto o fluxo sanguíneo pulmonar é cerca de 5 L/min. Portanto, a relação entre a ventilação-perfusão (V/Q) total em um estado normal encontra-se em torno 0,8. Qualquer alteração nessa relação, seja o predomínio da ventilação em relação à perfusão (V/Q alta) ou o aumento da perfusão em relação à ventilação (V/Q baixa) irá determinar prejuízo na transferência de O_2 e CO_2 entre os alvéolos e capilares pulmonares. Uma área com ventilação normal e ausência de circulação pulmonar é denominada espaço morto (V/Q infinita). Já o *shunt* corresponde a uma área sem ventilação com circulação pulmonar normal (V/Q zero), sendo que qualquer sangue que perfundir essa região irá sair como chegou, não participando das trocas gasosas. No entanto, são mais frequentes alterações intermediárias nas quais podem ocorrer redução da ventilação em relação a perfusão (efeito *shunt*) ou redução da perfusão em relação à ventilação (efeito espaço morto) (Figura 20.1.2).[5-9]

Capítulo 20   Relação Ventilação-Perfusão e Efeito *Shunt* Pulmonar

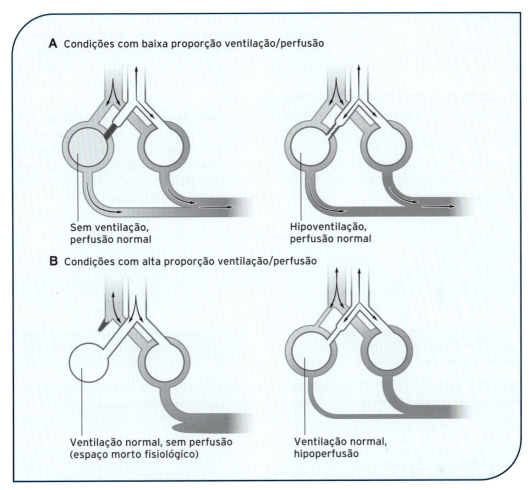

Figura 20.1.2. *Shunt*, efeito *shunt*, espaço morto e efeito espaço morto. (**A**) Condições com baixa proporção ventilação/perfusão: *shunt* – ausência de ventilação e perfusão normal (à esquerda) e efeito *shunt* – redução da ventilação e perfusão normal (à direita). (**B**) Condições com alta proporção ventilação/perfusão: espaço morto – ventilação normal e ausência de perfusão (à esquerda) e efeito espaço morto – ventilação normal e perfusão reduzida (à direita). (Modificada de Kaminsky DA. The Netter Collection of Medical Illustrations, Volume 3: Respiratory System. 2 ed. Philadelphia: Saunders Elsevier; 2011.)

O TEP agudo pode modificar a troca gasosa pulmonar por diferentes mecanismos de fisiopatologia complexa.[2,10,11] Inicialmente, a obstrução mecânica causada pelo êmbolo na circulação pulmonar determina uma zona pulmonar com perfusão reduzida ou abolida e com ventilação alveolar mantida, isto é, uma área com efeito espaço morto ou espaço morto (V/Q elevada), sendo essa uma consequência inevitável do TEP agudo. Como na vigência de espaço morto o pulmão perde sua eficiência na troca de O_2 e de CO_2, o efeito esperado seria a ocorrência de hipoxemia associada a hipercapnia.[10,11] Porém, o estímulo de quimiorreceptores pela hipoxemia determina aumento da ventilação alveolar. Como o CO_2 é oito vezes mais difusível que o O_2, o aumento da ventilação alveolar é mais eficaz na eliminação do CO_2 que no restabelecimento da oxigenação do sangue no capilar pulmonar.[5,10-12] Desse modo, a alteração mais frequentemente observada é a hipoxemia associada a hipocapnia e alcalose respiratória, sendo que a hipercapnia e acidose respiratória geralmente só são observadas em casos de TEP maciço, estando associadas ao quadro de choque circulatório.[2,10,11]

Ademais, outros mecanismos fisiopatológicos contribuem para o desenvolvimento da hipoxemia, como:

1. A impossibilidade do sangue passar pela área ocluída desvia o fluxo sanguíneo para outras regiões da circulação pulmonar, o que determina hiperfluxo e redução da V/Q (efeito *shunt*) nas áreas pulmonares sadias.[10,11,13]
2. A queda da pressão de gás carbônico alveolar e a liberação de fatores inflamatórios na área de espaço morto induz a ocorrência de broncoespasmo que, por sua vez, pode reduzir ainda mais a ventilação alveolar, piorando a V/Q (Figura 20.1.3).[10,11,15]

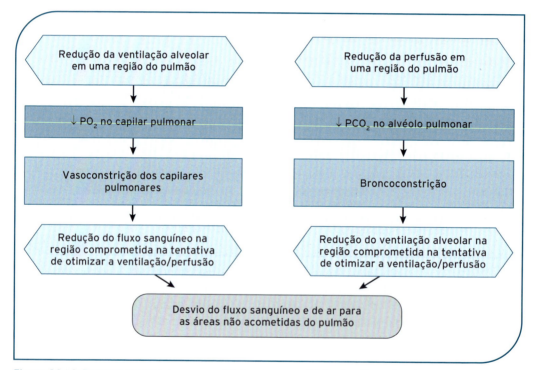

Figura 20.1.3. Broncoespasmo e vasoconstrição compensatórias às alterações da relação ventilação perfusão. A redução da ventilação com consequente redução da pressão parcial de oxigênio nos capilares da região acometida estimula a vasoconstrição desses vasos de modo a desviar o fluxo sanguíneo para as regiões com ventilação normal. Já a redução da perfusão com consequente redução da pressão alveolar de gás carbônico estimula a broncoconstrição local de modo a desviar o fluxo de ar para as regiões com perfusão normal. Porém, esses mecanismos podem ser deletérios quando as regiões com distúrbio da ventilação/perfusão são extensas, podendo comprometer ainda mais as trocas gasosas e, especialmente, determinar hipertensão arterial pulmonar no caso de uma vasoconstrição hipóxica intensa. (Modificada de Widmaier EP, Raff H, Strang KT. Vander's Human Physiology: The Mechanisms of Body Function, 13th Edition, The McGraw-Hill Companies, New York, 2014.)

Capítulo 20 — Relação Ventilação-Perfusão e Efeito *Shunt* Pulmonar

3. O comprometimento da oferta de sangue para os alvéolos acometidos altera o metabolismo de suas células com liberação de substâncias inflamatórias, desenvolvimento de edema intersticial e redução da produção de surfactante pelos pneumócitos tipo 2. Esses fatores associados a reabsorção de nitrogênio e as áreas de hemorragia alveolar levam a colapso alveolar com aparecimento de áreas de atelectasia e redução da V/Q. [2,10,11,13,14]

Além desses, outro fator que pode contribuir para o aparecimento da hipoxemia é o aumento da resistência vascular pulmonar (RVP) devido à própria obstrução do leito vascular pelo trombo e a vasoconstrição pulmonar secundária a liberação de fatores inflamatórios. Nos casos mais graves, esse aumento da RVP pode determinar disfunção do ventrículo direito e queda do débito cardíaco com consequente queda do transporte de oxigênio. Com isso, o tecido necessita extrair mais O_2, levando a queda do pressão venosa de oxigênio e a piora da hipoxemia.[2,10] A hipoxemia é ainda um potente estímulo para a vasoconstrição hipóxica e piora da resistência vascular pulmonar (Figura 20.1.3).[5,16] Em alguns casos, esse aumento progressivo da pressão atrial direita pode determinar *shunt* intracardíaco direita-esquerda, como em pacientes com forame oval patente, o que agrava a hipoxemia e também possibilita a ocorrência de embolia paradoxal.[2,17-19]

Quando a hipoxemia está presente, sua correção é um objetivo importante do tratamento. Na maioria das ocasiões, ela pode ser revertida apenas com oxigenoterapia em sistemas de baixo fluxo (como cateter nasal) ou alto fluxo (como máscara de Venturi). Porém, quando há predomínio de áreas de baixa V/Q, a oxigenoterapia pode apresentar maior dificuldade para reverter a hipoxemia, sendo necessária uma FiO_2 mais elevada, mas raramente é necessário o uso de outros dispositivos de suporte ventilatório.[2,10] Nesse aspecto, quando há necessidade de ventilação mecânica, deve-se ter cuidado especial com o ajuste do nível da pressão expiratória final positiva (PEEP – *positive end-expiratory pressure*) por ela ser o principal componente da pressão média das vias aéreas, visto que o aumento da pressão positiva intratorácica em pacientes sob ventilação mecânica pode estar associado a redução do retorno venoso com consequente instalação ou piora da disfunção ventricular direita e instabilidade hemodinâmica.[2]

Finalmente, vale salientar que a principal causa de mortalidade no TEP agudo é a instabilidade hemodinâmica e não a insuficiência respiratória aguda.[2] Ademais, de forma isolada, o TEP agudo sem instabilidade hemodinâmica raramente determina hipoxemia severa com necessidade de FiO_2 elevada, como descrito no caso clínico.[17] Sendo assim, a manutenção de hipoxemia persistente nesse paciente deve alertar para possibilidade de *shunt* intracardíaco, como a presença de forame oval patente. O *shunt* intracardíaco direita-esquerda permite o enchimento do ventrículo esquerdo e a manutenção de um débito cardíaco próximo do normal, o que previne a hipotensão arterial. No entanto, a hipoxemia é exacerbada devido à mistura com o sangue venoso proveniente do ventrículo direito, que ainda não recebeu oxigênio pela passagem na circulação pulmonar.[17] Nesse caso, a investigação da possibilidade de *shunt* intracardíaco é de grande importância, pois a aplicação de PEEP pode piorar ainda mais o *shunt* e exacerbar a hipoxemia.[19]

Referências bibliográficas

1. Goldhaber SZ, Bounameaux H. Pulmonary embolism and deep vein thrombosis. Lancet. 2012; 379(9828):1835-46.
2. Morales OCA, Antoniazzi PC, Ferez MA. Ventilação artificial do paciente com tromboembolismo pulmonar. In: Valiatti JLS, do Amaral JL, Falcão LFR. Ventilação Mecânica: Fundamentos e Prática Clínica. 1 ed. Rio de Janeiro: Roca; 2016. p. 222-5.
3. Kearon C, Akl EA, Ornelas J, et al. Antithrombotic therapy for VTE disease: CHEST guideline and expert panel report. Chest. 2016 fev;

149(2):315-52. DOI:. Erratum in: Chest. 2016 out; 150(4):988.

4. Konstantinides S, Torbicki A, Agnelli G, et al.; Task Force for the Diagnosis and Management of Acute Pulmonary Embolism of the European Society of Cardiology (ESC). 2014 ESC guidelines on the diagnosis and management of acute pulmonary embolism. Eur Heart J. 2014 nov; 35(43):3033-73. Erratum in: Eur Heart J. 2015 out; 36(39):2666. Erratum in: Eur Heart J. 2015 out; 36(39):2642.

5. West JB. Fisiologia respiratória: princípios básicos. 9 ed. Porto Alegre: Artmed; 2013.

6. Pinheiro BV, Pinheiro GSM, Mendes MM. Entendendo melhor a insuficiência respiratória aguda. Pulmão RJ. 2015; 24(3):3-8.

7. Silverthorn DU. Gas Exchange and transport. In: Silverthorn DU. Human Physiology: an Integrated Approach. 7 ed. Harlow: Pearson Educational Limited; 2016. p. 588-612.

8. Levitzky M. Relação ventilação-perfusão e trocas gasosas respiratória. In: Raff H, Levitzky M. Fisiologia Médica: uma Abordagem Integrada. 1 ed. Porto Alegre: AMGH; 2012. p. 331-40.

9. Henig NR. Mechanisms of hypoxemia. Resp Care Clin N Am. 2000; 6(4):501-21.

10. Goldhaber SZ, Elliott CG. Acute pulmonary embolism: part I: epidemiology, pathophysiology, and diagnosis [review]. Circulation. 2003; 108:2726-9.

11. Santolicandro A, Prediletto R, Fornai E, et al. Mechanisms of hypoxemia and hypocapnia in pulmonary embolism. Am J Respir Crit Care Med. 1995; 152(1):336-47.

12. Siggaard-Andersen O, Fogh-Andersen N, Gothgen IH, et al. Oxygen status of arterial and mixed venous blood. Crit Care Med. 1995; 23:1284-9.

13. Itti E, Nguyen S, Robin F, et al. Distribution of ventilation/perfusion ratios in pulmonary embolism: an adjunct to the interpretation of ventilation/perfusion lung scans. J Nucl Med. 2002; 43:1596-602.

14. West JB. Doenças vasculares. In: West JB. Fisiopatologia pulmonar moderna. 4 ed. Porto Alegre: Artmed; 2013. p. 105-23.

15. Vidal Melo MF, Harris RS, Layfield D, et al. Changes in regional ventilation after autologous blood clot pulmonary embolism. Anesthesiology. 2002; 97(3):671-81.

16. Marshall BE, Hanson CW, Frasch F, et all. Role of hypoxic pulmonary vasoconstriction in pulmonary gas exchange and blood flow distribution. Intensive Care Med. 1994; 20(5): 379-89.

17. Liew J, Stevens J, Slatore C. Refractory hypoxemia in a patient with submassive pulmonary embolism and an intracardiac shunt: A case report and review of the literature. Perm J. 2018; 22:17-61.

18. Rajan GR. Intractable intraoperative hypoxemia secondary to pulmonary embolism in the presence of undiagnosed patent foramen ovale. J Clin Anesth. 2007 ago; 19(5):374-7.

19. Granati GT, Teressa G. Worsening hypoxemia in the face of increasing PEEP: A case of large pulmonary embolism in the setting of intracardiac shunt. Am J Case Rep. 2016; 17:454-8.

21

Avaliação do Fluxo Expiratório

21.1 Paciente Admitido com DPOC Exacerbado por Broncoespasmo, Apresentando Auto-PEEP

Fábio Ferreira Amorim | Ricardo Goulart Rodrigues

Caso clínico

Paciente admitido com doença pulmonar obstrutiva crônica (DPOC) exacerbada, necessitou de ventilação mecânica invasiva e vem evoluindo com auto-PEEP (Figura 21.1.1). Como manejar?

Objetivos de estudo

- Compreender os mecanismos fisiopatológicos associados ao desenvolvimento da insuficiência respiratória aguda na DPOC exacerbada.
- Identificar e monitorizar a auto-PEEP.
- Entender as estratégias ventilatórias associadas com a redução da hiperinsuflação dinâmica e a melhora dos desfechos clínicos em pacientes com DPOC exacerbada.

A doença pulmonar obstrutiva crônica (DPOC) é causa comum de internação em unidades de terapia intensiva, sendo prevista que seja a terceira causa principal de óbitos no mundo em 2020.[1,2] Caracteriza-se por sintomas respiratórios persistentes e limitação ao fluxo aéreo, que não é totalmente reversível, geralmente progressiva e associada à resposta inflamatória crônica das vias aéreas, do parênquima e da circulação pulmonar decorrente da exposição a fatores de risco.[1,3,4] Episódios de exacerbação são eventos que ocorrem no curso natural da doença e são definidos por piora aguda dos sintomas, acima da variação diária habitual, que determina aumento da necessidade do uso de medicações.[1] A grande maioria dos pacientes que necessitam de admissão hospitalar melhora somente com intervenções farmacológicas e oxigenoterapia, porém 10% a 30% evoluem com insuficiência respiratória aguda e necessidade de assistência ventilatória.[5-7] Em um estudo multicêntrico que avaliou o manejo da ventilação mecânica em diversos países do mundo, 12% dos pacientes apresentavam doença pulmonar obstrutiva como causa principal da necessidade de assistência ventilatória.[8]

A exposição crônica a fatores de risco, como tabagismo e partículas e gases procedentes de combustíveis de biomassa, leva ao desenvolvimento de uma resposta inflamatória no sistema respiratório, que é amplificada em indivíduos suscetíveis à DPOC e determina as alterações estruturais e funcionais características da doença. Nas vias aéreas, essa inflamação, por mecanismos de agressão e reparo, pode causar

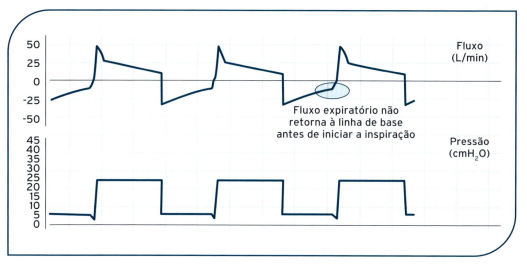

Figura 21.1.1. Identificação da pressão expiratória final positiva intrínseca (PEEPi) ou auto-PEEP durante a ventilação mecânica controlada. Na curva fluxo-tempo, o fluxo expiratório não retorna a linha de base antes do disparo da inspiração, acarretando hiperinsuflação dinâmica, o que mostra a presença de auto-PEEP. Curvas geradas no simulador virtual Xlung®.

o remodelamento com estreitamento das vias aéreas periféricas (bronquiolite), além de comprometer o transporte mucociliar e estimular o aumento das células caliciformes com produção excessiva de muco. Por outro lado, essa reação inflamatória pode também determinar a decomposição da elastina e consequente perda da integridade dos alvéolos pulmonares (enfisema). Desse modo, a limitação crônica ao fluxo aéreo, característica da DPOC, é decorrente principalmente da combinação de dois fatores: estreitamento das pequenas vias aéreas e destruição do parênquima pulmonar, que podem ocorrer em graus variáveis de pessoa para pessoa.[1]

A destruição do parênquima pulmonar com perda das ligações alveolares está associada à redução do recolhimento elástico pulmonar, isto é, há uma maior dificuldade para o ar ser expirado do pulmão de um paciente com DPOC que do pulmão de uma pessoa sadia e, ao contrário, há uma maior facilidade para o pulmão ganhar volume durante a inspiração.[1,9] Por outro lado, o estreitamento das vias aéreas determina um aumento crítico na resistência das vias aéreas, especialmente na expiração, sendo que, mesmo em pacientes com DPOC estabilizada, já há um aumento da resistência das vias aéreas, que se encontra aproximadamente 6 $cmH_2O/L/s$ acima dos valores normais.[10] Durante a exacerbação, essa resistência pode alcançar valores ainda mais elevados (aumentando 16 $cmH_2O/L/s$ ou mais) em consequência do broncoespasmo, do edema de mucosa brônquica, do aumento da produção de muco e do colapso dinâmico durante a expiração. Este último é relacionado a perda da tração radial das vias aéreas decorrente da destruição do parênquima pulmonar (colapso expiratório dinâmico).[11-14]

Essas alterações da mecânica ventilatória podem ser avaliadas por meio da aplicação de uma pausa ao final da inspiração (método da pausa inspiratória). Na ausência de esforço muscular, a pressão inspiratória final observada nas vias aéreas (pressão de pico) durante um ciclo ventilatório controlado é a soma dos componentes relacionados: 1) a pressão gerada pela passagem do gás pelas vias aéreas até atingir os alvéolos pulmonares (pressão resistiva); 2) a pressão decorrente do

Capítulo 21   Avaliação do Fluxo Expiratório

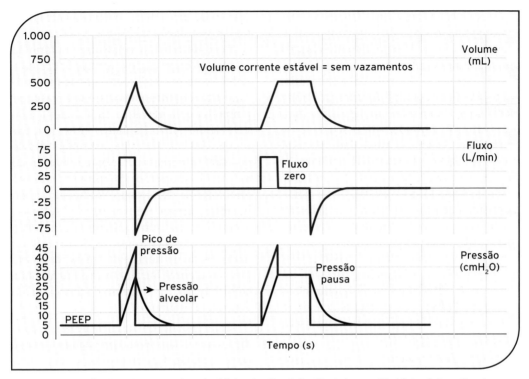

Figura 21.1.2. Técnica da pausa inspiratória. Ao final do 2º ciclo ventilatório, foi realizada uma pausa ao final da inspiração. A pressão observada ao final da pausa inspiratória (pressão de platô ou pressão de pausa) equivale à pressão alveolar (linha em azul). Notar que não há fluxo de ar nas vias aéreas durante a pausa inspiratória, o que abole a pressão resistiva. Curvas geradas no simulador virtual Xlung®.

estiramento do parênquima pulmonar e da caixa torácica para acomodar o volume de gás inspirado nos alvéolos (pressão elástica); e 3) a pressão positiva expiratória final (PEEP – *positive end-expiratory pressure*) ajustada no ventilador. Como a pressão resistiva é resultante do produto do fluxo do gás e da resistência das vias aéreas, ao se realizar uma pausa no final da inspiração com ausência de fluxo de ar nas vias aéreas, o componente resistivo não está presente, sendo a pressão observada (pressão de platô) correspondente à pressão alveolar, isto é, ao componente elástico adicionado da PEEP (Figura 21.1.2).[9,15] Obtendo-se a pressão de platô, pode ser calculada a complacência estática do sistema respiratório que corresponde à elasticidade do sistema respiratório na ausência de fluxo de ar nas vias aéreas, sendo calculada pela divisão entre o volume corrente e a diferença entre a pressão platô e o PEEP. A elastância é o inverso da complacência. Desse modo, pacientes com DPOC apresentam complacência estática alta e elastância estática baixa. Outra medida importante a ser monitorizada é a resistência de viás aéreas (Raw), que pode ser estimada por meio da divisão entre a pressão resistiva (diferença entre a pressão de pico e pressão de platô) e o valor do fluxo inspiratório (em L/s), desde que o ventilador esteja ajustado em volume controlado com padrão de fluxo constante. Deve-se ter por objetivo alcançar valores de Raw inferiores a 20 cmH$_2$O/L/s, sendo que essa medida pode ser utilizada ainda para avaliar a eficácia da terapia broncodilatadora.[5,9,11,15]

A expiração normal é um fenômeno passivo, sem necessidade de esforço muscular, e decorre da força de recolhimento elástico do parênquima pulmonar e da resistência das vias aéreas ao fluxo de gás expiratório. A constante de tempo expiratória é uma medida que avalia o tempo necessário para desinsuflar os pulmões até o seu volume de repouso, ou seja, a capacidade residual funcional. Como a Raw está aumentada e a elastância está reduzida na DPOC, a constante de tempo expiratória é elevada. Desse modo, o aprisionamento aéreo ou hiperinsuflação dinâmica é um aspecto comum em pacientes com DPOC, especialmente quando é instalada ventilação mecânica invasiva.[5,6,11,14,16] A hiperinsuflação dinâmica é refletida no aumento da pressão de recolhimento elástico ao final da expiração, que se denomina pressão expiratória final positiva intrínseca (PEEPi ou auto-PEEP).[4,11,14,17]

A auto-PEEP pode determinar diversos efeitos negativos. Entre esses, pode determinar aumento do trabalho dos músculos inspiratórios, especialmente do diafragma, que ao modificar sua conformação geométrica com redução da sua curvatura, passa a trabalhar em um porção desfavorável da curva de relação comprimento-tensão e está mais propenso a fadiga, especialmente por estar trabalhando para deslocar o ar em vias aéreas mais estreitas.[5,6,11,18,19] Isso é agravado pela carga de trabalho imposta pela própria auto-PEEP, que torna necessário que seja gerada uma pressão intrapleural superior ao nível da auto-PEEP para iniciar o fluxo inspiratório. Essa carga pode ainda interferir com o acionamento da sensibilidade do ventilador, sendo causa comum de assincronia entre o paciente e o ventilador (Figura 21.1.3).[5,9,11,14,17] Ademais, regiões do pulmão hiperinsufladas podem comprimir áreas adjacentes de pulmão normal, piorando a relação ventilação/perfusão. A auto-PEEP pode também determinar redução do débito cardíaco e da pressão arterial sistêmica, fenômenos que são frequentes em pacientes com DPOC exacerbada, especialmente quando em ventilação mecânica, e decorrem da redução do retorno venoso secundário ao aumento das pressões intratorácicas com redução da pré-carga do ventrículo direito, e do aumento da resistência vascular pulmonar com elevação da pós-carga e do volume diastólico final do ventrículo direito, que por sua vez pode determinar desvio do septo interventricular para o interior do ventrículo esquerdo, comprometendo seu enchimento (fenômeno conhecido como interdependência ventricular).[5,9,11,17] Ademais, a carga de trabalho aumentada imposta aos músculos ventilatórios decorrente da necessidade de uma maior negativação da pressão pleural durante a inspiração pode contribuir para o aumento da pós-carga do ventrículo esquerdo.[17,20]

Clinicamente, na ausência de outras condições associadas (como pneumonia grave e edema pulmonar cardiogênico), esses pacientes desenvolvem insuficiência respiratória aguda tipo II ou ventilatória, sendo que a hipoventilação alveolar está associada sobretudo às alterações fisiológicas que comprometem a mecânica ventilatória, as trocas gasosas e a função dos músculos ventilatórios, e não à depressão do estímulo respiratório central, que, na verdade, encontra-se aumentado em virtude de uma demanda ventilatória elevada, exceto em pacientes com parada respiratória iminente.[5,6,11,21,22] Na ausência de contraindicações, a ventilação não invasiva (VNI) é sempre a primeira opção, uma vez que a evolução e o prognóstico de pacientes com DPOC exacerbada associada a insuficiência respiratória aguda apresentou melhora significativa após a introdução dessa modalidade ventilatória na prática clínica.[1,4,15,22-28] Nesse sentido, a VNI está indicada e deve ser iniciada precocemente principalmente nos casos moderados e graves com acidose respiratória associada a acidemia, isto é, pressão parcial de gás carbônico no sangue arterial ($PaCO_2$) > 45 mmHg e pH arterial ≤ 7,35.[1,4,22-28] A VNI está associada à rápida

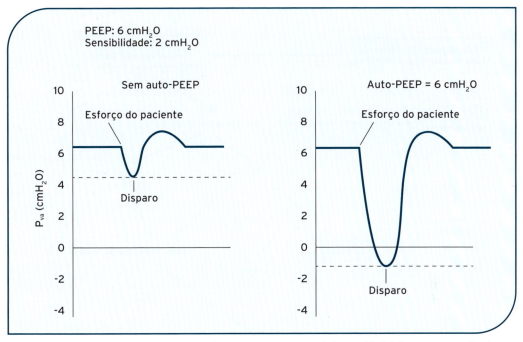

Figura 21.1.3. Efeito do auto-PEEP no disparo de um novo ciclo ventilatório em um paciente em ventilação mecânica invasiva programada com PEEP de 6 cmH$_2$O e sensibilidade a pressão de 2 cmH$_2$O. À esquerda, não há auto-PEEP e o fluxo inspiratório inicia quando o esforço inspiratório do paciente gera um esforço de 2 cmH$_2$O como programado. À direita, na presença de auto-PEEP de 6 cmH$_2$O, o paciente necessita gerar um esforço que supere a soma do auto-PEEP e da sensibilidade programada, isto é, 8 cmH$_2$O, para disparar um novo ciclo ventilatório (Modificada de MacIntyre NM, Branson RD. Mechanical ventilation. Philadelphia: WB Saunders, Company; 2001.)

melhora da oxigenação, da troca gasosa e do pH arterial, principalmente na primeira hora. Deve ser iniciada precocemente e com uso de dois níveis de pressão, PSV+PEEP (PSV – *pressure support ventilation*) ou BIPAP (*bilevel positive pressure airway*), aplicando-se uma pressão que determine um volume corrente de 6 a 8 mL/kg e PEEP entre 3 e 5 mmH$_2$O, sendo esses parâmetros posteriormente ajustados de acordo com a resposta clínica e a monitorização da mecânica ventilatória e das trocas gasosas do paciente. A pressão positiva inspiratória na via aérea (PSV ou IPAP – *inspiratory positive air pressure*) promove aumento da ventilação alveolar, redução do trabalho ventilatório e queda da hipercapnia. A pressão positiva expiratória na via aérea (PEEP ou EPAP – *expiratory positive air pressure*) proporciona redução da hiperinsuflação dinâmica (Figura 21.1.4).[15]

Embora a VNI seja o suporte ventilatório de escolha na exacerbação da DPOC, alguns pacientes necessitarão de ventilação mecânica invasiva (VMI). A decisão de instituir a VMI é primariamente clínica, pois não há nenhum valor absoluto de pressão parcial de oxigênio (PaO$_2$), PaCO$_2$ ou pH que indique VMI.[4-6,11,25,27] De um modo geral, não há necessidade de que a VMI seja instituída até que a terapia farmacológica máxima tenha sido instituída e a VNI tenha falhado ou seja contraindicada; porém, se já há evidência de que o paciente irá evoluir com necessidade de VMI, ela deve ser imediatamente instituída, pois a piora do quadro clínico pode ser rápida.[11,15]

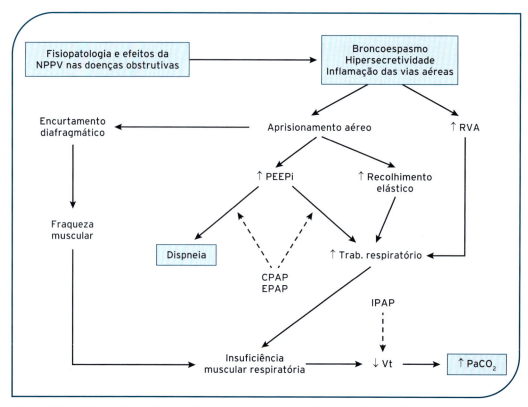

Figura 21.1.4. Alterações fisiopatológicas e efeitos da ventilação não invasiva na exacerbação da DPOC. VNIPP: ventilação não invasiva com pressão positiva; RVA: resistência de vias respiratórias; PEEPi: pressão expiratória final positiva intrínseca ou auto-PEEP; CPAP: pressão positiva contínua nas vias respiratórias; EPAP: pressão positiva expiratória em via respiratória; IPAP: pressão positiva inspiratória em via respiratória; VC: volume corrente; $PaCO_2$: pressão parcial de gás carbônico. (Modificada de Rodrigues RG, Amorim FF, Reis MAS. Ventilação Mecânica na Doença Pulmonar Obstrutiva Crônica. In: Valiatti JLS, Amaral JLG, Falcão LFR. Ventilação Mecânica: Fundamentos e Prática Clínica. Rio de Janeiro: Editora Guanabara Koogan; 2016.)

O manejo da VMI em pacientes com DPOC exacerbada possui características peculiares, que se não forem observadas podem determinar complicações sérias com aumento da morbidade e da mortalidade, sendo que atenção especial a hiperinsuflação pulmonar deve ser dada. A maneira mais prática de se detectar a ocorrência de auto-PEEP durante a VMI é a observação do disparo de um novo ciclo ventilatório, antes que o fluxo expiratório retorne a linha de base na monitorização da curva fluxo × tempo (Figura 21.1.1). Outra opção de avaliação gráfica para identificação é a avaliação da curva fluxo × volume, na qual o fluxo expiratório não chega a zero antes do início de um novo ciclo ventilatório (Figura 21.1.5).[5,6,11,29,30] Estando constatada a presença da auto-PEEP, um método para obter o seu valor é a manobra de oclusão da válvula exalatória ao final da expiração (determinando uma pausa expiratória), sendo que a pressão observada expressa a média das pressões ao final da expiração das unidades alveolares em contato com as vias aéreas proximais (auto-PEEP estática) (Figura 21.1.6).[4,9] No entanto, essa medida

Capítulo 21 — Avaliação do Fluxo Expiratório

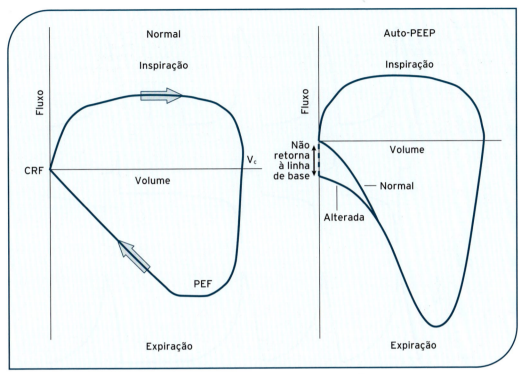

Figura 21.1.5. Identificação da auto-PEEP na curva fluxo × volume. À esquerda, não há auto-PEEP e o fluxo expiratório zera antes do início do início de um novo ciclo ventilatório. À direita, na presença de auto-PEEP, o fluxo não retorna a linha de base antes do início de uma nova inspiração. CRF: capacidade residual funcional; V_C: volume corrente (Modificada de Dhand R. Ventilator graphics and respiratory mechanics in the patient with obstructive lung disease. Respir Care. 2005; 50(2):246-61.)

requer que o paciente não apresente esforço ventilatório e os valores obtidos podem estar subestimados, pois essa técnica pressupõe que as vias aéreas estejam patentes, mas tampões mucosos e colapso das vias aéreas distais ao final da expiração podem determinar suas oclusões, o que pode levar a medida de um valor baixo de auto-PEEP, mesmo havendo hiperinsuflação severa. Nesses casos, a avaliação da hiperinsuflação pulmonar por meio da monitorização da pressão pleural com o uso cateter esofágico (auto-PEEP dinâmica) é mais fidedigna.[9,11,29,30]

A obstrução ao fluxo aéreo e a resistência elevada das vias aéreas com aumento da constante de tempo expiratória tornam necessário que o ajuste dos parâmetros da VMI permitam um tempo expiratório prolongado de modo a reduzir a hiperinsuflação dinâmica.[5,11,15,30,31] Desse modo, objetiva-se reduzir o tempo inspiratório e aumentar ao máximo o tempo expiratório, isto é, reduzir a relação entre o tempo inspiratório e tempo expiratório (relação I:E) de modo a possibilitar que o fluxo expiratório zere antes do início de uma nova inspiração. Quando utilizado o modo VCV, devem ser empregados valores de fluxos inspiratórios desacelerados entre 40 e 60 L/min que determinem uma relação I:E abaixo de 1:3 com a manutenção da pressão de platô em níveis seguros (< 30 cmH_2O) e de um conforto adequado do paciente.[5,6,15,25,32] Como atualmente é preconizado o uso de volumes correntes de até 6 mL/kg do peso

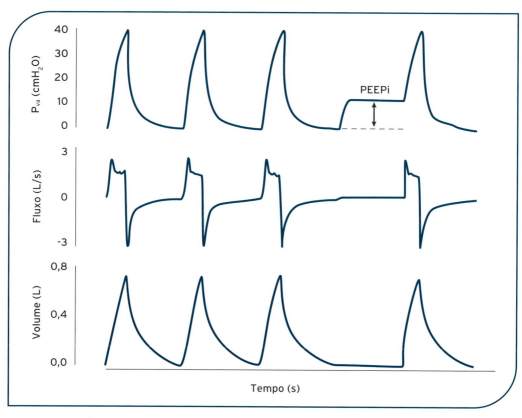

Figura 21.1.6. Técnica da pausa expiratória. Ao final do 3º ciclo ventilatório, foi realizada uma pausa ao final da expiração por meio do fechamento da válvula exalatória, o que permite estimar a auto-PEEP estática, que nesse caso corresponde a 10 cmH$_2$O. Pva: pressão em vias aéreas; PEEP$_i$: PEEP intrínseca ou auto-PEEP (Modificada de Tobin MJ, Van de Graaff WB. Monitoring of lung mechanics and work of breathing. In: Tobin MJ (ed.). Principles and practice of mechanical ventilation. New York: McGraw Hill; 1994.)

predito como estratégia da ventilação mecânica protetora, geralmente não há necessidade de fluxos inspiratórios ≥ 60 L/min como anteriormente era sugerido quando se utilizavam volumes correntes mais elevados, acima de 10 mL/kg do peso predito.[6,15,30,32] No modo ventilação pressão-controlada (PCV – *pressure controlled ventilation*), a relação I:E pode ser ajustada diretamente em valores inferiores a 1:3 com a utilização do menor valor da pressão de distensão de forma a determinar um tempo inspiratório suficiente para finalizar o fluxo inspiratório pelo ventilador antes do disparo de um novo fluxo inspiratório.[5,6,15,30,31] Na PCV, não é necessário o ajuste do fluxo inspiratório, uma vez que ele é livre e sempre decrescente, sendo seu valor dependente do nível de pressão aplicada, do esforço inspiratório do paciente e da resistência e complacência do sistema respiratório.[5] Tanto no modo VCV como PCV, é importante que sejam ajustadas frequências respiratórias abaixo de 15 por minuto, uma vez que frequências maiores podem predispor a aprisionamento aéreo e aumento da auto--PEEP. Nos modos assistido-controlados, a redução do volume-minuto, especialmente a instituição de frequências respiratórias mais baixas com prolongamento do tempo expiratório, que permitem um melhor esvaziamento alveolar, é uma das estratégias ventilatórias mais eficientes para redução da hiperinsuflação pulmonar.[5,11,30] Vale salientar que esses pacientes frequentemente apresentam hipercapnia apesar de estarem ventilando com volume-minuto normal ou pouco aumento. Isso é decorrente do aumento do espaço morto fisiológico (V_D/V_T fisiológico), que se relaciona diretamente com a gravidade da hiperinsuflação pulmonar. Nesses casos, a tentativa de aumentar o volume-minuto para reduzir a $PaCO_2$ com aumento da frequência respiratória pode piorar a hiperinsuflação dinâmica e aumentar ainda mais o V_D/V_T fisiológico. Há ainda o risco de a redução inadvertida da $PaCO_2$ causar alcalemia com consequente depressão do sistema nervoso central e prejuízo da oferta de oxigênio aos tecidos.[5,11] Desse modo, recomenda-se que frequência respiratória seja programada inicialmente entre 8 e 12 por minuto, sendo o volume-minuto ajustado com o objetivo de normalizar o pH arterial e não a $PaCO_2$, desde que a hipercapnia não esteja contraindicada, como no caso de hipertensão intracraniana concomitante.[5,6,15,30,32]

Como já mencionado, na fisiopatologia da limitação ao fluxo aéreo, o colapso expiratório dinâmico, determinado pela perda de tração radial e instabilidade das pequenas vias respiratórias decorrente da destruição do parênquima pulmonar, é uma característica marcante desses pacientes. A aplicação externa de PEEP por ação mecânica pode contrapor esse fenômeno, de modo a manter as vias aéreas abertas e permitir a desinsuflação pulmonar (Figura 21.1.7). Entretanto, devido às características não homogêneas

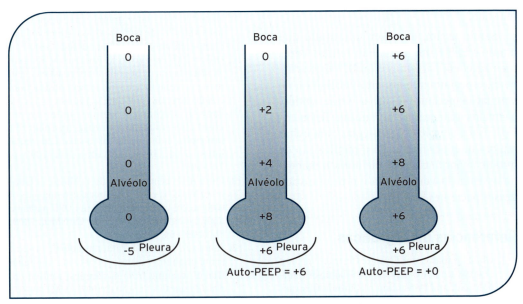

Figura 21.1.7. Efeito da aplicação do PEEP externa na auto-PEEP. À esquerda, um paciente está sem auto-PEEP e a pressão alveolar equilibra-se com a pressão nas vias aéreas proximais. Ao centro, há o desenvolvimento de hiperinsuflação dinâmica, estando a pressão alveolar maior que a pressão nas vias aéreas proximais ao final da expiração, o que gera um auto-PEEP de 6 cmH$_2$O. À direita, a diferença entre a pressão alveolar e pressão das vias aéreas proximais ao final da expiração é abolida com a aplicação de uma PEEP externa. (Modificada de Dhand R. Ventilator graphics and respiratory mechanics in the patient with obstructive lung disease. Respir Care. 2005; 50(2):246-61.)

dos pulmões, algumas áreas podem sofrer hiperinsuflação quando a PEEP aplicada supera a auto-PEEP. Por isso, a aplicação de PEEP externa deve ser associada ao monitoramento da mecânica respiratória.[5,33,34] No modo VCV, a medida da pressão de platô é recomendada e pode ser usada para titulação da PEEP externa aplicada. Nesse caso, a desinsuflação induzida pela PEEP externa pode ser detectada pela manutenção ou queda da pressão de platô. Por outro lado, se a pressão de platô aumentar, a PEEP externa está piorando a hiperinsuflação pulmonar e deve ser reduzida ou retirada.[5,15,33,34] No modo PCV, à medida que se aumenta o valor da PEEP externa, avalia-se o volume corrente exalado. Se este reduzir, é sinal de que houve piora da hiperinsuflação e a PEEP externa deve ser reduzida ou retirada. Por outro lado, se ele aumentar, a PEEP externa está ocasionando desinsuflação pulmonar e pode ser mantida.[5,15,33,34]

Sendo assim, deve ser salientado que a auto-PEEP é um fenômeno muitas vezes inevitável em pacientes com DPOC exacerbada, especialmente quando necessitam de ventilação mecânica invasiva. Nesse sentido, a compreensão de seus mecanismos fisiopatológicos e a adoção de estratégias para evitar a piora da hiperinsuflação dinâmica são de grande importância para melhorar o manejo da assistência ventilatória e o prognóstico desses pacientes.[5,6,15,25,27]

Referências bibliográficas

1. Global Initiative for Chronic Obstructive Lung Disease. Gold Strategy for the Diagnosis Management, and Prevention of Chronic Obstructive Pulmonary Disease – 2019 Report. Disponível em: https://goldcopd.org/wp-content/uploads/2018/11/GOLD-2019-v1.7-FINAL-14Nov2018-WMS.pdf
2. Murray CJL, Lopez AD. Alternative projections of mortality and disability by cause 1990–2020: Global Burden of Disease Study. Lancet. 1997; 349(9064):1498-504.
3. Sana A, Somda SMA, Meda N, Bouland C. Chronic obstructive pulmonary disease associated with biomass fuel use in women: a systematic review and meta-analysis. BMJ Open Respir Res. 2018; 5(1):e000246.
4. Sociedade Brasileira de Pneumologia e Tisiologia (SBPT). II Consenso Brasileiro sobre Doença Pulmonar Obstrutiva Crônica – DPOC – 2004. J Bras Pneumol. 2004; 30(Suppl 5):S1-S41.
5. Holanda MA, Reis RC. Ventilação mecânica nas doenças obstrutivas. In: VENUTI – Manual do Curso de Ventilação Mecânica. São Paulo: Associação de Medicina Brasileira; 2009. p. 89-96.
6. Jezler S, Holanda MA, Anderson J, Franca S. Ventilação mecânica na doença pulmonar obstrutiva crônica (DPOC) descompensada. J Bras Pneumol. 2007; 33(Suppl 2):S111-8.
7. Hess DR, Medoff BD. Mechanical ventilation of the patient with chronic obstructive pulmonary disease. Respir Care Clin N Am. 1998; 4(3):439-73.
8. Esteban A, Anzueto A, Frutos F, Alia I, Brochard L, Stewart TE, et al.; Mechanical Ventilation International Study Group. Characteristics and outcomes in adult patients receiving mechanical ventilation: a 28-day international study. JAMA. 2002; 287(3):345-55
9. Dhand R. Ventilator graphics and respiratory mechanics in the patient with obstructive lung disease. Respir Care. 2005; 50(2):246-61.
10. Officer TM, Pellegrino R, Brusasco V, Rodarte JR. Measurement of pulmonary resistance and dynamic compliance with airway obstruction. J Appl Physiol. 1998; 85(5):1982-8.
11. Laghi F. Mechanical ventilation in chronic obstructive pulmonary disease. In: Tobin MJ. Principles and practice of mechanical ventilation. 3 ed. Chicago: McGraw-Hill; 2013. p. 741-59.
12. Purro A, Appendini L, Polillo C, Musso G, Taliano C, Mecca F, et al. Mechanical determinants of early acute ventilator failure in COPD patients: a physiologic study. Intensive Care Med. 2009; 35(4):639-64.
13. Jubran A, Tobin MJ. Pathophysiologic basis of acute respiratory distress in patients who fail a trial of weaning from mechanical ventilation. Am J Respir Crit Care Med. 1997; 155(3):906-15.
14. Laghi F, Goyal A. Auto-PEEP in respiratory failure. Minerva Anestesiol. 2012; 78(2):201-21.
15. Associação de Medicina Intensiva Brasileira, Sociedade Brasileira de Pneumologia e Tisiologia. Diretrizes Brasileiras de Ventilação Mecânica. São Paulo; 2013.
16. Smith TC, Marini JJ. Impact of PEEP on lung mechanics and work of breathing in severe airflow obstruction. J Appl Physiol. 1988; 65(4):1488-99.

17. Pepe PE, Marini JJ. Occult positive end-expiratory pressure in mechanically ventilated patients with airflow obstruction: the auto-PEEP effect. Am Rev Respir Dis. 1982; 126(1):166-70.
18. Laghi F, Tobin MJ. Disorders of the respiratory muscles. Am J Respir Crit Care Med. 2003; 168(1):10-48.
19. De Troyer A, Wilson TA. Effect of acute inflation on the mechanics of the inspiratory muscles. J Appl Physiol. 2009; 107(1):315-23.
20. Leatherman JW. Mechanical ventilation in obstructive lung disease. Clin Chest Med. 1996; 17(3):577-90.
21. Tobin MJ, Perez W, Guenther SM, Semmes BJ, Mador MJ, Allen SJ, et al. The pattern of breathing during successful and unsuccessful trials of weaning from mechanical ventilation. Am Rev Respir Dis. 1986; 134(6):1111-8.
22. Hess DR, Medoff BD. Mechanical ventilation of the patient with chronic obstructive pulmonary disease. Respir Care Clin N Am. 1998; 4(3):439-73.
23. Quon BS, Gan WQ, Sin DD. Contemporary management of acute exacerbations of COPD: a systematic review and meta-analysis. Chest. 2008; 133(3):756-66.
24. Brochard L, Mancebo J, Wysocki M, Lofaso F, Conti G, Rauss A, et al. Noninvasive ventilation for acute exacerbations of chronic obstructive pulmonary disease. N Engl J Med. 1995; 333(13):817-22.
25. Lightowler J, Wedzicha JA, Elliot MW, Ram FS. Non-invasive positive pressure ventilation to treat respiratory failure resulting from exacerbations of chronic obstructive pulmonary disease: Cochrane systematic review and meta-analysis. BMJ. 2003; 326(7382):185.
26. Keenan SP, Sinuff T, Cook DJ, Hill NS. Which patients with acute exacerbation of chronic obstructive pulmonary disease benefit from noninvasive positive-pressure ventilation? A systematic review of the literature. Ann Intern Med. 2003; 138(11):861-70.
27. Ram FS, Picot J, Lightowler J, Wedzicha JA. Non-invasive positive pressure ventilation for treatment of respiratory failure due to exacerbations of chronic obstructive pulmonary disease. Cochrane Database Syst Rev. 2004; (3):CD004104.
28. Hess DR. Noninvasive Ventilation for Acute Respiratory Failure. Respir Care. 2013; 58(6):950-69.
29. Blanch L, Bernabe F, Lucangelo U. Measurement of air trapping, intrinsic positive end-expiratory pressure, and dynamic hyperinflation in mechanically ventilated patients. Respir Care. 2005; 50(1):110-23.
30. Vicente EG. Invasive mechanical ventilation in COPD and asthma. Med Intensiva. 2011; 35(5):288-98.
31. Sethi JM, Siegel MD. Mechanical ventilation in chronic obstructive lung disease. Clin Chest Med. 2000; 21(4):799-818.
32. Reddy RM, Guntupalli KK. Review of ventilatory techniques to optimize mechanical ventilation in acute exacerbation of chronic obstructive pulmonary disease. Int J COPD. 2007; 2(4):441-52.
33. Caramez MP, Borges JB, Tucci MR, Okamoto VN, Carvalho CR, Kacmarek RM, et al. Paradoxical responses to positive end-expiratory pressure in patients with airway obstruction during controlled ventilation. Crit Care Med. 2005; 33(7):1519-28.
34. Ranieri VM, Giuliani R, Cinnella G, Pesce C, Brienza N, Ippolito EL, et al. Physiologic effects of positive end-expiratory pressure in patients with chronic obstructive pulmonary disease during acute ventilatory failure and controlled mechanical ventilation. Am Rev Respir Dis. 1993; 147(1):5-13.

22

Física dos Gases

22.1 Lei de Laplace da Tensão Superficial de uma Esfera e o Papel do Surfactante Alveolar

Ludmila Christiane Rosa da Silva | Allana dos Reis Corrêa | Bruna Figueiredo Manzo

Caso clínico

Gestante de 34 anos, primigesta, 28 semanas de idade gestacional pelo escore New Ballard (NB), história de hipertensão arterial e diabetes gestacional, comparece à maternidade referindo dor pélvica e perda de líquido. Constatada ruptura prematura de membrana amniótica, pré-eclâmpsia e diminuição de vitalidade fetal, após verificação de cardiotocografia. Medicada com anti-hipertensivo endovenoso e dose única de corticoterapia, sendo posteriormente encaminhada ao centro obstétrico.

Recém-nascido, sexo masculino, nasceu de parto cesáreo, peso ao nascer de 865 gramas, Apgar 6/8. Ainda na sala de parto, neonato apresentou evidências de desconforto respiratório precoce – boletim de Silverman-Andersen 5/10, com taquipneia, murmúrios vesiculares diminuídos, retração subcostal e intercostal, gemência e batimento de aleta nasal, sendo necessária a instalação de ventilação não invasiva.

Nas primeiras horas após admissão na UTI neonatal, houve piora progressiva do quadro respiratório e identificação de achado radiográfico de infiltrado retículo-granular difuso como um "vidro moído" distribuído uniformemente nos campos pulmonares, além da presença de broncogramas aéreos e aumento de líquido pulmonar, típicos de síndrome do desconforto respiratório do recém-nascido, também conhecida popularmente, como doença da membrana hialina.

A partir de um caso clínico relativamente comum, pode-se exemplificar mecanismos fisiopatológicos a serem considerados em uma situação de síndrome do desconforto respiratório, na UTI neonatal, a fim de ponderar sobre o papel do surfactante pulmonar na redução da tensão superficial alveolar.

Objetivos de estudo

- Apresentar os mecanismos fisiológicos envolvidos na manutenção da estabilidade alveolar.
- Descrever a aplicação da lei de Laplace na tensão superficial alveolar.
- Descrever o papel do surfactante na redução da tensão superficial alveolar.

Fisiologia aplicada à medicina intensiva

Características das vias aéreas inferiores

Os alvéolos pulmonares são constituídos de pneumócitos do tipo-I e do tipo-II. Os pneumócitos tipo-I são células pavimentosas, cuja pequena espessura facilita a difusão do O_2 para o sangue, e possuem a função de revestimento. Os pneumócitos tipo-II são células mais robustas, devido à presença de corpos lamelares em seu interior, e sua função principal é a de secretar surfactante pulmonar.[6]

Anatomicamente, os alvéolos estão arranjados de forma interdependente, com integridade estrutural que lembra um favo de mel. A manutenção da estabilidade alveolar depende dessa arquitetura, pois sempre que um alvéolo tende a entrar em colapso, é contraposto pelos alvéolos vicinais.[7] Contrariamente, na insuflação em excesso de um alvéolo, os alvéolos adjacentes se opõem a essa distensão. Essa característica combinada com as propriedades do surfactante pulmonar, de diminuir a tensão superficial, fornecem estabilidade física ao alvéolo, resultando em pouca mudança no volume alveolar durante a ventilação.[7]

Tensão superficial

Na superfície alveolar, a interface formada pela água em contato com o ar faz com que as moléculas da água possuam atração especialmente forte umas pelas outras, resultando em uma tendência à contração. Esse é o princípio que mantém as gotas de chuva unidas. Isto é, existe uma firme membrana contrátil, constituída por moléculas de água, por toda a superfície da gota.[8] Essa força de atração entre as moléculas superficiais de uma interface líquido-gás é conhecida como tensão superficial.

A tensão superficial induz as moléculas a manterem a menor área possível de contato com a região gasosa. A esfera é a figura geométrica de menor área por unidade de volume, portanto é a menor área de contato entre o ar interior e o seu revestimento líquido.[8] Nos alvéolos esse princípio se aplica, a superfície da água também tenta se contrair. Isso resulta em tentativa de forçar o ar para fora do alvéolo, pelo brônquio, o que induz o colapso do alvéolo.[8,9]

A pressão necessária para manter a esfera, ou o alvéolo, insuflado, opondo-se à tensão superficial, é dada pela lei de Laplace.[10]

Lei de Laplace

A lei de Laplace da tensão superficial de uma esfera relaciona a variação de pressão na interface que separa dois fluidos distintos e suas forças moleculares. Considerando o alvéolo como uma esfera, a relação entre a pressão no interior do alvéolo e a tensão da parede do alvéolo é dada por:[11]

$$\text{Pressão} = \frac{2 \times \text{Tensão}}{\text{Raio}}$$

Assim, a tensão superficial pode ser considerada como:[11]

$$\text{Tensão} = \frac{\text{Pressão} \times \text{Raio}}{2}$$

Observe que a pressão gerada como resultado da tensão superficial alveolar é inversamente afetada pelo raio do alvéolo, o que significa que, quanto menor o alvéolo, maior a pressão provocada pela tensão superficial (Figura 22.1.1)[8].

Logo, de acordo com a lei de Laplace, se dois alvéolos de tamanhos diferentes estão conectados por uma via aérea comum e a tensão superficial é a mesma, então a pressão no alvéolo pequeno é maior que a no alvéolo grande. Além disso, por serem conectados, o alvéolo pequeno tenderá a se esvaziar no alvéolo grande, o que o torna potencialmente colapsável.[11]

A fim de resistir ao colabamento, a estabilidade alveolar dependerá de dois

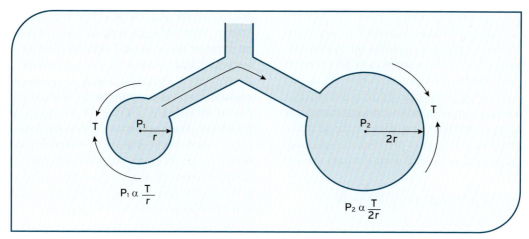

Figura 22.1.1. Relação da tensão superficial com o raio da esfera (lei de Laplace). (Disponível em: Levitzky MG. Pulmonary Physiology. 7 ed. McGraw-Hill (Lange Series); 2007.)

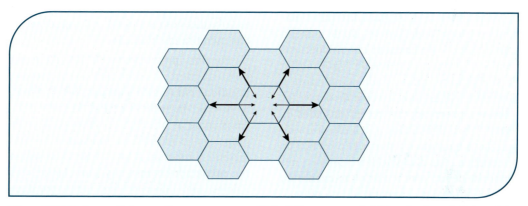

Figura 22.1.2. A arquitetura pulmonar e sua contribuição para a estabilização dos alvéolos. (Disponível em: Levitzky MG. Pulmonary Physiology. 7 ed. McGraw-Hill (Lange Series); 2007.)

fatores fisiológicos: a interdependência mecânica alveolar e a presença do surfactante pulmonar.[11]

A interdependência alveolar trata da forma como os alvéolos estão interpostos, em forma de polígonos com paredes achatadas compartilhadas com os alvéolos adjacentes (Figura 22.1.2). Assim, se um alvéolo começa a colabar, ocorre um estresse sob a parede dos alvéolos adjacentes, impedindo o colabamento.[11]

A presença do surfactante pulmonar, por sua vez, é fundamental para permitir a convivência estável entre alvéolos de raios diferentes, já que diminui acentuadamente a tensão superficial dos alvéolos com raios menores em comparação com os alvéolos de raios maiores.[11] Essa característica única permite evitar o colabamento alveolar no final da expiração, quando as forças que causam o colapso alveolar estão maximizadas.[12]

Surfactante pulmonar

Funções do surfactante pulmonar

O papel mais conhecido do surfactante pulmonar é o de estabilizar os alvéolos e os bronquíolos respiratórios durante a fase expiratória, evitando o colapso das vias aéreas distais e a perda do volume pulmonar. Durante a inspiração, o surfactante promove um recrutamento alveolar uniforme, reduzindo o gradiente pressórico entre o interstício e o alvéolo, diminuindo assim a formação de edema alveolar. Além disso, sabe-se que o surfactante apresenta propriedades imunológicas, antibacterianas e anti-inflamatórias.[4]

Produção e *pool* de surfactante

O surfactante é sintetizado a partir da 20ª semana gestacional pelos pneumócitos tipo-II. Sua produção aumenta progressivamente durante a gestação, atingindo o pico por volta da 35ª semana.[3]

A quantidade de surfactante pulmonar diminui com a idade, porém não de maneira significante. Vale destacar que prematuros com SDR produzem cerca de 1 a 5 mg/kg de surfactante, quantidade semelhante à observada em adultos, e cerca de dez vezes inferior à observada em recém-nascidos de termo.[12] Isso demonstra que a estrutura do pulmão prematuro e a possível presença de proteínas na luz alveolar determinam a necessidade de um *pool* maior no momento do nascimento, como o encontrado no pulmão do recém-nascido de termo, para assegurar uma função adequada.[12]

Composição do surfactante

O surfactante pulmonar é constituído basicamente por lipídeos e proteínas, sendo a fosfatidilcolina saturada seu principal componente tenso ativo, responsável pela diminuição da tensão superficial alveolar. Dentre as proteínas que o constituem, destacam-se as apoproteínas (SP-A, SP-B, SP-C e SP-D), que são fundamentais na determinação da função e do metabolismo do surfactante pulmonar.[3]

Cerca de 90% da composição do surfactante consiste em lipídeos, incluindo lipídeos neutros e fosfolipídeos.[12] A função principal dos fosfolipídeos é a de atuar na redução da tensão superficial na interface ar-líquido no interior do alvéolo. Cerca de 80% dos fosfolipídeos consistem em fosfatidilcolina.[12] No entanto, a fosfatidilcolina sozinha não é capaz de explicar as principais características do surfactante, já que a 37 °C assume a forma gel. Portanto, em temperatura fisiológica, ela depende dos outros componentes do surfactante, como fosfatidilglicerol, o fosfatidilinositol, fosfatidiletanolamina e a fosfatidilserina, para a formação de uma camada estável na superfície alveolar.[12]

Além dos fosfolipídeos, o surfactante alveolar apresenta em cerca 5% de sua massa colesterol e os ésteres do colesterol. Apesar de seus papéis não serem bem elucidados, sabe-se que essas substâncias parecem estar envolvidas com a fluidez e a organização das membranas lipídicas.[12]

Por fim, aproximadamente 10% da massa do surfactante é composta por proteínas divididas em quatro subtipos, SP-A, SP-B, SP-C e SP-D. A SP-B e SP-C são reconhecidas como as principais responsáveis pelas propriedades biofísicas e funcionais do surfactante pulmonar. A SP-A e SP-D, ausentes nos preparados comerciais, são relacionadas à defesa anti-infecciosa do pulmão, por interagir com a superfície de bactérias e outros microrganismos.[12,13]

Metabolismo do surfactante

No interior do alvéolo, devem ocorrer uma série de alterações estruturais do surfactante recém-secretado, até a formação da mielina tubular e da película rica em dipalmitoilfosfatidilcolina.[4] Assim, para que as propriedades tensoativas sejam mantidas, complexas modificações são observadas nas etapas de síntese, armazenamento e secreção do surfactante pelos pneumócitos tipo II.[4]

Inicialmente, há formação da mielina tubular a partir da organização das moléculas de gordura, que formam a monocamada que reveste a superfície alveolar. Movimentos

Capítulo 22 — Física dos Gases

sucessivos de contração e estiramento, durante o ciclo respiratório, são responsáveis pela desorganização de parte da mielina tubular e desprendimento do filme principal. Pequenas vesículas dessas moléculas são reabsorvidas para o pneumócito II e uma porção mínima é catabolizada. A síntese e secreção do surfactante para o interior do alvéolo ocorre em, aproximadamente, 30 a 48 horas em animais recém-nascidos, tempo superior ao comparado com adultos.[12,14]

No período neonatal, o surfactante é recaptado pelos pneumócitos tipo-II, que o reincorpora nos corpos lamelares para novamente secretá-lo na superfície alveolar.[4] A reciclagem é um processo fundamental para minimizar a necessidade de síntese de surfactante, além de ajudar a manter um *pool* alveolar adequado e ativar os componentes do surfactante, por meio da adição de novos elementos, particularmente proteínas, e da reorganização estrutural dos lipídeos e proteínas.[4] Assim, nos prematuros, cerca de 50% do *pool* alveolar é composto de surfactante com boa capacidade de reduzir a tensão superficial, e 50% é composto por vesículas inativas a serem recicladas.[12]

Bases fisiopatológicas para a deficiência do surfactante nas doenças pulmonares neonatais

Quaisquer fatores que interfiram em alguma das múltiplas etapas relacionadas a formação e manutenção da película tensoativa podem diminuir a quantidade de surfactante ativo na superfície alveolar. As anormalidades do sistema do surfactante podem atingir desde a síntese, processamento intracelular, secreção e adsorção, até o processo de recaptação e reciclagem.[4]

Pode-se dividir tais alterações em duas grandes categorias, as relacionadas à deficiência quantitativa do surfactante e aquelas associadas à deficiência qualitativa do tensoativo. A deficiência quantitativa relaciona-se à insuficiência de síntese do surfactante, como a que ocorre nos pulmões imaturos (SDR), malformados (hipoplasia pulmonar) e na síndrome do desconforto respiratório agudo.[4]

A deficiência qualitativa envolve disfunção do surfactante alveolar. Esse grupo inclui os fatores que interferem no ciclo alveolar do metabolismo do surfactante, destacando-se a inativação da película tensoativa.[4] Sabe-se que função do surfactante pode ser inibida pela presença de proteínas (albumina, fibrinogênio e hemoglobina), líquidos (edema pulmonar), mediadores de lesão tecidual (citocinas e proteases), além dos agentes oxidantes (oxigênio em altas concentrações) e físicos (baro/volutrauma).[4] Nos pulmões imaturos, o aumento da permeabilidade vascular, agravado pela lesão induzida pelo respirador e pelos processos infecciosos e asfíxicos, permite o extravasamento dessas substâncias para o interior dos alvéolos.[4]

As proteínas, por meio de um mecanismo de competição pela interface ar-líquido, parecem interferir na formação da monocamada de surfactante.[12] O fenômeno de inativação depende de vários fatores, incluindo a quantidade de surfactante e de proteínas envolvidas,[12,15] o tipo de proteína presente na luz alveolar, com destaque para os monômeros de fibrina,[12,16] e a quantidade de proteínas específicas do surfactante (SP-A, SP-B e SP-C), que reduzem a inativação.[9] O uso pré-natal de corticosteroides pode reduzir a ocorrência do fenômeno, ao otimizar o mecanismo de reciclagem, resultando em maiores concentrações de proteínas específicas no produto final.[12,17]

Admite-se, portanto, que surfactante pulmonar desempenha um papel fundamental na mecânica ventilatória ao reduzir a tensão superficial alveolar. A deficiência da película tensoativa resulta em aumento da retração elástica dos pulmões, levando a instabilidade e atelectasia alveolar progressiva, com diminuição da complacência pulmonar e da capacidade residual funcional.[4] Essas alterações manifestam-se clinicamente por meio de evidências de prejuízos na relação ventilação-perfusão pulmonar, como observado no caso clínico descrito, provocando quadros de insuficiência respiratória.

Referências bibliográficas

1. Ruschel L, Nader PJH. A doença da membrana hialina em prematuros de baixo peso. Rev AMRIGS. 2014 jul-set; 58(3):193-7.
2. Lima MBA, Magalhães FJ, Melo GM, Costa SM, Oliveira MEPT. Assistência de Enfermagem ao recém-nascido com síndrome do desconforto respiratório e icterícia neonatal. In: Anais do Congresso Brasileiro de Enfermagem Neonatal. Fortaleza, Ceará, Brasil; 2012
3. BRASIL. Ministério da Saúde. Secretaria de Atenção à Saúde. Departamento de Ações Programáticas e Estratégicas. Atenção ao recém-nascido: guia para os profissionais de saúde. Brasília: Ministério da Saúde; 2011. v. 3. Problemas respiratórios, cardiocirculatórios, metabólicos, neurológicos, ortopédicos e dermatológicos (Série A. Normas e Manuais Técnicas).
4. Miyoshi MH. Terapêutica de reposição de surfactante. J Pediatr. 2001; 77(1):3-8.
5. Dias CJM, Muller CL, Laignier SJ. Conceitos atuais sobre avaliação da maturidade pulmonar fetal. FEMINA. 2014 mai-jun; 42(3).
6. Gartner LP, Hiatt JL. Tratado de Histologia em cores. 3 ed. Rio de Janeiro: Elsevier; 2007.
7. Faustino EA. Mecânica pulmonar de pacientes em suporte ventilatório na unidade de terapia intensiva. Conceitos e monitorização. Rev Bras Ter Intensiva. 2007 jun; 19(2):161-9.
8. Hall JE, Guyton AC. Guyton & Hall Tratado de fisiologia médica. 13 ed. Rio de Janeiro: Elsevier; 2017.
9. Ferez D. Fisiologia Respiratória. Universidade Federal de São Paulo, Escola Paulista de Medicina-UNIFESP. Disciplina de Anestesiologia, Dor e Medicina Intensiva. Disponível em: http://www.anestesiologia.unifesp.br/fisio_resp.
10. Levitzky MG. Pulmonary Physiology. 7 ed. McGraw-Hill (Lange Series); 2007.
11. Raff H, Levitzky M. Fisiologia Médica: Uma abordagem integrada. Porto Alegre: McGraw Hill (LANGE)/Artmed; 2012.
12. Rebello CM, Proença RSM, Troster EJ, Jobe AH. Terapia com surfactante pulmonar exógeno: o que é estabelecido e o que necessitamos determinar. J Pediatr. 2002 dez; 78(Suppl 2):215-26.
13. Crouch EC. Structure, biologic properties and expression of surfactant protein D (SP-D). Biochim Biophys Acta. 1998; 1408:278-89.
14. Jobe AH, Ikegami M, Sarton-Miller I. Surfactant metabolism of newborn lamb lungs in vivo. J Appl Physiol. 1980; 49:1091-8.
15. Ikegami M. Surfactant inactivation. In: Boyton BR, Carlo WA, Jobe AH (eds.). New Therapies for Neonatal Respiratory Failure. New York: Cambridge University Press; 1994. p. 36-48.
16. Seeger W, Gunther A, Thede C. Differential sensitivity to fibrinogen inhibition of SP-C vs SP-B based surfactants. Am J Physiol. 1992; 261:L286-91.
17. Rebello CM, Ikegami M, Polk DH, Jobe AH. Postnatal lung responses and surfactant function after fetal or maternal corticosteroid treatment of preterm lambs. J Appl Physiol. 1996; 80:1674-9.

Seção

5

Controle Endócrino, Metabólico e Renal

23

Fluxo Sanguíneo Renal

23.1 Paciente Previamente Hipertenso, Admitido Chocado após Hemorragia Digestiva Alta, Evoluindo com Injúria Renal Aguda

Andrea Zappalá Abdalla | André Gustavo Neves de Albuquerque | Rodrigo Santos Biondi

Caso clínico

Paciente masculino, 56 anos, portador de hipertensão arterial sistêmica, etilista de longa data, em cinco dias pós-libação alcoólica cursando com hematêmese, buscou o hospital. Neste, apresentou instabilidade hemodinâmica. Após estabilização clínica, o paciente evoluiu com piora da função renal, associada a uma alcalose metabólica.

Fisiopatologia

O sistema renal é composto por dois rins, sendo que a função renal é realizada pela unidade funcional, o néfron. Cada rim tem uma cerca de 900.000 a 1 milhão de néfrons.[2] A unidade do néfron começa com o glomérulo renal, um tufo delicado de capilares que é fornecido por uma arteríola aferente e drenado por uma arteríola eferente. Cada glomérulo fica dentro de uma cápsula (de Bowman) que é drenada por um único túbulo renal. As seções do túbulo renal incluem a porção do túbulo contorcido proximal (TCP), a alça de Henle (AH), túbulo contorcido distal (TCD) e um duto coletor (DC). O córtex renal consiste principalmente em glomérulos e em TCP e TCD, a medula renal consiste principalmente em AH, e as pirâmides renais contêm o que drena a urina final para o sistema calicial (Figura 23.1.1).[2]

O fluxo sanguíneo combinado para ambos os rins é da ordem de 1 L/min, isto é, 20% de todo o débito cardíaco.[2]

O fluxo sanguíneo para cada glomérulo é controlado pelo tônus arteriolar aferente e da arteríola eferente.[2]

O tônus da arteríola aferente é controlado por prostaglandinas que, quando presentes, resultam em vasodilatação, e quando ausentes ou inibidas, resultam em vasoconstrição. Já o tônus arteriolar eferente está sob o controle da angiotensina II que, quando presente, causa vasoconstrição, ocasionando um aumento na pressão glomerular, e quando ausente ou inibida, vasodilatação, resultando em uma diminuição da pressão. Dessa forma, mudanças na pressão glomerular resultarão em um aumento ou diminuição na taxa de filtração quando a pressão é aumentada ou diminuída, respectivamente.[2]

Essa taxa de filtração é descrita como a taxa de filtração glomerular (TFG), que em um homem adulto normal é de aproximadamente 120 mL/min ou 170 L/dia; ela representa a taxa de depuração de uma

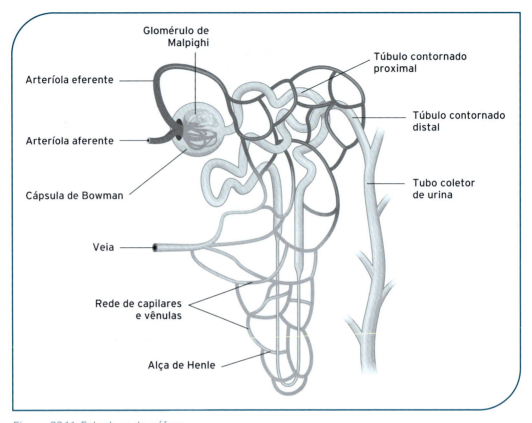

Figura 23.1.1. Estrutura do néfron.

substância que passa através do néfron sem ser submetida a qualquer metabolismo, secreção tubular ou reabsorção.[1]

A creatinina é produzida continuamente como substância endógena que sofre filtração glomerular sem qualquer reabsorção, podendo ser usada como uma simples medida da TFG. Entretanto, como a produção de creatinina é significativamente influenciada pela idade, sexo e massa muscular, e como muitas vezes há a necessidade de comparar a função renal entre diferentes grupos de pacientes, várias equações de estimativa para TFG foram desenvolvidas e são utilizadas hoje em dia.[1]

É importante lembrar que elas estão estimando equações derivadas em populações específicas de pacientes (por exemplo, a MDRD equação foi derivada de pacientes com TFG entre 15 e 60 mL/min/1,73 m^2); elas são imprecisas em pacientes que não estão em estado estacionário (isto é, durante alterações agudas na função renal ou sua recuperação) e sem qualquer significado em pacientes diálise. A unidade de TFG é geralmente mililitros por minuto (mL/min), corrigida para o tamanho do corpo para uma área de superfície corporal média de 1,73 m^2, isto é, mL/min/1,73 m^2. Isso permite a comparação da função renal em dois ou mais indivíduos de diferentes tamanhos corporais. A concentração de creatinina pode ser usada como uma simples medida da função renal. Novamente, assumindo que a produção de creatinina permanece inalterada, aumento da creatinina em um determinado indivíduo reflete o agravamento da função, enquanto uma diminuição reflete melhora da função renal.[1]

Outro aspecto a salientar é que a relação entre a TFG e a creatinina sérica é inversa e não linear. Também pode ser visto que até 50% da TFG pode ser perdido antes que a creatinina sérica se eleve fora da faixa normal, e em níveis mais baixos de TFG, pequenas reduções na TFG podem resultar em um aumento significativo na concentração sanguínea de creatinina e outros solutos importantes (ureia e potássio). Dessa forma, com TFG > 30 mL/min, pequenas alterações na creatinina sérica refletem significativa redução da TFG (Figura 23.1.2).

Devido à natureza semipermeável do glomérulo, a composição do filtrado glomerular é efetivamente idêntica à do plasma sanguíneo menos as proteínas que, em circunstâncias normais são grandes demais para atravessar. Dado que a TFG diária é de 170 L, é necessário um mecanismo de recuperação para evitar perdas maiores de solutos e fluidos. Isso é conseguido pela manipulação subsequente do fluido luminal, tanto ativa e passiva, que ocorre em vários segmentos do túbulo renal. A urina final produzida é, portanto, uma versão altamente modificada do filtrado glomerular e é tão bem equilibrada que ajustes sutis em vários elementos e equilíbrio de fluidos podem ser alcançados.

As manifestações de disfunção renal em pacientes gravemente enfermos variam de anomalias laboratoriais assintomáticas associadas a doença precoce ou ligeira, a uma constelação de sintomas, incluindo oligúria, sobrecarga de volume e manifestações urêmicas evidentes acompanhadas por acidemia e distúrbios eletrolíticos nos pacientes com grave injúria renal aguda (IRA).

IRA é definida como a redução aguda da função renal em horas ou dias. Refere-se principalmente à diminuição do ritmo de filtração glomerular e/ou do volume urinário, porém ocorrem também distúrbios no controle do equilíbrio hidroeletrolítico e acidobásico. KDIGO propõe a seguinte classificação baseada na dosagem sérica da creatinina e no volume urinário (Tabela 23.1.1).

Um esquema organizador útil – que combina uma consideração tanto do local como da causa da doença renal na abordagem dos pacientes com injúria renal recente – é classificar primeiro a causa da injúria renal do paciente como pré-renal, intrarrenal ou pós-renal e, em seguida, subdividir cada uma dessas categorias de acordo com causas específicas e localizações anatômicas (Tabela 23.1.2).[2]

As causas pré-renais de injúria renal são as resultantes de fluxo sanguíneo inadequado para o rim, tais como a depleção de volume intravascular, lesões estruturais das artérias renais, efeitos de drogas sobre

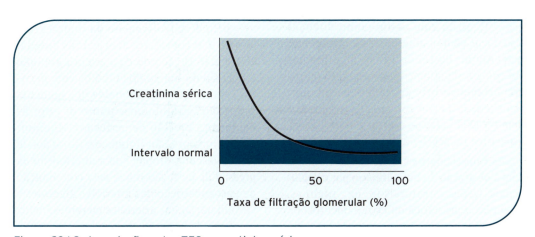

Figura 23.1.2. Associação entre TFG e creatinina sérica.

TABELA 23.1.1	CLASSIFICAÇÃO DE KDIGO[4]	
Estágios	**Creatinina sérica**	**Diurese**
Estágio 1	Aumento de 1,5-1,9 vezes do valor basal em 7 dias ou Aumento ≥ 0,3 mg/dL na creatinina sérica em 48 h	< 0,5 mL/kg/h por 6-12 horas
Estágio 2	Aumento > 2,0-2,9 do valor basal (> 2-3 vezes)	< 0,5 mL/kg/h por ≥ 12 horas
Estágio 3	Aumento > 3,0 vezes do valor basal ou Cr sérica ≥ 4,0 mg/dL ou Início de terapia de substituição renal ou TFG < 35 mL/min/1,73 m^2 em pacientes com idade > 18 anos	< 0,3 mL/kg/h por ≥ 24 horas ou Anúria ≥ 12 horas

o fluxo sanguíneo renal e hipotensão de qualquer causa que resulte em baixa perfusão renal.[2] É sobre ela que discorreremos mais neste capítulo.

As causas intrarrenais são os distúrbios que resultam em lesão direta do néfron como consequência secundária de perfusão inadequada ou de obstrução. Como mencionado, as causas intrarrenais incluem distúrbios específicos do rim, assim como doenças sistêmicas com manifestações proeminentes nele. Alguns desses distúrbios manifestam-se como lesão glomerular, enquanto outros comprometem primariamente os túbulos. Dentro de cada categoria, os distúrbios podem ser abordados de acordo com sua causa específica ou seu fenótipo e manifestações.

As causas pós-renais são as relacionadas com a obstrução do trato urinário por cálculos renais, lesões estruturais (p. ex., tumores, hiperplasia prostática ou estreitamentos) ou anormalidades funcionais (p. ex., espasmo ou efeitos de drogas).

A injúria renal aguda, principalmente pré-renal, se não tratada, resulta em alterações funcionais em nível intracelular. Conforme o tempo da intervenção entre o princípio da lesão iniciante e o desarranjo na microestrutura celular, a injúria renal aguda pode ser irreversível ou reversível, com a prevenção ou recuperação da funcionalidade.

Os mecanismos moleculares, responsáveis pelo desenvolvimento da injúria renal aguda, têm como base duas teorias, tubular e vascular. De acordo com a teoria tubular, a oclusão do lúmen dos túbulos com detritos celulares forma um molde que aumenta a pressão intratubular a ponto de contrabalançar a pressão de perfusão e diminuir ou abolir a pressão líquida de filtração. Já teoria vascular propõe que a diminuição da pressão de perfusão renal, pela combinação de vasoconstrição das arteríolas aferentes e vasodilatação das arteríolas eferentes, reduz a pressão da perfusão glomerular e, portanto, a filtração glomerular. Pode ser que ambos os

Capítulo 23 — Fluxo Sanguíneo Renal

TABELA 23.1.2	PRINCIPAIS CAUSAS DE DOENÇA RENAL[2]

Doenças pré-renais
- Depleção de volume
- Insuficiência cardíaca
- Cirrose hepática
- Síndrome nefrótica
- Hipotensão
- Anti-inflamatórios não esteroidais
- Estenose bilateral de artéria renal

Doenças intrarrenais
- Doença vascular
  - Aguda
    - Vasculite
    - Hipertensão maligna
    - Esclerodermia
    - Doença tromboembólica
  - Crônica
    - Nefroesclerose
- Doença glomerular
  - Glomerulonefrite
  - Síndrome nefrótica
- Doença tubular
  - Aguda
    - Necrose tubular aguda
    - Mieloma múltiplo
    - Hipercalemia
    - Nefropatia por ácido úrico
  - Crônica
    - Doença renal policística
    - Rim esponjoso medular
- Doença intersticial
  - Aguda
    - Pielonefrite
    - Nefrite intersticial
  - Crônica
    - Pielonefrite
    - Uso abusivo de analgésico

Doenças pós-renais
- Uropatia obstrutiva
- Doença de próstata
- Neoplasia maligna
- Cálculos
- Anomalias congênitas

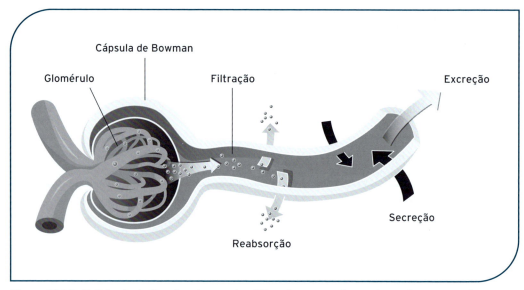

Figura 23.1.3. Fisiologia da função glomerular, filtração, secreção, reabsorção e excreção.

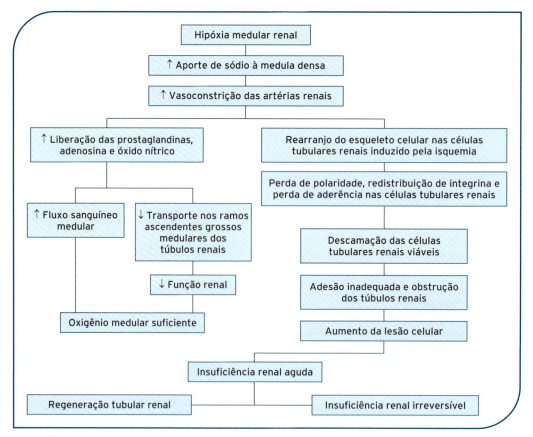

Figura 23.1.4. Fisiopatologia da injúria renal aguda induzida por isquemia.

mecanismos ajam para produzir injúria renal aguda, variando em importância relativa, nos diferentes indivíduos, conforme a causa e o tempo de apresentação (Figura 23.1.3).[2]

Os estudos sugerem que uma consequência da hipóxia é a adesão desordenada das células epiteliais tubulares renais, resultando em sua esfoliação assim como em adesão subsequente a outras células do túbulo, contribuindo, dessa forma, para a obstrução tubular. A lesão renal, seja causada por oclusão tubular ou por hipoperfusão vascular, é potenciada pelo estado hipóxico da medula renal, o que aumenta o risco de isquemia (Figura 23.1.4).

Dessa forma, quando tratamos de IRA desenvolvida por um mecanismo pré-renal de hipovolemia, devemos compreender que sua fisiopatologia está relacionada com um cunho tubular e outro vascular, mecanis-

mos que corroboram para uma alteração na arquitetura intracelular e alteração da sua função. Quando abordados corretamente e a tempo, podem ser revertidos. Assim, há uma grande importância em entendermos a fisiopatologia para melhor conduzir, minimizando a gravidade e as sequelas.

Referências bibliográficas

1. Oxford Textbook of Critical Care. Oxford University Press. 2 ed; 2016.
2. McPhee SJ, Ganong WF. Fisiopatologia da Doença: Uma Introdução à Medicina Clínica. 5 ed. ISBN: 978-85-7726-010-2.
3. Diretriz da AMB. Sociedade Brasileira de Nefeologia. Insuficiência Renal Aguda; 2007.
4. Pickkers P, Ostermann M, Joannidis M, Zarbock A, Hoste E, Bellomo R, et al. The intensive care medicine agenda on acute kidney injury. Intensive Care Med. 2017 set; 43(9):1198-209. doi: 10.1007/s00134-017-4687-2.

24

Metabolismo da Insulina

24.1 Distúrbios Hiperglicêmicos

Kelson Nobre Veras | Gustavo Eduardo Pires Fontenelle

Caso clínico

Uma mulher de 32 anos com diabetes tipo 1, desde os 14 anos de idade, foi levada ao pronto-socorro com uma história de 5 dias de sonolência, febre, tosse produtiva, dor abdominal difusa e vômitos. A paciente usava insulina ultralenta (insulina glargina) uma vez ao dia, e descontinuou o uso tão logo os sintomas surgiram. No exame físico, a temperatura era 38,5 °C, a pressão arterial medida foi 96/64 mmHg, frequência cardiaca 129 bpm e a frequência respiratória 32 irpm. A paciente estava sonolenta, mas orientada. A ausculta pulmonar identificou estertores crepitantes no hemitórax direito. A paciente queixou-se de dor leve difusamente à palpação abdominal. O hemograma apresentava 14.600 leucócitos/mm³ com neutrofilia e desvio à esquerda. À gasometria arterial, pH de 7,21, PO_2 97 mmHg, pCO_2 21 mmHg e bicarbonato de 8 mEq/L. O sumário de urina revelou 4+ para glicose e 4+ para cetonas com 8 piócitos por campo. A glicemia era de 560 mg/dL, ureia 54 mg/dL, creatinina 1,3 mg/dL, sódio de 128 mEq/L, cloreto 102 mEq/L e potássio 5,3 mEq/L. A radiografia de tórax identificou opacidade parenquimatosa com broncogramas aéreos no lobo inferior do pulmão direito (**Figura 24.1.1**).

Objetivos de estudo

- Compreender a ação da insulina no metabolismo dos carboidratos, gorduras e proteínas, de modo a entender como a deficiência de insulina determina as alterações clínicas e laboratoriais encontradas nas crises hiperglicêmicas.
- Reconhecer quais intervenções terapêuticas atuam nos distúrbios desencadeados pela deficiência insulínica.

Introdução

A cetoacidose diabética (CAD) e o estado hiperglicêmico hiperosmolar (EHH) são duas das mais graves complicações agudas do diabetes. Embora a patogênese da CAD seja mais bem compreendida que a do EHH, o mecanismo subjacente básico para ambas as desordens é a redução na ação da insulina, associada à elevação concomitante de hormônios contrarreguladores, como glucagon, catecolaminas, cortisol e hormônio do crescimento.[1] Como consequência desse desequilíbrio hormonal, ocorre incapacidade das células da periferia de captarem esse excesso de glicose circulante no plasma, já que essa captação é dependente da insulina, além de grande

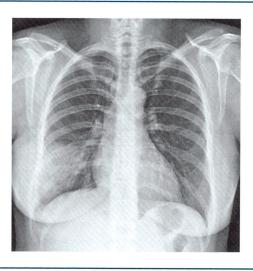

Figura 24.1.1. RX de tórax mostrando opacidade parenquimatosa com broncogramas aéreos no lobo inferior do pulmão direito.

estímulo à produção endógena de glicose pelos hormônios contrarreguladores, por meio de mecanismos como a gliconeogênese e glicogenólise. Estabelece-se, assim, um estado de hiperglicemia grave.

O fator precipitante de CAD/EHH mais comumente identificado são os quadros infecciosos. O outro fator precipitante principal é a falta de insulina, seja por desconhecimento do diagnóstico de diabetes, por não adesão ao tratamento ou por dose insuficiente. Outros fatores são as doenças graves concomitantes, tais como infarto do miocárdio, acidente vascular cerebral e pancreatite. As crises hiperglicêmicas também podem estar associadas à ingestão excessiva de álcool e uso de drogas que alteram o metabolismo dos carboidratos, como corticosteroides, agentes simpatomiméticos, bloqueadores α-adrenérgicos e β-adrenérgicos e diuréticos.[2]

Fisiopatogenia

O mais importante hormônio anabólico do nosso organismo é a insulina.[3] O principal regulador da sua secreção é a glicose. A insulina, produzida nas células β das ilhotas pancreáticas, regula o metabolismo dos carboidratos, da gordura e das proteínas ao promover a absorção de carboidratos (especialmente glicose), a partir do sangue, para o fígado, tecido adiposo e células musculares esqueléticas. Nesses tecidos, como efeito anabólico, a insulina promove a conversão de glicose em glicogênio (glicogênese) ou em triglicerídeos (lipogênese), além de estimular a síntese proteica no tecido muscular. As demais ações da insulina são na inibição de mecanismos catabólicos como a glicogenólise, gliconeogênese, lipólise e proteólise.

Os hormônios contrarregulatórios da insulina são secretados nas situações de queda nos níveis séricos de glicose e como resultado de estresse, doença e nas situações de deficiência de insulina como no diabetes. Suas ações modificam o metabolismo de um estado normal anabólico para um estado catabólico. Em situações normais, na presença de hipoglicemia, esses hormônios antagonizam a captação da glicose nos tecidos periféricos (resistência à insulina) e a supressão da produção hepática de glicose induzidas pela insulina, mantendo, assim, além de estimular, a homeostase da glicose. Os hormônios contrarregulatórios de ação rápida (catecolaminas e glucagon) permitem a elevação emergencial da glicose em situações de hipoglicemia, enquanto os hormônios contrarregulatórios de ação prolongada (cortisol e hormônio do crescimento) são liberados quando a hipoglicemia demora algumas horas.[3]

Tanto a CAD quanto o EHH acontecem em um estado de concentração muito baixa de insulina e alta dos hormônios contrarregulatórios. O resultado é uma deficiente captação de glicose pelos tecidos e um grande estímulo à produção endógena de glicose. O quadro de insulinopenia da CAD é mais grave e leva a um grande estado catabólico com glicogenólise, proteólise, e lipólise. A lipólise gera grande liberação de ácidos graxos livres (AGL) que podem ser captados no fígado e ser convertidos a outra fonte de energia, os corpos cetônicos.

Em suma, esse desbalanço hormonal pode levar a hiperglicemia grave e suas consequências, como desidratação, poliúria e espoliação de eletrólitos e, dependendo do grau de insulinopenia, podem surgir graus de hipercetonemia e acidose.

Hiperglicemia

A hiperglicemia é resultante de três mecanismos (Figura 24.1.2):

1. Redução da utilização periférica de glicose.
2. Ativação da gliconeogênese.
3. Ativação da glicogenólise.

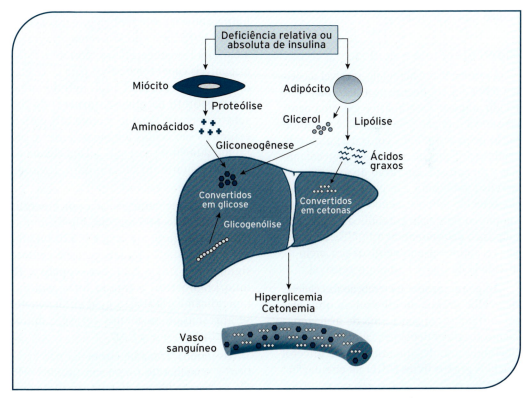

Figura 24.1.2. Fisiopatogenia da cetoacidose diabética. A cetoacidose diabética pode ser desencadeada por deficiência absoluta de insulina ou deficiência relativa de insulina. A deficiência relativa de insulina se refere à presença de níveis muito aumentados de hormônios contrarregulatórios, como glucagon, cortisol e catecolaminas. A deficiência de insulina resulta em lipólise e cetogênese.

Nas descompensações do diabetes *mellitus*, a deficiência de insulina e a elevação dos hormônios contrarregulatórios aumentam a produção hepática de glicose e reduzem o aproveitamento da glicose pelo fígado, músculos e tecido adiposo, resultando em hiperglicemia significativa.[4] O aumento da produção de glicose hepática resulta da alta disponibilidade de precursores gliconeogênicos, como aminoácidos (como resultado de proteólise acelerada e diminuição da síntese proteica), lactato (como resultado do aumento da glicogenólise muscular) e glicerol (como resultado aumento da lipólise) e do aumento da atividade das enzimas gliconeogênicas.[1]

A hiperglicemia leva a glicosúria, diurese osmótica e desidratação, o que diminui a perfusão renal e a depuração renal da glicose (especialmente no EHH), exacerbando ainda mais a hiperglicemia.

Hipercetonemia e acidose

A enzima lipase hormônio-sensível medeia a quebra dos triglicerídeos armazenados no tecido adiposo. Essa lipase é extremamente sensível à inibição pela insulina e à estimulação pelos hormônios contrarregulatórios, sendo especialmente sensível às catecolaminas e ao cortisol. Em razão disso, o sistema nervoso autônomo tem controle direto sobre o tecido adiposo, sendo que o estímulo simpático tem ação catabólica nas células adiposas, determinando a lipólise mediada por receptores β-adrenérgicos por meio da atividade da lipase hormônio-sensível.[5]

A lipólise consiste na remoção das cadeias de ácidos graxos do glicerol ao qual eles estão ligados em sua forma de armazenamento (triglicerídeos) nas células adiposas, liberando grandes quantidades de glicerol e ácidos graxos livres (AGL) na circulação.[6]

Na CAD, a grave deficiência insulínica e a elevação concomitante dos hormônios contrarregulatórios ativam a lipase hormônio-sensível, aumentando, assim, a lipólise e liberando grandes quantidades

de glicerol e ácidos graxos livres (AGL) na circulação. O glicerol é um precursor da formação hepática de glicose (gliconeogênese). Os AGL são normalmente oxidados pelas mitocôndrias hepáticas até CO_2 e água por meio dos processos de betaoxidação e do ciclo de Krebs. No entanto, na situação de deficiência absoluta de insulina, a elevada quantidade de ácidos graxos sobrecarrega os sistemas enzimáticos, sendo o metabolismo dos ácidos graxos desviado para a formação de β-hidroxibutirato e acetoacetato em uma relação aproximada de 10:1.[7]

O acetoacetato, o β-hidroxibutirato e a acetona, que é o produto de decomposição espontânea dessas substâncias, são conhecidos como corpos cetônicos (o que pode causar alguma confusão, uma vez que não são "corpos", mas substâncias químicas hidrossolúveis). Diferentemente dos ácidos graxos livres, as cetonas podem atravessar a barreira hematoencefálica; portanto, estão disponíveis como combustível para as células do sistema nervoso central, agindo como um substituto da glicose, fornecendo um substrato energético alternativo.[8] Os corpos cetônicos são ácidos orgânicos fortes e seu rápido aumento sobrepuja a capacidade de tamponamento do bicarbonato, levando à acidose.

A síndrome caracterizada por hiperglicemia grave (> 600 mg/dL), hiperosmolalidade (osmolaridade sérica > 320 mOsm/kg) e desidratação na ausência de acidose significativa (pH > 7,30; bicarbonato > 18 mEq/L) constitui o estado hiperosmolar hiperglicêmico (EHH), a qual clinicamente se apresenta com menos cetose e maior hiperglicemia que a CAD.[9,10]

Os termos "coma hiperosmolar não cetótico" e semelhantes foram substituídos pelo termo "estado hiperosmolar hiperglicêmico" para refletir o fato de que as alterações do sensório frequentemente estão presentes sem coma e que o EHH pode consistir em graus moderados a variáveis de cetose clí-

Capítulo 24 — Metabolismo da Insulina

nica, conforme determinado pelo método do nitroprussiato.[1]

A patogênese do EHH não é bem compreendida como a da CAD, mas um maior grau de desidratação (devido à diurese osmótica) e diferenças na disponibilidade de insulina a diferenciam da CAD. Embora a deficiência relativa de insulina esteja claramente presente no EHH, a secreção de insulina endógena parece ser maior que na CAD, em que a mesma é insignificante. Os níveis de insulina no EHH são inadequados para facilitar a utilização da glicose pelos tecidos, porém são suficientes para prevenir a lipólise e subsequente cetogênese.[10] Dessa forma, compreende-se porque a CAD ocorre com mais frequência em pacientes que têm diabetes *mellitus* tipo 1 (DM1), embora também possa ocorrer no diabetes *mellitus* tipo 2 (DM2). Da mesma forma, embora o EHH ocorra mais comumente no DM2, ele pode ser visto no DM1 em conjunto com CAD.[4]

Por isso, CAD e EHH são melhor compreendidas como situações polares ao longo do espectro da doença de desequilíbrios metabólicos diabéticos. Em um extremo, a CAD pura, sem hiperosmolaridade significativa, indica tipicamente a ausência total ou relativa de insulina. No outro extremo, o EHH sem cetoacidose geralmente ocorre com menor grau de deficiência de insulina, como visto no diabetes tipo 2. No entanto, na maioria das circunstâncias, uma apresentação mista ocorre, dependendo da duração dos sintomas, doenças médicas coexistentes ou causa precipitante subjacente.[1]

O caso clínico em questão é de uma paciente com DM1 que interrompeu o uso de insulina na vigência de uma pneumonia lobar. A cetonúria e acidose com ânion *gap* aumentado* indicam que a crise hiperglicêmica em questão é uma cetoacidose diabética.

---

*Ânion *gap* é a diferença entre a concentração do principal cátion no plasma (sódio) e a soma dos principais ânions plasmáticos (cloro e bicarbonato), ou seja, AG = Na^+ – (Cl^- + HCO_3^-). No caso em questão, o ânion *gap* é 18 mEq/L (normal = 8 a 10 mEq/L).

Distúrbios hidroeletrolíticos

Os importantes distúrbios hidroeletrolíticos vistos na CAD e no EHH são resultados da deficiência de insulina, hiperglicemia e hipercetonemia (este último, na CAD). A deficiência de insulina determina perdas renais de água e eletrólitos, pois a insulina estimula a reabsorção de sal e água no néfron proximal e distal e a reabsorção de fosfato no túbulo proximal, bem como os efeitos osmóticos da glicosúria resultam em redução da reabsorção de NaCl e água no túbulo proximal e alça de Henle. Durante hiperglicemia severa, o limiar renal de glicose (~ 200 mg/dL) e cetonas é excedido. Os cetoácidos formados na CAD (β-hidroxibutírico e acetoacético) são ácidos fortes. Desse modo, a cetonúria obriga a excreção de cátions carregados positivamente (sais de sódio, potássio e amônio), contribuindo, também, para a diurese desses solutos.[1]

Adicionalmente, o líquido extracelular hipertônico devido à hiperglicemia favorece um fluxo osmótico da água do espaço intracelular para o espaço extracelular, diluindo assim o sódio plasmático. Dessa forma, concentrações de sódio plasmático aumentadas ou normais na presença de hiperglicemia indicam um grau muito profundo de desidratação. Para compensar esse efeito dilucional da hiperglicemia, deve-se adicionar um fator de correção de 1,6 mEq/L à concentração plasmática de sódio para cada 100 mg/dL de glicose acima de 100 mg/dL,[11] conforme a fórmula abaixo:

$$\text{Sódio corrigido} = \text{sódio sérico} + (1,6 \times [\text{glicemia} - 100]/100)$$

No caso em questão, o paciente apresentava um nível de sódio sérico compatível com hiponatremia (128 mEq/L). Contudo, corrigindo para a glicemia de 560 mg/dL, obtém um sódio sérico corrigido normal:

$$\text{Sódio corrigido} = 128 + (1,6 \times [560 - 100]/100) = 135,4 \text{ mEq/L}$$

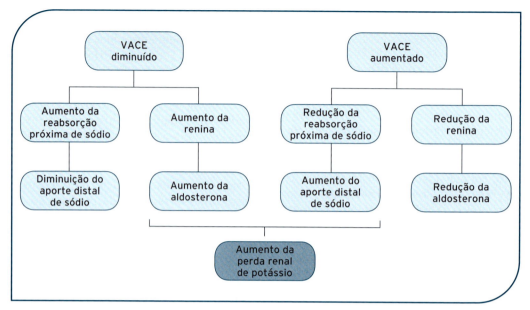

Figura 24.1.3. Em circunstâncias normais, o aporte de sódio ao néfron distal está inversamente associada aos níveis séricos de aldosterona. Nas crises hiperglicêmicas, o efeito diurético osmótico da glicose e a excreção de sais sódicos de cetoácidos causam um aumento do aporte de sódio para o néfron distal. Ao mesmo tempo, a atividade mineralocorticoide é aumentada em resposta à depleção volêmica. A combinação destes dois fatores resulta em perda renal e depleção corporal total de potássio. VACE: volume arterial efetivo.

A reposição de fluidos e insulina durante o tratamento das crises hiperglicêmicas, torna as variações do sódio sérico imprevisíveis. Desse modo, medidas frequentes dos níveis de sódio sérico com os devidos cálculos do sódio corrigido devem ser realizadas para monitorar o tratamento.

A hipercalemia está frequentemente presente na admissão em pacientes com CAD, embora o potássio corporal total seja reduzido. Dois determinantes principais acarretam essa condição: 1) a perda de potássio resultante do aumento do aporte de sódio para o néfron distal; e 2) o aumento da atividade mineralocorticoide, sendo a aldosterona o principal mineralocorticoide em humanos, a qual leva à estimulação da secreção de potássio no túbulo contorcido distal e dutos coletores (Figura 24.1.3).[12] Também contribui para a hipercalemia a hipertonicidade plasmática decorrente da desidratação pela diurese osmótica. O movimento transcelular da água, osmoticamente induzido pela hipertonicidade extracelular, determina o efluxo de potássio da célula para o espaço extracelular (arraste por solvente).

Tratamento

Os objetivos terapêuticos do tratamento das crises hiperglicêmicas no diabetes consistem em: 1) restabelecer uma perfusão tecidual adequada; 2) reduzir a glicemia e a osmolaridade plasmáticas para níveis normais; 3) corrigir a cetonemia; 4) corrigir distúrbios eletrolíticos; e 5) identificar e tratar eventos precipitantes.

Reanimação volêmica

O objetivo inicial do manejo hídrico é a estabilização hemodinâmica do paciente. A expansão volêmica com cristaloides res-

Capítulo 24

taura a perfusão renal e reduz a resistência à insulina, diminuindo os níveis hormonais contrarregulatórios circulantes. Não existem grandes estudos randomizados controlados examinando a melhor maneira de se realizar essa reanimação volêmica, de modo que esta deve ser realizada com os métodos de avaliação dinâmica da responsividade a volume disponíveis no setor.

A solução salina a 0,9% é a solução preferida nesta etapa. As recomendações de diretrizes e revisões incluem a administração nas primeiras 4 horas de 2 a 4 L de solução salina a 0,9%, conforme a situação hemodinâmica do paciente requerer. A paciente do caso descrito apresentou-se com PA 96/64 mmHg, devendo, portanto, receber pronta reanimação volêmica com solução de NaCl a 0,9%.

Após a correção da depleção volêmica intravascular, as diretrizes inglesas e americanas diferem, com a primeira recomendando manter a reidratação com solução de NaCl 0,9%, enquanto a segunda sugere a reposição volêmica adicional com NaCl 0,45% a 250 a 500 mL/hora.[10,13] Havendo hiponatremia não se deve usar solução de NaCl a 0,45%. Uma temida complicação do tratamento da CAD em crianças é o edema cerebral devido a reduções bruscas da osmolaridade plasmática causadas por infusão rápida de fluidos endovenosos. Contudo, no estudo PECARN,[14] nem o ritmo da administração nem concentração de NaCl dos fluidos intravenosos (0,9% *vs.* 0,45%) influenciaram significativamente os resultados neurológicos em crianças com cetoacidose diabética.

Insulina

Após os fluidos intravenosos, a administração de insulina é o próximo passo essencial para reduzir a gliconeogênese hepática e suprimir a lipólise e a cetogênese. O ponto importante a enfatizar no tratamento com insulina de pacientes com CAD e EHH é que a insulina deve ser usada após afastada hipocalemia ($K^+ < 3,3$ mEq/L) e com o paciente

já em reanimação volêmica com solução de NaCl a 0,9%, de modo a não piorar uma eventual hipocalemia associada.

Os níveis de glicose podem normalizar rapidamente, no entanto a cetoacidose corrige mais lentamente. Por isso, a infusão de insulina deve continuar além da resolução da hiperglicemia para garantir a erradicação de cetonas. Isso levou à mudança de uma "escala móvel" que titula a insulina conforme os níveis de glicose, para a infusão intravenosa de insulina a uma taxa fixa.[15] A administração de infusão intravenosa contínua de insulina regular é a via preferida devido à sua curta meia-vida e fácil titulação.

Embora tanto a American Diabetes Association[10] quanto a Joint British Diabetes Societies[16] recomendem uma infusão endovenosa contínua de insulina regular em uma taxa inicial de 0,1 U/kg/h, essas sociedades discordam quanto a necessidade de um bólus inicial endovenoso de 0,1 U/kg de insulina. Enquanto a sociedade americana recomenda o bólus inicial, a Joint British Diabetes Societies sugere que o mesmo é desnecessário, com base em um estudo prospectivo controlado randomizado que não encontrou benefícios em seu uso.[17] O uso da insulina contínua em dose fixa baixa neutraliza a resistência à insulínica, inibe a cetogênese e suprime a neoglicogênese, além de reduzir complicações como hipoglicemia e hipocalemia.

A queda esperada da glicemia com a infusão de insulina contínua nesta dose baixa é de 50 a 75 mg/dL/hora. Caso essa queda prevista não ocorra, a infusão de insulina deve ser aumentada a cada hora (aumento de 1 U/h, pela diretriz inglesa[16]) até que um declínio estável da glicose seja alcançado.

Uma vez a glicemia tendo atingido 200 mg/dL na CAD ou 300 mg/dL no EHH, é o momento de diminuir a taxa de infusão de insulina para 0,02-0,05 U/kg/h. Caso a glicemia caia abaixo desses níveis, deve-se acrescentar solução glicosada a 10% na taxa de 125 mL/h, enquanto se mantém também a infusão da solução de NaCl.[16] A velocidade de infusão da insulina deve ser ajustada para manter uma glicemia entre 150 a 200 mg/dL até que a cetoacidose seja resolvida, conforme evidenciado pela resolução da cetonemia e da acidose (pH > 7,30; bicarbonato ≥ 18 mEq/L) e normalização do ânion *gap*.

O uso de pH venoso é recomendado para o diagnóstico da acidose, uma vez que as diferenças entre o pH arterial e venoso não são grandes o suficiente para alterar as decisões de manejo clínico. Atenção, porém, para o fato de que o uso de solução de cloreto de sódio a 0,9% pode causar acidose metabólica hiperclorêmica, e o aumento persistente do cloreto sérico pode dar a impressão de que o ânion *gap* alto se deve à presença persistente de cetoácidos.[18]

A confirmação do aumento da produção de corpos cetônicos se dá por meio do teste da urina ou do sangue. A reação do nitroprussiato fornece uma estimativa semiquantitativa dos níveis de acetoacetato e acetona na urina pelo emprego de fitas reagentes, mas não detecta a presença de β-hidroxibutirato, que é o corpo cetônico predominante entre os pacientes com CAD. Embora mais cara que a avaliação de corpos cetônicos urinários, a medição direta de β-hidroxibutirato – seja por meio de um serviço de laboratório ou com uso de aparelho portátil à beira do leito semelhante ao glicosímetro – é a opção preferida para acompanhar a resposta do paciente ao tratamento. Adicionalmente, à medida que há a resolução da cetoacidose, o β-hidroxibutirato é convertido em acetoacetato, que é então excretado na urina, dando a falsa impressão de que a condição está demorando mais para se resolver do que realmente está.[18,19] Infelizmente, nem a dosagem sérica, nem os medidores de cetonemia à beira do leito estão disponíveis nos hospitais brasileiros.

A infusão de insulina deve ser continuada nos pacientes com EHH até que a recuperação do nível de consciência e correção da hiperosmolaridade.[10]

Uma vez atingidos tais parâmetros, a terapia com insulina subcutânea pode ser iniciada. Para prevenir a recorrência de hiperglicemia ou cetoacidose durante o período de transição para a insulina subcutânea, é importante somente interromper a insulina endovenosa depois de 1 a 2 horas após a administração da insulina subcutânea. Se o paciente permanecer em jejum, é preferível continuar a infusão intravenosa de insulina e a reposição de fluidos. Pacientes já em tratamento prévio com insulina subcutânea podem reiniciá-la na dose que usavam antes do início da crise hiperglicêmica, desde que tal dose estivesse sendo adequada. Em pacientes sem tratamento prévio com insulina, inicia-se a insulina subcutânea na dose de 0,5 a 0,8 U/kg/dia (Figura 24.1.4).[10]

Potássio

Apesar da depleção corporal total de potássio, hipercalemia leve a moderada é comum em pacientes com crises hiperglicêmicas. A terapia com insulina, a correção da acidose e a expansão volêmica diminuem a concentração sérica de potássio. Para prevenir a hipocalemia, a reposição de potássio é iniciada caso os níveis séricos caiam abaixo do nível superior do normal (usualmente 5,5 mEq/L). O objetivo do tratamento é manter os níveis de potássio sérico entre 4 e 5 mEq/L. Geralmente, 20-40 mEq de potássio em cada litro de fluido de infusão são suficientes para manter uma concentração sérica de potássio dentro da faixa normal. Nos pacientes com níveis séricos de potássio inferiores a 3,5 mEq/L, a administração de insulina pode resultar em hipocalemia grave sintomática, com fraqueza muscular e aumento do risco de arritmias cardíacas. Nesses pacientes, a terapia com insulina deve ser retardada até que o nível de potássio aumente acima de 3,3 mEq/L (Tabela 24.1.1).[10,13] Idealmente, o potássio sérico deve ser medido a cada 2 horas.

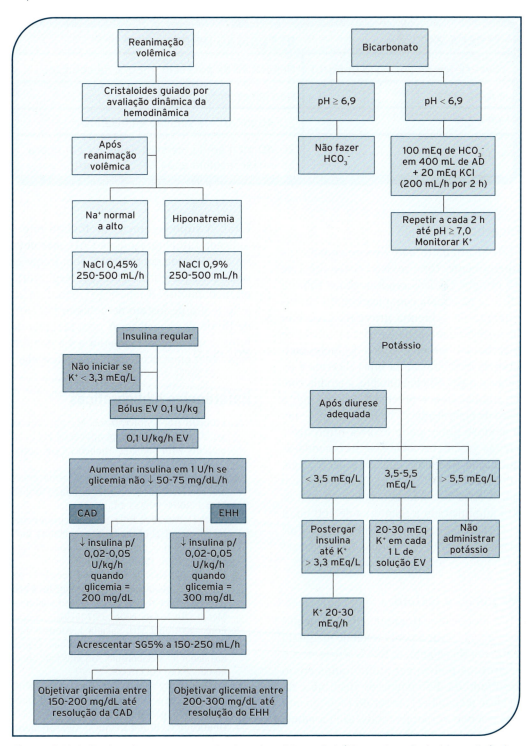

Figura 24.1.4. Protocolo para o manejo da cetoacidose diabética e do estado hiperglicêmico hiperosmolar.

CMIB - Clínicas de Medicina Intensiva Brasileira — FISIOLOGIA E FARMACOLOGIA

TABELA 24.1.1	REPOSIÇÃO DE POTÁSSIO
Nível sérico de potássio (mEq/L)	**Reposição de potássio (mEq/L de solução)**
> 5,5	Não acrescentar potássio
3,5 a 5,5	20-40 mEq/L de solução endovenosa
< 3,5	20-40 mEq em 1 L de cristaloide EV em 1 hora Só iniciar insulina após $K^+ \geq 3,5$ mEq/L

Bicarbonato

O bicarbonato não é recomendado rotineiramente. Uma revisão sistemática de 12 estudos clínicos randomizados sobre a eficácia da terapia com bicarbonato no tratamento da acidemia grave na CAD não identificou vantagens da administração de bicarbonato em melhorar o desfecho ou a taxa de recuperação da hiperglicemia e da cetoacidose.[20] Adicionalmente, a terapia com bicarbonato tem o potencial de aumentar o risco de hipocalemia e edema cerebral. Como a acidose grave pode levar a numerosos efeitos vasculares adversos, recomenda-se que pacientes adultos com pH ≤ 6,9 recebam 100 mmol de bicarbonato de sódio em 400 mL de água destilada associado a 20 mEq de KCl administrado a uma taxa de 200 mL/h por 2 h. Repetir, se necessário, até que o pH venoso seja ≥ 7,0.[10,11] Contudo, mesmo nesses pacientes, os benefícios não são claros.[15]

Magnésio e fosfato

A diurese osmótica resultante da hiperglicemia pode levar à perda renal de magnésio e fosfato. No entanto, os níveis séricos desses eletrólitos podem ser aumentados como resultado da deficiência de insulina e da acidose metabólica, apesar do esgotamento das reservas corporais totais. Com a administração de insulina e correção da acidose, o fosfato e magnésio deslocam-se para o intracelular, evidenciando o déficit corporal total. A suplementação de fosfato não é indicada rotineiramente na CAD, mas deve ser considerada em pacientes com fraqueza musculoesquelética, depressão respiratória ou rabdomiólise. A reposição é feita com 20 a 30 mmol de fosfato de potássio por litro de fluido de reposição. A taxa máxima de infusão não deve ser superior a 4,5 mmol/h para evitar hipocalcemia e hipomagnesemia.[11]

Referências bibliográficas

1. Kitabchi AE, Umpierrez GE, Murphy MB, et al. Management of hyperglycemic crises in patients with diabetes. Diabetes Care. 2001; 24(1):131-53.
2. English P, Williams G. Hyperglycaemic crises and lactic acidosis in diabetes mellitus. Postgrad Med J. 2004; 80:253-61.
3. Smith U, Attvall S, Eriksson J. The insulin-antagonistic effect of the counterregulatory hormones – clinical and mechanistic aspects. Adv Exp Med Biol. 1993; 334:169-80.
4. Kitabchi AE, Nyenwe EA. Hyperglycemic Crises in Diabetes Mellitus: Diabetic Ketoacidosis and Hyperglycemic Hyperosmolar State. Endocrinol Metab Clin N Am. 2006; 35:725-51.
5. Fonseca-Alaniz MH, Takada J, Alonso-Vale MIC, Lima FB. O Tecido Adiposo Como Centro Regulador do Metabolismo. Arq Bras Endocrinol Metab. 2006; 50:216-29.
6. Stryer L. Fatty acid metabolism. In: Biochemistry. 4 ed. New York: W.H. Freeman and Company; 1995. p. 603-28.
7. Dhatariya K. Blood Ketones: Measurement, Interpretation, Limitations, and Utility in the Management of Diabetic Ketoacidosis. Rev Diabet Stud. 2016; 13217-25.

8. Stryer L. Biochemistry 4 ed. New York: W.H. Freeman and Company; 1995. p. 510-5, 581-613, 775-8.

9. Pasquel FJ, Umpierrez GE. Hyperosmolar Hyperglycemic State: A Historic Review of the Clinical Presentation, Diagnosis, and Treatment. Diabetes Care. 2014; 37:3124-31.

10. Kitabchi AE, Umpierrez GE, Miles JM, Fisher JN. Hyperglycemic crises in adult patients with diabetes. Diabetes Care. 2009; 32:1335-43.

11. Palmer BF, Clegg DJ. Electrolyte and Acid–Base Disturbances in Patients with Diabetes Mellitus. N Engl J Med. 2015; 373:548-59.

12. Palmer BF. Regulation of Potassium Homeostasis. Clin J Am Soc Nephrol. 2015; 10:1050-60.

13. Savage MW, Dhatariya KK, Kilvert A, et al.; Joint British Diabetes Societies. Joint British Diabetes Societies guideline for the management of diabetic ketoacidosis. Diabetic Med. 2011; 28:508-15.

14. Kuppermann N, Ghetti S, Schunk JE, et al.; PECARN DKA FLUID Study Group. Clinical trial of fluid Infusion rates for pediatric diabetic ketoacidosis. N Engl J Med. 2018; 378: 2275-87.

15. Misra S, Oliver NS. Diabetic ketoacidosis in adults. BMJ. 2015; 351:h5660.

16. Dhatariya K, Savage M, Claydon A, et al.; Joint British Diabetes Societies Inpatient Care Group. The management of diabetic ketoacidosis in adults. 2 ed. Update: September 2013. Disponível em; http://www.diabetologists-abcd.org.uk/JBDS/JBDS_IP_DKA_Adults_Revised.pdf. Acessado em set 2018.

17. Kitabchi AE, Murphy MB, Spencer J, et al. Is a priming dose of insulin necessary in a low-dose insulin protocol for the treatment of diabetic ketoacidosis? Diabetes Care. 2008; 31:2081-5.

18. Dhatariya KK, Vellanki P. Treatment of Diabetic Ketoacidosis (DKA)/Hyperglycemic Hyperosmolar State (HHS): Novel Advances in the Management of Hyperglycemic Crises (UK Versus USA). Curr Diab Rep. 2017; 17:33.

19. Umpierrez G, Korytkowski M. Diabetic emergencies – ketoacidosis, hyperglycaemic hyperosmolar state and hypoglycaemia. Nat Rev Endocrinol. 2016; 12:222-32.

20. Chua HR, Schneider A, Bellomo R. Bicarbonate in diabetic ketoacidosis – a systematic review. Ann Intensive Care. 2011; 1:23.

25

Diluição e Concentração Urinária

25.1 Paciente com TCE Evolui com Poliúria

Matheus Silva Vaz Pereira | Rogério Ribeiro da Silveira

Caso clínico

Paciente jovem, masculino, vítima de P.A.F. em crânio, com explosão de órbita esquerda e exposição de massa encefálica. Durante a internação evoluiu com poliúria, hipovolemia e hipernatremia – com diagnóstico de diabetes *insipidus* central. Após 10 dias de internação na unidade de terapia intensiva, apresentou pupila direita midriática, reflexos córneo-palpebral, fotomotor e de tosse ausentes. Realizou tomografia computadorizada de crânio que evidenciou hemorragia subaracnóidea e edema cerebral difuso com apagamento das cisternas da base. Constatado morte encefálica após a realização do protocolo de ME.

Objetivo de estudo

- Compreender os mecanismos fisiológicos e fisiopatológicos da concentração

e diluição da urina, abordando as duas principais etiologias.

Fisiologia da concentração e diluição urinária

Em situações normais, a osmolaridade do líquido extracelular e concentração de cloreto de sódio são reguladas pela quantidade de água extracelular. Os mecanismos que fazem com que os rins eliminem o excesso de água excretando urina diluída, bem como os mecanismos que fazem com que os rins conservem a água excretando urina concentrada nas diversas condições, fisiológicas e fisiopatológicas, serão aqui discutidos.[3]

Via de regra, quando há excesso de água no corpo e a osmolaridade do fluido corporal é reduzida, os rins podem excretar a urina com uma osmolaridade tão baixa quanto 50 mOsm/L, uma concentração que é apenas cerca de um sexto da osmolaridade do líquido extracelular normal. Por outro lado, quando há um déficit de água no corpo e a osmolaridade do líquido extracelular é alta, os rins podem excretar urina altamente concentrada com uma osmolaridade de 1.200 a 1.400 Osm/L.[3]

Um dos principais *feedbacks* envolvidos é o do hormônio antidiurético (ADH – *antidiuretic hormone*). Esse *feedback* trabalha regulando a osmolaridade plasmática e concentração de sódio por meio da excreção de água independente da excreção de solutos. Quando a osmolaridade aumenta acima do normal, a hipófise posterior secreta mais ADH (Figura 25.1.1), que aumenta a permeabilidade dos túbulos distais e ductos coletores à água. Esse mecanismo permite a reabsorção de água e reduz o volume urinário, sem alterar a excreção de solutos.[3]

De forma alternativa, quando há excesso de água corporal e a osmolaridade extracelular está reduzida, há redução de liberação de ADH e consequente redução de permeabilidade dos túbulos distais e ductos coletores à água. Isso aumenta a quantidade de água na urina, tornando-a mais diluída.[3]

Em condições normais, após a ingestão de 1 litro de água, a osmolaridade cai de 600 para cerca de 100 mOsm/L (Figura 25.1.2).[3]

Alterações da produção de ADH pela hipófise, seja por problemas primários hipofisários, pós-cirurgias (hipofisectomias) ou após trauma craniano, podem desencadear alterações importantes no manejo da água intracelular (diabetes *insipidus* central). Alternativamente, a inabilidade do túbulo distal e ductos coletores de absorver água em resposta ao ADH também podem gerar o mesmo problema.[2]

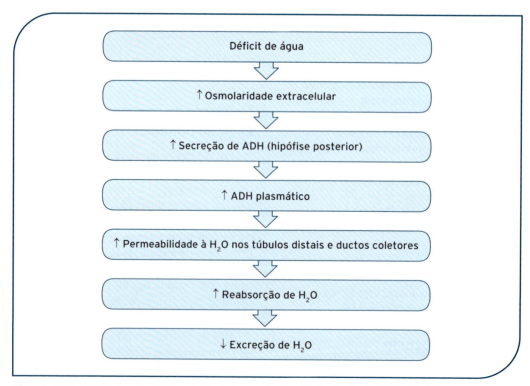

Figura 25.1.1. Produção de ADH pela hipófise posterior. (Adaptada de Hall, 2016.[3])

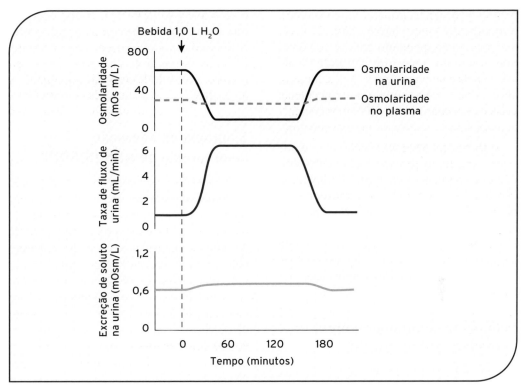

Figura 25.1.2. Diurese da água em um ser humano após a ingestão de 1 litro de água. Observe que, após a ingestão de água, o volume de urina aumenta e a osmolaridade da urina diminui, causando excreção de um grande volume de urina diluída; no entanto, a quantidade total de soluto excretada pelos rins permanece relativamente constante. Essas respostas dos rins impedem que a osmolaridade do plasma diminua acentuadamente durante o excesso de ingestão de água. (Adaptada de Hall, 2016.[3])

Poliúria no diabetes *insipidus* (DI) central

O DI central resulta da insuficiência do hormônio antidiurético (ADH), seja por déficit de produção do hormônio nos núcleos supraóptico e paraventricular do hipotálamo ou de sua liberação na neuro-hipófise (ou hipófise posterior). Pode estar associado a causas congênitas, idiopáticas ou adquiridas – trauma, tumores cerebrais, neurocirurgias, alterações vasculares, doenças infecciosas ou infiltrativas. A forma adquirida resulta de lesões que atingem os neurônios secretores de ADH ou impedem o transporte deste hormônio pelo sistema porta-hipofisário. O mecanismo fisiológico pode ser observado na Figura 25.1.1.

Uma vez que os segmentos tubulares distais dos néfrons não podem reabsorver água na ausência de ADH, ocorre aumento importante de volume e diluição urinária, o que faz com que a urina se assemelhe à água, ou seja, grande quantidade de urina diluída é excretada, sem aumento da excreção de sódio. O volume urinário nas 24 horas tipicamente supera 45 a 50 mL/kg, e a osmolaridade urinária é inferior a 300 mOsm/L. Os principais sintomas são poliúria e polidipsia.[1]

Essa poliúria pode ocasionar hipernatremia aguda grave, desencadeando desidratação neuronal cerebral, provocando distúrbios neurológicos (encefalopatia hiperosmolar), normalmente com rebaixamento do nível de consciência, podendo chegar ao coma. Fraqueza e dor muscular são indícios de rabdomiólise hipernatrêmica. A desidratação abrupta do cérebro pode romper pequenas veias e ocasionar hemorragia intraparenquimatosa, subaracnóidea ou mesmo subdural.

O DI central deve ser tratado com reposição exógena de desmopressina (DDAVP). Além da reposição do DDAVP, devemos restringir a ingestão de sal e proteínas na dieta, a fim de conter a poliúria. Em caso de hipernatremia ou qualquer outro estado hiperosmolar, deve ser feita a reposição de água livre com soro fisiológico (SF) 0,45% ou soro glicosado (SG) 5%, sempre atentando à glicemia.

Poliúria na síndrome cerebral perdedora de sal (SCPS)

A SCPS ocorre mais comumente após a hemorragia subaracnóidea na presença de vasoespasmo cerebral, embora também possa ocorrer em neoplasias intracranianas e no traumatismo cranioencefálico grave. Sua patogênese não é totalmente compreendida, contudo dois mecanismos parecem justificar a hiponatremia e consequentemente a poliúria nesta síndrome: 1) hiperativação simpática (por desregulação do sistema nervoso autônomo), acarretando aumento da natriurese pressórica; isto é, o aumento da pressão arterial sistêmica (por efeito das catecolaminas) promove aumento da filtração glomerular e da natriurese; 2) secreção anômala de peptídeo natriurético cerebral (BNP), que estimula diretamente a depleção de sódio pelos túbulos renais. Por isso, tais pacientes são tipicamente hipovolêmicos, com osmolaridade plasmática baixa, apresentam sódio urinário e fração excretória de sódio elevados e, pelo menos na fase inicial, cursam com poliúria.

O tratamento da SCPS consiste na reposição volêmica com cristaloides, sendo o SF 0,9% a solução de escolha, uma vez que o paciente se encontra desidratado. A hiponatremia é corrigida com a restauração da volemia do paciente, reduzindo assim o estímulo à secreção hipotalâmica de ADH.[4]

Síndrome da secreção inapropriada de ADH (SIADH)

A SIADH pode ocorrer em até 25% dos pacientes submetidos a hipofisectomia ou secundário a hemorragia subaracnoide. A presença (não osmótica) do hormônio antidiurético prejudica a excreção de água livre pelo rim; a excreção de água prejudicada juntamente com a ingestão de água resulta em hiponatremia. A restrição hídrica é a base da terapia para esses pacientes. A quantidade de restrição de água deve ser suficiente para atingir um balanço hídrico negativo (isto é, a diferença entre a ingestão total e a excreção de água) ou a correção da hiponatremia não ocorrerá. Esse achado pode estar presente em até 50% de jovens com meningite bacteriana. A restrição de fluidos pode contribuir para evitar progressão do edema cerebral.[1]

Referências bibliográficas

1. Debaveye Y, van den Berghe G. Pathophysiology and management of pituitary disorders in the critically ill. In: Finfer S, Webb A, Gattinoni L, Singer M, Angus DC (eds.). Oxford Textbook of Critical Care. 2 ed. Oxford: Oxford University Press; 2016. p. 1303-7.
2. Garvey T, Castro F. of Medical. In: Sciences-New York; 1985. https://doi.org/10.1185/03007995.2011.568059.
3. Hall JE. Urine Concentration and Dilution; Regulation of Extracellular Fluid Osmolarity and Sodium Concentration. In: Hall JE (ed.). Textbook of Medical Physiology. 13 ed; 2016; p. 371-87.
4. Subhas K, Smith M. Intensive care management after neurosurgery. In: Finfer S, Angus DC, Singer M, Webb A, Gattinoni L (eds.). Oxford Textbook of Critical Care. 2 ed. Oxford: Oxford University Press; 2016. p. 1825-8.

Capítulo 25 — Diluição e Concentração Urinária

25.2 Efeito dos Diuréticos

Fabiana Bastos Rezende

Mulher, 66 anos, com história de doença coronariana, procura o pronto atendimento com falta de ar. Nos últimos 10 dias, evoluiu com dispneia e edema de membros inferiores, passou a dormir com 3 travesseiros devido a tosse e perda de fôlego ao se deitar. Ao exame, está alerta e orientada, apresenta taquicardia, hipertensão, taquipneia com esforço respiratório moderado, crepitações difusas bilateralmente à ausculta pulmonar, hipoxemia leve, veias jugulares ingurgitadas e edema compressível de ambas as pernas até os joelhos. Radiografia torácica compatível com congestão pulmonar. Melhorou clinicamente com medidas para insuficiência cardíaca, incluindo furosemida. A paciente recebeu alta hospitalar com prescrição de furosemida. Após 3 semanas, evoluiu com fraqueza muscular, tontura e náuseas, sendo identificada hipopotassemia nos exames laboratoriais. Houve melhora dos sintomas após início de suplementação oral de potássio.

Objetivo de estudo

- Revisar a fisiologia do néfron e os efeitos dos diuréticos de alça.

Correlação clínica

A furosemida é um diurético de alça comumente utilizado em pacientes com insuficiência cardíaca congestiva, insuficiência renal, cirrose e edema pulmonar. Os diuréticos de alça inibem o cotransportador de sódio-potássio-cloreto (Na^+:K^+:$2Cl^-$) na membrana luminal das células epiteliais do ramo ascendente espesso da alça de Henle, diminuindo a reabsorção de água e sódio, resultando em diurese e natriurese. Esse cotransportador é um componente crítico para a reabsorção de sódio e cloreto no ramo ascendente espesso, pois este transporte é a força motriz que estabelece a hipertonicidade intersticial medular, responsável pela absorção de água nos ductos coletores e pela geração de urina concentrada.

Dada a alta capacidade de reabsorção de sódio no ramo ascendente espesso da alça de Henle, os diuréticos de alça proporcionam uma terapia de primeira linha para o alívio agudo de edemas pulmonar e periférico no contexto da insuficiência cardíaca. São capazes de reduzir o volume intravascular, de modo que as pressões de enchimento estejam abaixo do limiar para a formação do edema. Esse foi o fundamento lógico para a administração intravenosa de furosemida no tratamento do caso descrito na introdução.

Os diuréticos de alça também predispõem a hipopotassemia e alcalose metabólica. Esse efeito é secundário ao aumento da carga de sódio e do fluxo tubular para os ductos coletores, com consequente redução da concentração de potássio no líquido tubular, estimulando a secreção elevada de potássio e de prótons. A hipopotassemia manifesta-se clinicamente por fraqueza muscular, náusea, fadiga, tontura e íleo intestinal e, quando grave, pode levar a arritmias cardíacas fatais.

Discussão

De 30% a 40% do fluido filtrado no glomérulo que não é reabsorvido pelo túbulo proximal, a maioria é reabsorvida pela alça

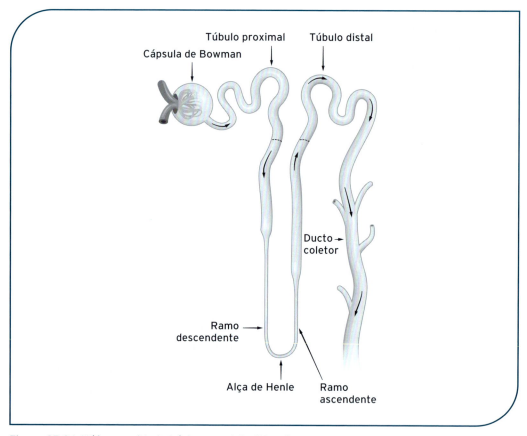

Figura 25.2.1. Néfron, unidade básica renal de filtração, e seus componentes.

de Henle, túbulo distal e sistema de ducto coletor, exceto por uma pequena porcentagem (< 1%-2%) que é rigidamente regulada para manter um equilíbrio de água e eletrólitos (Figura 25.2.1).

A alça de Henle desempenha um papel central na capacidade renal de concentrar e diluir a urina, fornecendo a base para a homeostase hídrica e eletrolítica. A alça de Henle é dividida em duas porções, um ramo descendente fino e um ramo ascendente com segmentos fino e espesso. Junto a pequena fração de água, ocorre reabsorção de 25% a 30% do cloreto de sódio (NaCl) filtrado, principalmente no ramo ascendente espesso, o que torna o líquido intersticial medular hipertônico e o fluido no interior do ramo ascendente espesso hipotônico, condição necessária para excreção de urina com osmolalidade variável.

Esse processo ocorre por um mecanismo chamado sistema multiplicador em contracorrente, que depende das propriedades de transporte de água e solutos dos segmentos: alta permeabilidade à água e baixa permeabilidade ao NaCl do ramo descendente fino, alta permeabilidade ao NaCl e baixa permeabilidade à água do ramo ascendente fino, e baixa permeabilidade à água com reabsorção ativa de sódio (Na^+) do ramo ascendente espesso (Figura 25.2.2).

A osmolalidade do córtex renal é em torno de 300 mOsM. A reabsorção no túbulo proximal é isosmótica, e o filtrado que chega até a alça de Henle tem uma osmolalidade de 300 mOsM. À medida que os néfrons aden-

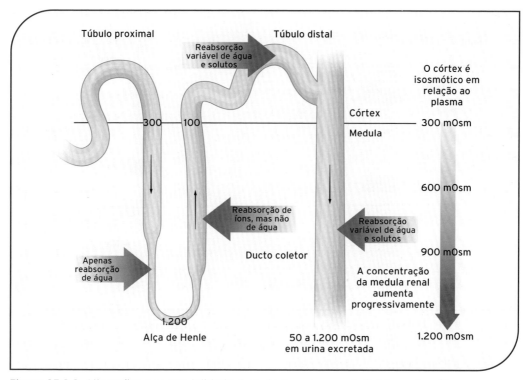

Figura 25.2.2. Alterações na osmolalidade durante a passagem de fluidos pelo néfron.

tram na medula, a osmolalidade intersticial progressivamente aumenta, até alcançar cerca de 1.200 mOsM na região em que os ductos coletores esvaziam seu conteúdo para a pelve renal. O filtrado que passa através do ramo descendente fino da alça de Henle perde água para o interstício. Na curvatura da alça de Henle, o líquido tubular apresenta a mesma osmolalidade que a medula. No ramo ascendente da alça de Henle, a permeabilidade da parede tubular se altera. As células na porção espessa da alça ascendente possuem membrana luminal impermeável à água. Essas células transportam íons para fora do lúmen tubular, mas nessa parte do néfron, o movimento de solutos não é seguido pelo movimento de água. A reabsorção ativa de Na^+, junto ao cloreto (Cl^-), pelo ramo ascendente espesso, torna o líquido intersticial medular hipertônico, causando reabsorção de água no ramo descendente. O cotransportador de sódio-potássio-cloreto ($Na^+:K^+:2Cl^-$) é essencial para a reabsorção de Na^+ e Cl^-, transportando concomitantemente 1 Na^+, 1 K^+ e 2 Cl^- através da membrana celular luminal. Com o fluxo contracorrente de fluido seguindo do ramo descendente ao ramo ascendente, uma amplificação vertical da hipertonia intersticial se desenvolve, aumentando de aproximadamente 290 mOsM na junção corticomedular para cerca de 1.200 mOsM próximo da ponta da papila. Por outro lado, a reabsorção de solutos sem a reabsorção concomitante de água reduz a concentração do líquido tubular; logo, o fluido que sai do ramo ascendente espesso é hiposmótico (cerca de 100 mOsm). A alça de Henle é o principal local onde o rim cria um líquido hiposmótico.

A modulação ou inibição do cotransportador de sódio-potássio-cloreto ($Na^+:K^+:2Cl^-$) regula diretamente o transporte de NaCl através da célula do ramo ascendente espesso, consequentemente regulando a magnitude

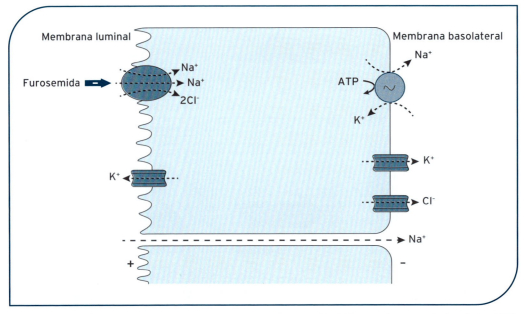

Figura 25.2.3. Célula do ramo ascendente espesso. A furosemida inibe o cotransportador de Na-K-Cl.

da hipertonicidade intersticial medular. Além disso, o K⁺ que entra na célula através do cotransportador pode se difundir de volta através da membrana luminal, enquanto o Cl⁻ se difunde através da membrana basolateral via canais seletivos de cloro, ocasionando reabsorção de Cl⁻ paralelamente à de Na⁺. A difusão de K⁺ e Cl⁻ estabelece um potencial de membrana positivo, o qual favorece a reabsorção paracelular passiva de Na⁺, sendo parte do processo de reabsorção de NaCl neste segmento (Figura 25.2.3).

Quando o fluido sai da alça de Henle, ele entra no túbulo contorcido distal do córtex, onde Na⁺ e Cl⁻ são reabsorvidos ativamente, com a entrada de Na⁺ através da membrana luminal, acoplado ao Cl⁻ por um cotransportador de NaCl sensível a tiazídico. A permeabilidade à água do segmento é relativamente baixa, de modo que pouca água é reabsorvida. O fluido passa do túbulo contorcido distal para o ducto coletor e o Na⁺ é ativamente reabsorvido pelas células tubulares. O Na⁺ difunde-se passivamente do fluido tubular para dentro da célula por um canal de sódio e é então transportado ativamente através da borda basolateral pela bomba de sódio (Na⁺-K⁺-ATPase). As mesmas células também contêm um canal de potássio na borda luminal, e isso proporciona a secreção de K⁺ por meio da borda luminal no fluido tubular. O K⁺ entra na célula pela membrana basolateral através da bomba de sódio-potássio, que mantém altas concentrações intracelulares de K⁺, e então sai da célula através do canal de potássio da membrana luminal, dando origem à secreção de K⁺, ou através de um canal de potássio na membrana basolateral, sendo reciclado de volta o interstício (Figura 25.2.4). A secreção de K⁺ por esses segmentos é o principal determinante da excreção de K⁺ na urina e, portanto, fornece regulação do equilíbrio de potássio.

Assim que o líquido hiposmótico deixa a alça de Henle, ele passa para o néfron distal. Nesse local, a permeabilidade das células tubulares à água é variável e está sob controle hormonal da vasopressina. Quando a membrana apical das células do néfron distal é impermeável à água, ela não

Capítulo 25 — Diluição e Concentração Urinária

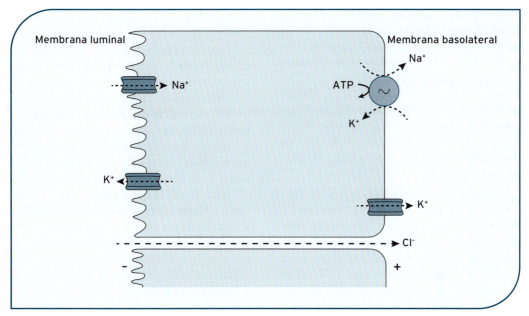

Figura 25.2.4. Células principais do ducto coletor cortical. Na⁺ e K⁺ são transportados ativamente na membrana basolateral pela bomba de sódio (Na⁺-K⁺-ATPase).

pode sair do túbulo, e o filtrado permanece diluído e a concentração da urina pode alcançar até 50 mOsM. Por outro lado, quando o corpo precisa reter água, o epitélio tubular do néfron distal torna-se permeável à água. Sob o controle da vasopressina, há adição de poros de água (aquaporinas), na membrana luminal. A osmose leva a água do lúmen menos concentrado para o líquido intersticial mais concentrado. Quando a permeabilidade à água é máxima, a reabsorção de água do túbulo deixa a urina concentrada com uma osmolalidade que chega 1.200 mOsM.

A aldosterona é um hormônio mineralocorticoide, que regula o equilíbrio de Na⁺ e K⁺. A secreção de aldosterona é estimulada pela depleção de volume por meio do sistema renina-angiotensina-aldosterona, fato observado após a administração de diuréticos de alça. A principal atuação da aldosterona ocorre nas células principais do último terço do túbulo distal e do ducto coletor cortical, aumentando a reabsorção de Na⁺ e Cl⁻ e a secreção de K⁺. A aldosterona difunde-se na célula, liga-se a um receptor citosólico e migra para o núcleo. O complexo receptor-hormônio se liga a sítios específicos da cromatina e induz a transcrição de RNA e a síntese de uma miríade de proteínas, incluindo novos canais de sódio da membrana luminal e novas bombas de sódio na membrana basolateral. Além disso, a aldosterona atua aumentando a abertura dos canais de Na⁺ e K⁺ da membrana luminal existente.

A reabsorção de Na⁺ nessas células é estimulada pela entrada e efluxo de Na⁺, após a abertura aumentada dos canais de sódio existentes, pela síntese de novos canais e novas bombas de sódio. A estimulação da reabsorção de Na⁺ provoca uma hiperpolarização do túbulo, com um aumento da negatividade luminal e despolarização da membrana luminal. Isto leva a um gradiente mais favorável para o K⁺ se difundir da célula para o fluido luminal pelos canais de potássio na membrana celular luminal das células principais. O aumento da difusão de K⁺ (secreção) para o lúmen, associado

CMIB - Clínicas de Medicina Intensiva Brasileira

FISIOLOGIA E FARMACOLOGIA

ao aumento da absorção de K^+ na célula causada pela estimulação da bomba de sódio (aumento do efluxo de Na^+, aumento da captação de K^+) na membrana basolateral, leva a uma maior taxa de secreção de K^+ no lúmen tubular. Se a taxa de fluxo tubular não mudar, a concentração de K^+ do fluido tubular será elevada, reduzindo o gradiente eletroquímico para a difusão de K^+ através da membrana luminal, limitando a taxa de secreção de K^+.

Por outro lado, sob condições em que o fluxo tubular para os ductos coletores é elevado, como durante o tratamento com furosemida, a concentração de K^+ no líquido tubular será menor, fornecendo um gradiente eletroquímico mais favorável para a difusão de K^+ no lúmen, favorecendo a secreção e excreção aumentadas de K^+. Esta taxa aumentada de secreção de K^+ induzida por fluxo pode levar à hipocalemia. Isto pode ser amenizado pelo uso de suplementos de potássio ou pela administração de diuréticos poupadores de potássio, tais como amilorida e espironolactona. A amilorida atua bloqueando o canal luminal de sódio no túbulo distal e nos ductos coletores corticais, reduzindo notavelmente a reabsorção de Na^+ e, por sua vez, a secreção de K^+. A espironolactona compete com a aldosterona por seu receptor e reduz tanto a reabsorção de Na^+ como a secreção de K^+ no túbulo distal e no ducto coletor.

Devido ao potencial de reduzir a concentração plasmática de potássio, a furosemida também é usada para corrigir a hiperpotassemia causada por efeitos adversos retentores de potássio de outros fármacos ou por insuficiência renal com comprometimento da excreção urinária de potássio.

Além do efeito primário, a inibição do transporte de NaCl reduz a diferença de potencial transepitelial positivo no lúmen, ocasionando também a inibição da reabsorção paracelular de cátions divalentes, principalmente cálcio e magnésio. Em consequência, o aumento do aporte luminal desses cátions nos locais de reabsorção no túbulo contorcido distal pode levar ao aumento da excreção urinária de cálcio e magnésio. A hipocalcemia ou hipomagnesemia decorrentes podem ser clinicamente significativas em pacientes com uso prolongado de furosemida. Devido a este efeito, os diuréticos de alça podem ser utilizados terapeuticamente para aumentar a diurese de cálcio, proporcionando alívio agudo da hipercalcemia, em estados como hiperparatireoidismo ou hipercalcemia associada a malignidade, causada pela secreção tumoral de proteína relacionada com o paratormônio ou outros hormônios calciotrópicos.

Referências bibliográficas

1. Silverthorn DU. Fisiologia Humana. Uma abordagem integrada. 7 ed. Porto Alegre: Artmed; 2017.
2. Guyton AC, Hall JE. Tratado de Fisiologia Médica. 13 ed. Rio de Janeiro: Elsevier; 2017.
3. Golan DE, et al. Princípios de Farmacologia. A Base Fisiopatológica da Farmacologia. 3 ed. Rio de Janeiro: Guanabara Koogan;2012.
4. Boron WF, Boulpaep EL. Medical Physiology: A Cellular and Molecular Approach. 2 ed. Nova York: Saunders; 2012.
5. Toy EC, et al. Case Files. Physiology. 2 ed. Nova York: Lange; 2009.

26

Resposta Endócrino-metabólica ao Choque

26.1 Efeito do ADH em Resposta ao Estado de Choque

Marina B. W. Horner | Glauco A. Westphal

Caso clínico

Cenário 1

Paciente de 49 anos e sexo feminino, portadora de cálculo coraliforme em rim esquerdo, internada com diagnóstico de choque séptico de foco urinário. Foi atendida no pronto-socorro com instituição de antibioticoterapia e expansão volêmica adequadas, seguida de infusão de noradrenalina (NE). Mantinha-se hipotensa a despeito da infusão de NE a 1,7 mcg/kg/min, sendo iniciada vasopressina a 0,03 U/min. Evoluiu com disfunção de múltiplos órgãos. Além do choque, apresentou síndrome do desconforto respiratório agudo (SDRA) com $PO_2/FiO_2 = 195$, coagulopatia (hemorragia conjuntival, plaquetas = 5.000/mm³; RNI = 3,2), insuficiência hepática (bilirrubinas totais = 5,6 mg/dL) e insuficiência renal (oligúria e creatinina = 3,2 mg/dL). Doze horas após a admissão hospitalar foi en-

caminhada ao centro cirúrgico para passagem de cateter duplo J. Após a realização desse procedimento, houve diminuição do requerimento de NE, permitindo o rápido desmame das drogas vasopressoras.

Qual o papel da vasopressina no controle da pressão arterial no choque séptico?

Cenário 2

Após 24 horas houve melhora do choque e das demais disfunções orgânicas. Entretanto, após 12 horas da suspensão da sedação a paciente encontrava-se em coma não perceptivo e midríase fixa bilateral. A tomografia de crânio evidenciou hematoma intraparenquimatoso de grandes proporções, edema cerebral difuso e sinais de herniação cerebral. Iniciaram-se os procedimentos para diagnóstico de morte encefálica, confirmando-se o diagnóstico 8 horas depois. A paciente tornou a apresentar hipotensão refratária a volume, além de poliúria intensa. Foram iniciadas infusões de NE a 1,2 mcg/kg/min e de vasopressina a 0,04 U/min.

Qual a função da vasopressina no manejo hemodinâmico do potencial doador de órgãos?

Objetivos de estudo
Objetivo 1

Demonstrar os efeitos da vasopressina ou ADH (hormônio antidiurético) ou AVP (arginina vasopressina) no manejo hemodinâmico em pacientes sépticos.

A vasopressina é formada no hipotálamo e transportada pelos axônios até a hipófise posterior, onde é secretada. A resposta sistêmica ao estresse garante, transitoriamente, a manutenção da homeostase durante situações ameaçadoras da vida como o choque circulatório. Essa resposta inclui a liberação de hormônios como adrenalina, vasopressina, glucagon e aldosterona.

Apesar do maior fator regulador da produção da vasopressina ser o aumento da osmolaridade plasmática, outros fatores interferem nessa reação fisiológica, tais como baroreceptores, hipoxemia, hipercapnia, catecolaminas, opiáceos, prostaglandinas, anestésicos, angiotensina II, peptídeo natriurético atrial e álcool.

A vasopressina atua em receptores específicos conforme a Figura 26.1.1.

Considerando o primeiro cenário apresentado neste capítulo, a paciente encontrava-se em choque séptico requerendo doses elevadas de NE. A vasopressina foi acrescentada visando alcançar os objetivos pressóricos com doses menores de NE. O referencial teórico que sustenta a associação da vasopressina no choque refratário a catecolaminas vem das diretrizes da Surviving Sepsis Campaign publicadas em 2016, que sugerem adicionar à NE infusões de vasopressina de até 0,03 U/min para obtenção dos alvos pressóricos e diminuição dos requerimentos de NE, nos casos refratários à infusão exclusiva de NE (recomendação fraca).[2]

Donald e cols., em 1997, demonstraram que a diminuição dos níveis circulantes da vasopressina é um dos aspectos responsá-

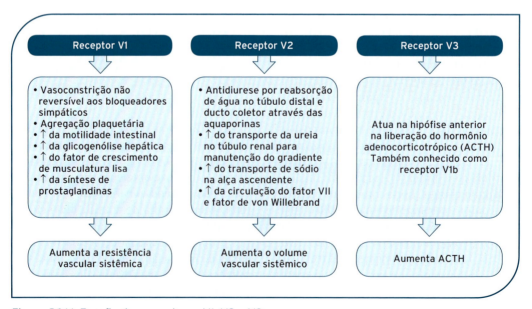

Figura 26.1.1. Função dos receptores V1, V2 e V3.

veis pela vasodilatação no choque séptico, o que seria explicado tanto pela atenuação da secreção de vasopressina mediada por barorreflexo, quanto pela depleção dos seus estoques na neuro-hipófise. Nesse estudo, evidenciou-se uma clara associação da infusão de 0,01 U/min de vasopressina com elevação nos níveis pressóricos em pacientes com choque séptico.[4]

Na fase inicial do choque séptico, as concentrações de vasopressina estão quase sempre elevadas, diminuindo após um intervalo de 24 a 48 horas. A ocorrência da hipotensão arterial sugere uma deficiência relativa de vasopressina associada ao choque séptico.[3]

Uma série de casos publicada em 2001 sugere que a associação de vasopressina e outros vasopressores resultava em melhora da pressão arterial, aumento do débito urinário e redução da necessidade de outros vasopressores. Também foi observado que doses maiores que 0,04 U/min não traziam benefício adicional, embora acarretassem mais efeitos adversos. Os autores sugerem que doses maiores de vasopressina têm sido associadas a isquemia cardíaca, digital e esplâncnica, e deveriam ser reservadas para situações nas quais os vasopressores alternativos falharam.[5]

Um pequeno ensaio randomizado que comparou o uso de vasopressina (n = 13) ao de noradrenalina (n = 10) no choque séptico, demonstrou que o uso isolado da vasopressina para controle da pressão arterial não é suficiente na maioria dos casos, pois 85% dos pacientes do grupo vasopressina necessitaram de NE em algum momento para alcançar a meta pressórica. O grupo vasopressina teve maior redução do escore SOFA (*sequential organ failure assessment*), e melhor *clearance* de creatinina em 48 horas quando comparado ao grupo NE.[6]

No estudo VASST foram randomizados quase 800 pacientes, no qual se comparou o uso isolado de NE à associação de vasopressina + NE. Assim como em outros estudos, a pressão arterial média foi semelhante entre os grupos, e o grupo vasopressina apresentou um requerimento menor de NE. Não houve diferença entre a mortalidade e as complicações, mas em um subgrupo de pacientes com choque séptico menos grave (definido pelo uso de doses de NE < 15 mcg/min) a sobrevida foi maior entre os que usaram vasopressina. Algumas hipóteses para essas diferenças poderiam ser levantadas: 1) entre pacientes menos graves a vasopressina foi usada mais precocemente (em menos de 12 horas), antes que progredissem para uma situação de maior gravidade e isso teria funcionado como um fator de proteção; 2) entre os mais graves, a dose de 0,03 U/min poderia estar aquém do requerimento; 3) os pacientes mais graves poderiam estar mais sujeitos a uma interação danosa da vasopressina com doses elevadas de NE.[7]

Parte das hipóteses geradas no estudo VASST seriam testadas no estudo VANISH, no qual os pacientes foram randomizados mais precocemente (até a sexta hora) e usaram doses mais elevadas de vasopressina (0,06 U/min, o dobro do que foi usado no VASST). Não houve diferença significativa nos dias livres de insuficiência renal ou óbito, embora o grupo vasopressina tenha necessitado menos de terapia substitutiva renal. As complicações não diferiram entre os grupos, sugerindo que o uso da vasopressina pode ser seguro mesmo em doses de 0,06 U/min.[8]

Algumas contraindicações relativas ao uso de vasopressina devem ser consideradas: hiponatremia, insuficiência coronariana, insuficiência arterial periférica, vasoespasmo cerebral e gestação.

Em resumo, evidências atuais demonstram que há um déficit relativo de vasopressina no choque séptico, e que a reposição desse hormônio pode auxiliar no controle pressórico e diminuir o requerimento de aminas vasoativas sem aumentar a ocorrência de complicações. Entretanto, seu uso não se relaciona à redução de mortalidade no cenário do choque séptico.

Conclusão

O uso de vasopressina não diminui a mortalidade no choque séptico.

A associação de vasopressina a outros vasopressores pode auxiliar o controle da pressão arterial, sem aumentar riscos de complicação.

A Surviving Sepsis Campaign sugere o uso da vasopressina em associação a outras drogas vasoativas no choque séptico na dose de até 0,03 U/min.

A terlipressina (triglicil-lisina-vasopressina) é um análogo sintético que somente atua nos receptores V1. Alguns trabalhos já demonstram sua possibilidade semelhante a vasopressina no choque séptico, atualmente utilizada em hemorragia digestiva por varizes de esôfago.[9]

Objetivo 2

Demonstrar a importância do ADH durante a manutenção do potencial doador de órgãos.

Durante a evolução para a morte encefálica (ME) ocorrem diversas alterações fisiológicas secundárias à perda das funções do tronco cerebral. Inicialmente se observa uma "tempestade simpática", resultado da liberação maciça de adrenalina, corticosteroide, vasopressina e glucagon, podendo levar ao esgotamento da vasopressina endógena (Figura 26.1.2). Assim, a instabilidade hemodinâmica observada na ME é, em grande parte, decorrência da depleção da vasopressina que acontece em minutos após a instalação da ME, acometendo cerca de 80% dos potenciais doadores que necessitam de vasopressores.[10,11]

Em alguns casos o uso de vasopressina (1 UI em bólus + 0,5-2,4 UI/h) pode garantir a estabilidade pressórica e proporcionar a descontinuação dos demais vasopressores. Diferentes autores demonstraram, em estudos observacionais, que a reposição de vasopressina reduz drasticamente os requerimentos de vasoconstritores adrenérgicos,[13,14] além de proporcionar maior estabilidade pressórica.[15]

A vasopressina é um hormônio que pode ser usado tanto no suporte vasopressor como no manejo da diabetes *insipidus*, que também é bastante frequente em pacientes em morte encefálica. O diabetes *insipidus* pode resultar em hipovolemia, hipotensão e hipoperfusão, amplificando a resposta inflamatória comum entre os potenciais doadores de órgãos. Nesses casos, a infusão de vasopressina, além de facilitar o controle da pressão arterial, auxilia no controle da poliúria e manutenção

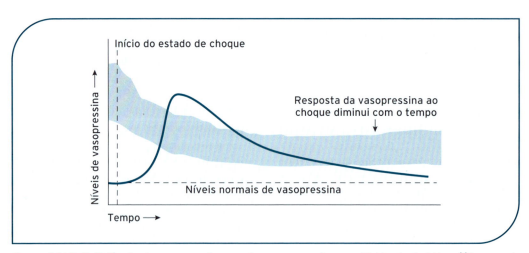

Figura 26.1.2. Deficiência de vasopressina no choque com o tempo. (Retirada de https://derangedphysiology.com.[12])

da volemia.[12] É importante lembrar que nos casos em que não há hipotensão arterial e necessidade do uso de vasopressores adrenérgicos, o fármaco de escolha é a desmopressina (DDAVP), que tem ação exclusiva nos receptores V2, sem efeito vasoconstritor. O uso de desmopressina em potenciais doadores com diabetes *insipidus* está associado a redução de diurese e redução da administração de expansores plasmáticos.[16,17]

Conclusão

A deficiência relativa e até mesmo absoluta de vasopressina é comum na ME, devendo ser aventada como uma das causas do colapso hemodinâmico frequentemente observado em potenciais doadores de órgãos.

A associação de vasopressina auxilia na obtenção da meta pressórica e diminui o requerimento de aminas vasopressoras.

Melhora o controle da poliúria, auxiliando na manutenção da volemia.

Referências bibliográficas

1. Hall JE, Guyton AC. Guyton & Hall tratado de fisiologia médica. 13 ed. Rio de Janeiro: Elsevier; 2017.
2. Rhodes A, Evans LE, Alhazzani W, et al. Surviving Sepsis Campaign: International Guidelines for Management of Sepsis and Septic Shock: 2016. Intensive Care Med. 2017; 43:304.
3. Sharshar T, Blanchard A, Paillard M, et al. Circulating vasopressin concentrations in septic shock. Crit Care Med. 2003; 31:1752-8.
4. Landry DW, Levin HR, Gallant EM, et al. Vasopressin deficiency contributes to the vasodilation of septic shock. Circulation. 1997; 95:1122-5.
5. Holmes CL, Walley KR, Chittock DR, Lehman T, Russell JA. The effects of vasopressin on hemodynamics and renal function in severe septic shock: a case series. Intensive Care Med. 2001; 27(8):1416-21.
6. Lauzier F, Lévy B, Lamarre P, Lesur O. Vasopressin or norepinephrine in early hyperdynamic septic shock: a randomized clinical trial. Intensive Care Med. 2006 nov; 32(11):1782-9.
7. Russell JA, Walley KR, Singer J, et al. Vasopressin versus norepinephrine infusion in patients with septic shock. VASST group. N Engl J Med. 2008; 358:877-87.
8. Gordon AC, Mason AJ, Thirunavukkarasu N, Perkins GD, Cecconi M, Cepkova M, et al. Effect of early vasopressin vs norepinephrine on kidney failure in patients with septic shock: the VANISH randomized clinical trial. JAMA. 2016; 316(5):509-18.
9. Felix VN. Terlipressina como novo recurso terapêutico no choque séptico. Rev Bras Ter Intensiva. 2006 jun; 18(2):196-9.
10. Chen LM, Martin CM, Keenan SP, Sibbald WJ. Patients readmitted to the intensive care unit during the same hospitalization: clinical features and outcomes. Crit Care Med. 1998 nov; 26(11):1834-41.
11. Howlett TA, Keogh AM, Perry L, Touzel R, Rees LH. Anterior and posterior pituitary function in brain-stem-dead donors. A possible role for hormonal replacement therapy. Transplantation. 1989 mai; 47(5):828-34.
12. Yartev A. Deranged Phisiology: Vasopressin. Disponível em: https://derangedphysiology. com. Acessado em 3 jan 2019.
13. Nakagawa K, Tang JF. Physiologic response of human brain death and the use of vasopressin for successful organ transplantation. J Clin Anesth. 2011 mar; 23(2):145-8.
14. Chen JM, Cullinane S, Spanier TB, Artrip JH, John R, Edwards NM, et al. Vasopressin deficiency and pressor hypersensitivity in hemodynamically unstable organ donors. Circulation. 1999 nov; 100(19 Suppl):II244-6.
15. Kinoshita Y, Yahata K, Okamoto K, Yoshioka T, Sugimoto T. Organ preservation with the combination of vasopressin and catecholamine in brain dead donors. Nihon Geka Gakkai Zasshi. 1991 jul; 92(7):771-4.
16. Guesde R, Barrou B, Leblanc I, Ourahma S, Goarin JP, Coriat P, et al.
17. Administration of desmopressin in brain-dead donors and renal function in kidney recipients. Lancet. 1998 out; 352(9135):1178-81.
18. Benck U, Gottmann U, Hoeger S, Lammert A, Rose D, Boesebeck D, et al. Donor desmopressin is associated with superior graft survival after kidney transplantation. Transplantation. 2011 dez; 92(11):1252-8.
19. Westphal GA, Caldeira Filho M, Vieira KD, Zaclikevis VR, Bartz MCM, Wanzuita R, et al. Diretrizes para manutenção de múltiplos órgãos no potencial doador adulto falecido: parte I. Aspectos gerais e suporte hemodinâmico. Rev Bras Ter Intensiva. 2011; 23(3):255-68.

CMIB - Clínicas de Medicina Intensiva Brasileira   FISIOLOGIA E FARMACOLOGIA

26.2 Efeito Endócrino-Metabólico do Uso de Hidrocortisona no Choque Séptico

Marilia Canedo Mesquita Cintra | Flávio Eduardo Nácul

Caso clínico

Paciente admitido em unidade de terapia intensiva com quadro de letargia, taquidispneia, hipotensão (P.A: 85 × 50 mmHg) e taquicardia (F.C: 132 bpm), além de disúria com início há seis horas e piora na última hora. Foi realizada intubação traqueal, expansão volêmica adequada, antibioticoterapia e iniciada noradrenalina para manter PAM superior a 65 mmHg. Nas horas seguintes, o paciente permanecia ainda com sinais de hipoperfusão tecidual a despeito de aumentos progressivos na dose de noradrenalina. Seria indicado iniciar corticoterapia?

Objetivos de estudo

- Demonstrar a produção e ação do cortisol no organismo saudável.
- Apresentar as alterações na produção e efeitos do cortisol nos estados de choque.

Os corticoides têm sido utilizados como terapia adjuvante no choque séptico há mais de 50 anos.[1,2] Seu uso permanece controverso devido à falta de benefício claro sobre a mortalidade e ao desenvolvimento de vários efeitos adversos, como infecção, hiperglicemia, hipernatremia e alterações neuromusculares.

Fisiologia do eixo hipotálamo-hipófise-adrenal

O córtex adrenal é composto por três zonas: zona glomerulosa, responsável pela produção de mineralocorticoides, cujo princi-

pal hormônio é a aldosterona, regulada pelo sistema renina-angiotensina-aldosterona; zona fasciculada, que sintetiza glicocorticoides, especialmente o cortisol, regulada pelo eixo hipotálamo-hipófise-adrenal (HHA); zona reticulada, que produz androgênios, sendo a de-hidroepiandrostenediona (DHEA) o mais importante, também regulado pelo eixo hipotálamo-hipófise-adrenal. A medula adrenal, por sua vez, localizada na região interna da glândula, produz catecolaminas (adrenalina e noradrenalina) em resposta à estimulação simpática. As sínteses de cortisol, aldosterona e hormônios sexuais ocorrem por meio de séries complexas de reações com a participação de diversas enzimas. O precursor principal desses hormônios é o colesterol, que inicialmente é convertido em pregnenolona pela enzima desmolase. A pregnenolona, por sua vez, pode ser convertida em aldosterona, cortisol e androgênios dependendo da sua localização no córtex (Figura 26.2.1).

O cortisol sintetizado pelo córtex adrenal é inicialmente liberado no plasma, onde 90% é transportado pela globulina ligadora de corticosteroide (CBG) ou transcortina, 7% circula combinado com a albumina, enquanto 3% permanecem como cortisol livre. O cortisol livre, a forma biologicamente ativa, atravessa a membrana plasmática das células-alvo e se liga aos receptores específicos localizados primariamente no citoplasma. O complexo cortisol-receptor migra para o núcleo celular onde influencia a transcrição gênica para exercer seus efeitos.[1] Os efeitos do cortisol dependem também de um equilíbrio entre a forma ativa e a inativa de cortisol, que ocorre no citoplasma. A enzima 11 beta-

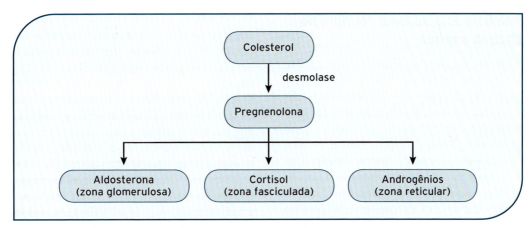

Figura 26.2.1. Síntese dos hormônios da adrenal a partir do colesterol.

-hidroxiesteroide desidrogenase (11-βHSD) tipo 1 promove a conversão da corticosterona (inativa) em cortisol (ativo), enquanto a enzima 11-βHSD tipo 2 promove a inativação do cortisol ao convertê-lo em corticosterona.[2] Os glicocorticoides exercem diversas funções de importância para a homeostase e a resposta endócrino-metabólica ao estresse. Os efeitos primários do cortisol no sistema imune são anti-inflamatórios e imunossupressores. O cortisol também influencia o metabolismo glicídico, estimulando a gliconeogênese e a glicogenólise e tem importantes ações moduladores no tônus vascular, exercendo ações permissivas e potencializadoras aos efeitos vasopressores das catecolaminas.[3]

Ademais, o cortisol estimula a contratilidade miocárdica e a ação da feniletanolamina metiltransferase, enzima presente na medula adrenal que controla a conversão de noradrenalina em adrenalina.[4] A secreção do cortisol é regulada via eixo HHA. O eixo HHA tem papel central na adaptação do organismo ao estresse e é regulado por diversos mediadores. O hipotálamo produz o hormônio liberador de corticotrofina (CRH) que atua na adeno-hipófise, estimulando a liberação de ACTH. O ACTH, por sua vez, estimula as glândulas adrenais a produzirem glicocorticoides na zona fasciculada. Os glicocorticoides, ao serem liberados pelas adrenais, exercem *feedback* negativo no hipotálamo e na hipófise, inibindo a liberação de CRH e ACTH, respectivamente (Figura 26.2.2).

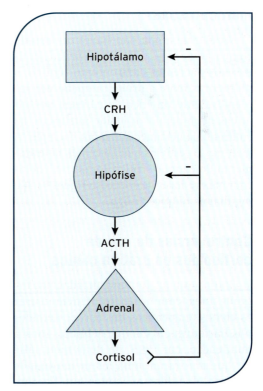

Figura 26.2.2. O eixo hipotálamo-hipófise-adrenal.

Insuficiência adrenal relativa no choque séptico

A insuficiência adrenal do paciente crítico é secundária à inibição do eixo hipotálamo-hipófise-adrenal pelas citocinas pró-inflamatórias. Ela consiste na produção insuficiente de glicocorticoides para o grau de estresse, sendo a hipotensão arterial e redução da resposta às catecolaminas as principais manifestações clínicas. Laboratorialmente a paciente apresenta redução da concentração de cortisol plasmático e do seu aumento em resposta ao estímulo com ACTH. A base racional do uso de corticoide no choque séptico consiste principalmente no seu efeito em aumentar o tônus vasomotor e a resposta vasopressora às catecolaminas.

Por que a escolha pela hidrocortisona?

Apesar de ainda não haver um estudo comparativo entre diferentes corticosteroides nos pacientes com choque séptico, a hidrocortisona é a primeira opção por ser o equivalente sintético do cortisol, possuir atividade mineralocorticoide intrínseca, ao contrário da dexametasona, por exemplo. A maioria dos estudos mais recentes no tratamento do choque séptico foram realizados com baixas doses de corticosteroides (< 300 mg/dia) de hidrocortisona.

Controvérsias do uso de corticoides na prática clínica

Vários estudos foram realizados nos últimos anos, com o intuito de demonstrar os efeitos terapêuticos dos corticosteroides nos pacientes em choque séptico. Após a publicação, em 1995, de duas metanálises que mostraram uma maior morbidade e mortalidade nos pacientes que fizeram uso de doses elevadas de metilprednisolona (30 mg/kg) o uso de corticoides foi suspenso em pacientes com choque séptico. Em 2002, Annane demonstrou que a maioria dos pacientes com choque séptico apresentam benefício ao receber hidrocortisona associada a fludrocortisona. No entanto, o estudo CORTICUS, publicado em 2008, não replicou os resultados do estudo anterior e mostrou que pacientes tratados com corticoides não apresentaram redução da mortalidade e ainda manifestaram mais efeitos adversos. Mais recentemente, em 2018, dois estudos foram publicados simultaneamente com resultados divergentes. O estudo ADRENAL mostrou que o uso de corticoides reduz o tempo de choque mas não altera a mortalidade, enquanto o estudo APROCCHSS mostrou que o uso de hidrocortisona com fludocortisona no choque séptico reduz tanto o tempo de choque como a mortalidade. Analisando os quatro grandes *trials* que avaliaram o uso de corticoides no choque séptico, apenas dois deles mostraram redução da mortalidade, mas todos demonstraram diminuição no tempo de choque. Uma possibilidade para achados tão opostos é a heterogeneidade das populações estudadas em cada trabalho.

Posologia da hidrocortisona no choque séptico

Até o momento, não existe um consenso na literatura com relação à posologia mais adequada de hidrocortisona a ser utilizada, forma de administração (em bólus ou contínua) e duração do tratamento. A fim de orientar a conduta frente ao choque séptico, o Surviving Sepsis Campaign, atualizado em 2016, recomenda o uso de hidrocortisona intravenosa na dose de 200 mg por dia em pacientes com choque séptico em que a ressuscitação volêmica e a terapia vasopressora adequadas não tenham sido capazes de restaurar a estabilidade hemodinâmica. No entanto, a recomendação é considerada fraca, com base na baixa qualidade das evidências disponíveis. A utilização em infusão contínua, em vez de intermitente, atenua a hipergli-

Capítulo 26

cemia e a variabilidade glicêmica, sendo portanto preferida segundo alguns autores. O tempo de uso também é controverso mas deve ser de pelo menos 5 dias segundo a maioria dos autores.

Referências bibliográficas

1. Bollaert PE, Charpentier C, Levy B, et al. Reversal of late septic shock with supraphysiologic doses of hydrocortisone. Crit Care Med. 1998; p. 645-50.
2. Briegel J, Forst H, Haller M, et al. Stress doses of hydrocortisone reverse hyperdynamic septic shock: a prospective, randomized, double-blind, single-center study. Crit Care Med. 1999; p. 723-32.
3. Chawla K, Kupfer Y, Goldman I, et al. Hydrocortisone reverses refractory septic shock. Crit Care Med. 1999; 27(1S):33.
4. Annane D, Sébille V, Charpentier C, et al. Effect of treatment with low doses of hydrocortisone and fludrocortisone on mortality in patients with septic shock. JAMA. 2002; p. 862-71.
5. Sprung CL, Annane D, Keh D, Moreno R, Singer M, Freivogel K, et al. Hydrocortisone therapy for patients with septic shock. N Engl J Med. 2008; 358:111-24.
6. Annane D, Renault A, Brun-Buisson C, et al. Hydrocortisone plus Fludrocortisone for Adults with Septic Shock. New England Journal of Medicine. 2018; 809-18.
7. Venkatesh B, et al. The ADRENAL study protocol: adjunctive corticosteroid treatment in critically ill patients with septic shock. Crit Care Resusc. 2013; 83.

Seção

6

Sangue, Imunidade e Coagulação

27

Hematopoese

27.1 Paciente com Anemia Ferropriva Admitido na UTI com Rebaixamento de Consciência

Laio Coimbra | André Gobatto

Caso clínico

Paciente do sexo masculino, 56 anos, apresenta há 10 dias quadro de fezes escurecidas com piora nas últimas 48 h, quando iniciou dor abdominal de forte intensidade e vômitos com sangue. É portador de artrite gotosa e faz uso abusivo de anti-inflamatórios não esteroidais (AINEs). Levado à emergência, apresentava palidez de mucosa e sinais de desidratação. Foram coletados exames laboratoriais e iniciada hidratação venosa. Evoluiu com hematêmese volumosa e posterior rebaixamento do nível de consciência, sendo encaminhado à UTI onde foi admitido torporoso, com pressão arterial 80×60 mmHg, em ventilação espontânea, embora taquipneico. Exames laboratoriais evidenciavam hemoglobina de 6,8 g/dL; leucócitos 7.800/mm^3; plaquetas 158.000 U/mL.

Objetivo de estudo

- Compreender os principais mecanismos fisiopatológicos das anemias que acometem o paciente criticamente enfermo.

A anemia é uma condição bastante prevalente no ambiente de terapia intensiva. Em torno de 66% dos pacientes apresentam níveis de hemoglobina < 12 g/dL no momento da admissão na UTI[1] e 40% a 45% dos pacientes desenvolvem algum grau de anemia durante sua internação,[2] e no 8º dia de internação 97% dos pacientes têm anemia, e no 13º dia, 100% possuem a condição.[3] Do total de pacientes internados em UTI, mais de 30% necessitam de transfusão sanguínea e esse percentual pode chegar a cerca de 70% quando a duração do internamento excede sete dias.[4]

A anemia no paciente crítico é multifatorial[5] sendo intimamente associada a piores desfechos.[1] Como mecanismos causadores podem ser citados: resposta inflamatória sistêmica, hemodiluição, coletas laboratoriais frequentes, sangramentos, deficiência de eritropoetina e redução da meia-vida das hemácias.

Compreender detalhadamente os principais mecanismos fisiopatológicos envolvidos na gênese da anemia do paciente crítico é fundamental para um correto diagnóstico e abordagem das diversas causas dessa condição.

A redução da vida útil das hemácias circulantes e a diminuição da produção dos glóbulos vermelhos são os dois principais

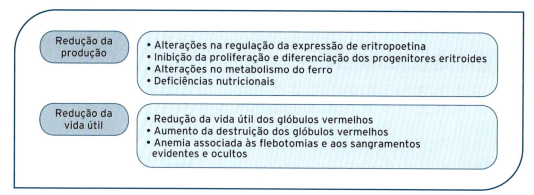

Figura 27.1.1. Mecanismos fisiopatológicos da redução de hemácias.

mecanismos fisiopatológicos envolvidos.[6] Podem ser didaticamente subdivididos como na Figura 27.1.1.

Regulação da expressão de eritropoetina

A eritropoetina é o principal regulador da eritropoese. Trata-se de um hormônio glicopeptídeo produzido principalmente pelo córtex renal e parênquima hepático que se liga aos receptores dos progenitores eritroides, promovendo sua proliferação e maturação, e evitando apoptose. Os principais mecanismos de estímulo à produção da eritropoetina são a hipóxia, a redução da massa eritrocitária ou o aumento da afinidade do oxigênio com a hemoglobina. Geralmente, a produção da eritropoetina responde a pequenas variações na concentração de oxigênio tissular.[7]

No doente crítico, a produção da eritropoetina em resposta à anemia parece estar atenuada e se torna ainda mais reduzida na presença de insuficiência renal aguda, sepse, politraumatizados e em pacientes no pós-operatório.[5] Essa redução é mediada pelo aumento nos níveis de citocinas pró-inflamatórias presentes nessas condições (Figura 27.1.2). Os principais mediadores inflamatórios são a interleucina-1 (IL-1), o fator de necrose tumoral alfa (TNF-α), a proteína C reativa (PCR), o interferon-α (IF-α), o interferon-β (IF-β) e o interferon γ (IF-γ), que inibem os genes que codificam a eritropoetina, reduzindo assim a produção do hormônio mesmo na presença de anemia.[7]

Desse modo, a deficiência de eritropoetina – identificada em estados de doença crítica/crônica, nas quais os mediadores inflamatórios estão elevados – contribui para explicar o porquê desses pacientes desenvolverem anemia a despeito da ausência de sangramento ativo ou outras causas aparentes.[8]

Inibição da proliferação e diferenciação dos progenitores eritroides

As células-tronco hemotopoiéticas pluripotentes têm potencial de se diferenciar em progenitores de todas as linhagens sanguíneas.[9] Vários mediadores liberados em resposta à lesão tecidual inibem a diferenciação e a proliferação dos progenitores de células eritroides. A exemplo disso, a citocina pró-inflamatória IF-γ[9] induz a morte celular nas colônias eritroides por meio do aumento da atividade de enzimas pró-apoptose.[10] Um outro mecanismo pelo qual o IF-γ exerce um efeito adverso na eritropoese é a inibição da transcrição de receptores de eritropoetina em células progenitoras eritroides. Além do IF-γ, o TNF-α e a IL-1 também parecem inibir o desenvolvimento desses progenitores.[11]

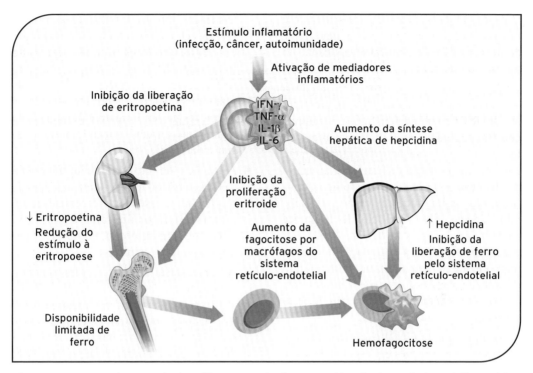

Figura 27.1.2. A anemia no paciente crítico e sua relação com a ativação de mediadores inflamatórios. (Adaptada de Zarychanski R, Houston DS. Anemia of chronic disease: a harmful disorder or an adaptive, beneficial response? CMAJ. 2008;179:333-7.)

É importante frisar que a eritropoetina desempenha um papel importante na proteção das células progenitoras eritroides. Esse hormônio evita a apoptose durante o processo de eritropoese, por meio da ativação de proteínas cinases extracelulares que aumentam a expressão de fatores antiapoptóticos. No doente crítico, esse efeito protetor é atenuado pelos baixos níveis de eritropoetina identificado nos estados inflamatórios.[4]

Metabolismo do ferro

O ferro desempenha um papel fundamental no transporte de oxigênio pela hemoglobina e mioglobina. O grupamento heme da hemoglobina é composto por quatro moléculas de ferro em um anel proteico denominado protoporfirina-IX. De maneira resumida, cada molécula de heme se liga a uma longa cadeia polipeptídica denominada globina, formando uma subunidade de hemoglobina (cadeia de hemoglobina). Quatro dessas cadeias se unem para formar uma molécula completa de hemoglobina.[12]

Em situações fisiológicas, a hemoglobina carrega 65% do estoque de ferro corporal. Cerca de 4% estão na forma de mioglobina; 0,1% ligado à proteína transferrina no plasma; e 15% a 30% são estocados sob a forma de ferritina, principalmente nos hepatócitos e no sistema reticuloendotelial.[12] Conforme a necessidade do organismo, os estoques intracelulares podem ser então mobilizados.

Os estados pró-inflamatórios comprometem de maneira direta o metabolismo do ferro. As citocinas TNF-α, IL-1 e IL-6, presentes nessas condições, induzem um aumento na produção da ferritina – proteína de armazenamento de ferro. Como consequência, a disponibilidade do ferro para eritropoese torna-se reduzida, uma vez que, a maior parte do ferro corpóreo encontra-se estocada sob a forma de ferritina.[9]

As citocinas contrarreguladoras ou anti-inflamatórias (IL-4, IL-10 e IL-13), presentes em situações como queimaduras ou trauma,[9] contribuem para a modulação do metabolismo do ferro. Sua ação resulta também em aumento da produção de ferritina e aumento da absorção de ferro pelos macrófagos, contribuindo, assim, para a redução na disponibilidade de ferro.[9] A citocina IL-10 parece ainda induzir a expressão de heme oxidase-1, enzima que aumenta a degradação do grupamento heme da hemoglobina, aumentando o armazenamento do ferro em monócitos, colaborando também para retenção do ferro no sistema reticuloendotelial.[13]

O óxido nítrico (NO) está presente em elevadas concentrações em estados de sepse e inflamação. Nesse contexto, também desempenha papel na alteração do metabolismo férrico por meio da inibição da etapa final da biossíntese do grupamento heme.[9]

Deficiências nutricionais

As células produzidas pela medula óssea têm elevada velocidade de proliferação e maturação devido à necessidade de reposição contínua dos componentes sanguíneos. A demanda por substratos envolvidos nesse processo é alta. Desse modo, o estado nutricional do indivíduo tem impacto direto nos mecanismos de produção celular.[12] No ambiente de cuidados intensivos, o aumento das demandas metabólicas pode resultar em carências nutricionais. Dados da literatura demonstram que 9% dos pacientes de UTI têm deficiência de ferro, 2% deficiência de vitamina B12 e em outros 2% deficiência de ácido fólico.[14]

- A deficiência de vitamina B12 e de ácido fólico resulta em alterações na síntese da molécula de DNA. As células eritroblásticas ficam impossibilitadas de se proliferar na velocidade adequada, resultando em células maiores do que o esperado (macrócitos). Essas células são capazes de executar o transporte de oxigênio de maneira satisfatória; contudo, devido às alterações no seu formato e fragilidade da membrana, sofrem redução importante de sua vida útil.[12]

- A carência de ferro é também uma deficiência nutricional importante na etiologia das anemias. Esse elemento constitui um importante fator limitante à produção eficaz de hemoglobina, como já citado no item 3 deste capítulo.

A homeostasia do ferro é comprometida pela ação de citocinas (IL-1, IL-6, TNF-α) liberadas em estados inflamatórios associados à doença crítica/crônica. Essas reduzem o estímulo à absorção intestinal do ferro, que é normalmente gerado pela deficiência corpórea do ferro.[4]

A exemplo disso, há a hepcidina (proteína produzida principalmente por hepatócitos) com função de regular a absorção de ferro no duodeno e os estoques desse elemento. A alta expressão dessa proteína reduz a concentração de ferro plasmático, enquanto sua baixa expressão aumenta a concentração de ferro circulante. Em condições inflamatórias, ocorre a indução de síntese hepática de hepcidina mediada pela IL-6.[15] Desse modo, no contexto de inflamação, a absorção enteral de ferro e a mobilização dos seus estoques fica comprometida, diminuindo a sua disponibilidade e dificultando a síntese do grupamento heme da hemoglobina.[4]

Vida útil dos glóbulos vermelhos

Até que seja removida por macrófagos via fagocitose, a vida útil de uma hemácia gira em torno de 120 dias. A senilidade do glóbulo vermelho gera alterações nas características de membrana (redução de deformabilidade e fluidez), perda do volume e área superficial, impactando na dinâmica e fluxo microvascular.[4] Essas alterações levam também à exposição de epítopos em sua superfície, os quais são reconhecidos por autoanticorpos que desencadeiam a fagocitose de hemácias antigas ou submetidas ao estresse oxidativo.

Em pacientes críticos, a resposta inflamatória mediada por citocinas está aumentada, levando a uma redução da vida útil das hemácias. Isso se deve às alterações funcionais e estruturais experimentadas em situações de grande estresse metabólico, como sepse, trauma, choque e outras condições inflamatórias. Tais alterações na estrutura e função das hemácias são reconhecidas pelo organismo de maneira análoga àquelas que ocorrem nos eritrócitos envelhecidos, levando à destruição das hemácias.

O elevado estresse oxidativo presente no doente crítico é um dos gatilhos para desencadear um outro mecanismo de redução da vida útil das hemácias, a apoptose precoce. Esse fenômeno ocorre por meio da abertura de canais de cálcio, elevando a concentração citoplasmática de cálcio e iniciando o processo de morte celular.[4]

Aumento da destruição dos glóbulos vermelhos

A hemólise e a hemocaterese podem contribuir para o desenvolvimento de anemia em pacientes criticamente enfermos.

A hemólise é a destruição precoce dos glóbulos vermelhos, que ocorre tanto no sangue periférico como no interior de órgãos do sistema reticuloendotelial. É um importante mecanismo causador de anemia. Ela pode estar associada a várias outras doenças como anemias hemolíticas; hemoglobinopatias; deficiências enzimáticas; ou reações transfusionais. Pode ainda ser resultado de intervenções terapêuticas, como, por exemplo, trauma mecânico secundário ao uso de próteses cardíacas valvares; circulação extracorpórea; balão intra-aórtico; infusão rápida de soluções hipotônicas; e uso de determinadas drogas (penicilina, sulfas, antimaláricos, procaínamida, metildopa),[7] condições essas frequentes no ambiente de terapia intensiva.

A hemocaterese é o mecanismo pelo qual o baço destrói hemácias senescentes ou defeituosas. Tal mecanismo pode estar aumentado em situações de hiperesplenismo, presente em condições infecciosas, hipertensão portal ou neoplasias.[9] Algumas condições clínicas como sepse, choque, queimaduras ou trauma, comprometem a capacidade de deformação da hemácia, resultando em alterações estruturais e funcionais da célula. Essas alterações levam a um aumento da hemocaterese e a uma redução da vida útil dos eritrócitos.[2]

Perdas sanguíneas associadas à flebotomia, sangramentos evidentes e ocultos

As perdas sanguíneas, sejam elas provenientes de sangramentos evidentes ou ocultos, são causas potencialmente significantes de anemia. A perda sanguínea associada a flebotomia é uma causa frequente de anemia na unidade de cuidados intensivos, geralmente negligenciada.[16] Ainda que se adotem estratégias restritivas na frequência de coletas sanguíneas, estas ainda podem ser responsáveis por um volume total importante de perda de sangue.[9] A coleta de sangue para exames gera uma perda média diária de 40 a 70 mL de sangue do paciente em ambiente de terapia intensiva, volume esse superior a capacidade fisiológica de reposição sanguínea corpórea.[4] Curiosamente, apenas 2% do volume de sangue coletado é de fato utilizado para análise em laboratórios com aparelhagem moderna – fenômeno esse chamado de "anemia secundária a investigação crônica".[4]

Já o sangramento gastrointestinal responde por 30% das causas de hemorragias

TABELA 27.1.1	CAUSAS EVIDENTES E OBSCURAS DE ANEMIA NO DOENTE CRÍTICO	
Causas evidentes	**Causas obscuras**	
Sangramento gastrointestinal	Redução da resposta à eritopoetina	
Coagulopatias	Aumento de citocinas inflamatórias	
Flebotomia	Má absorção de ferro	
Hemodiluição	Diminuição da síntese do heme	
Uso de antiagregantes plaquetários	Deficiência de ferro	
Uso de anticoagulantes	Deficiência nutricional	
Doença renal crônica	Efeitos adversos de medicação	
Perda em procedimentos invasivos	Deficiência de folato	

Adaptada de Jelkmann W. Proinflammatory cytokines lowering erythropoietin production. J Interferon Cytokine Res. 1998; 18(8):555-9.

significativas na UTI.[7] A perda da integridade da mucosa gastrointestinal é uma causa comum de sangramentos ocultos em pacientes internados.[4] Os pacientes sob cuidados intensivos estão expostos a alguns fatores de riscos para sangramento intestinal como: ventilação mecânica, coagulopatias, insuficiência hepática e renal.[17]

A Tabela 27.1.1 explicita as diversas causas de anemia no doente crítico, muitas delas negligenciadas no ambiente de cuidados intensivos.

Referências bibliográficas

1. Vincent JL, Baron JF, Reinhart K, Gattinoni L, Thijs L, Webb A, et al. Anemia and blood transfusion in critically ill patients. JAMA. 2002; 288(12):1499-507.
2. Docherty AB, Turgeon AF, Walsh TS. Best practice in critical care: anaemia in acute and critical illness. Transfus Med. 2018; 28(2):181-9.
3. Thomas J, Jensen L, Nahirniak S, Gibney RT. Anemia and blood transfusion practices in the critically ill: a prospective cohort review. Heart Lung. 2010; 39(3):217-25.
4. Hayden SJ, Albert TJ, Watkins TR, Swenson ER. Anemia in critical illness: insights into etiology, consequences, and management. Am J Respir Crit Care Med. 2012; 185(10):1049-57.
5. Rogiers P, Zhang H, Leeman M, Nagler J, Neels H, Mélot C, et al. Erythropoietin response is blunted in critically ill patients. Intensive Care Med. 1997; 23(2):159-62.
6. Scharte M, Han X, Bertges DJ, Fink MP, Delude RL. Cytokines induce HIF-1 DNA binding and the expression of HIF-1-dependent genes in cultured rat enterocytes. Am J Physiol Gastrointest Liver Physiol. 2003; 284(3): G373-84.
7. Asare K. Anemia of critical illness. Pharmacotherapy. 2008; 28(10):1267-82.
8. Patteril MV, Davey-Quinn AP, Gedney JA, Murdoch SD, Bellamy MC. Functional iron deficiency, infection and systemic inflammatory response syndrome in critical illness. Anaesth Intensive Care. 2001; 29(5):473-8.
9. Scharte M, Fink MP. Red blood cell physiology in critical illness. Crit Care Med. 2003; 31(12 Suppl):S651-7.
10. Dai C, Krantz SB. Interferon gamma induces upregulation and activation of caspases 1, 3, and 8 to produce apoptosis in human erythroid progenitor cells. Blood. 1999; 93(10): 3309-16.

11. Jelkmann W. Proinflammatory cytokines lowering erythropoietin production. J Interferon Cytokine Res. 1998; 18(8):555-9.

12. Guyton A, Hall J. Tratado de Fisiologia Médica. Rio de Janeiro (RJ): Guanabara Koogan; 2006. p. 1115.

13. Lee TS, Chau LY. Heme oxygenase-1 mediates the anti-inflammatory effect of interleukin-10 in mice. Nat Med. 2002; 8(3):240-6.

14. Rodriguez RM, Corwin HL, Gettinger A, Corwin MJ, Gubler D, Pearl RG. Nutritional deficiencies and blunted erythropoietin response as causes of the anemia of critical illness. J Crit Care. 2001; 16(1):36-41.

15. Antunes SA, Canziani ME. Hepcidin: an important iron metabolism regulator in chronic kidney disease. J Bras Nefrol. 2016; 38(3):351-5.

16. O'Malley P. Hidden Anemias in the Critically Ill. Crit Care Nurs Clin North Am. 2017; 29(3):363-8.

17. Krag M, Marker S, Perner A, Wetterslev J, Wise MP, Schefold JC, et al. Pantoprazole in Patients at Risk for Gastrointestinal Bleeding in the ICU. N Engl J Med. 2018; 379(23):2199-208.

28

Resposta Imune a Infecções e Cascata Inflamatória

28.1 Paciente em Tratamento Quimioterápico para CA de Pulmão, Admitido com Neutropenia Febril

Bruna Brandão Barreto | Mariana Luz | Dimitri Gusmão Flôres

Caso clínico

Paciente feminina, 40 anos, tabagista, sem outras comorbidades, com diagnóstico de neoplasia de pulmão de não pequenas células, estágio II, em quimioterapia adjuvante com cisplatina e docetaxel. Cerca de 6 dias após o primeiro ciclo, evoluiu com febre, o que a motivou a buscar a emergência do hospital onde faz o tratamento. À avaliação na emergência, identificado neutropenia severa (< 100 neutrófilos/mm³), associada a plaquetopenia (85 mil/mm³) e anemia (Hb: 9,0 mg/dL), bem como lesão renal aguda (aumento de creatinina de 0,6 mg/dL para 1,2 mg/dL). Sem outras disfunções orgânicas. Qual o risco de desfechos desfavoráveis dessa paciente? Pensando em uma etiologia infecciosa para quadro febril, quais os microganismos mais prováveis para adequar a terapia empírica para essa paciente?

Objetivos de estudo

- Avaliar risco de complicações no paciente neutropênico febril.
- Entender como a características da imunossupressão contribuem para o perfil de infecções no paciente com neutropenia.

Introdução

Neutropenia é definida por uma contagem absoluta de neutrófilos inferior a 1.500/mm³, e é um importante fator de risco para mortalidade no paciente oncológico.[1] Sua incidência varia, principalmente, de acordo com regime quimioterápico e tipo de neoplasia (se sólida ou hematológica).[2] A principal complicação nesse contexto é infecciosa, e os riscos de infecção são maiores conforme a gravidade da neutropenia (neutrófilos < 500/mm³ – neutropenia grau 4 conforme o Common Terminology Criteria for Adverse Events (CTCAE) versão 4.0) e/ou tempo de neutropenia (> 1 semana).[3]

Por outro lado, neutropenia febril é definida como febre (temperatura corporal > 38 °C por mais de 1 hora ou qualquer temperatura corporal acima de 38,3 °C), associada a neutropenia grau 3 ou mais (< 1.000 neutrófilos/mm³).[4] A mortalidade dos pacientes oncológicos que desenvolvem neutropenia febril é 15% maior do que aqueles que não desenvolvem,[5] com taxas ainda maiores para os pacientes que evoluem com sepse e/ou choque séptico (cerca de 50% de mortalidade).[6]

Febre pode ser o único sinal de infecção em um paciente neutropênico, e a maioria

249

desses paciente não apresenta foco identificado ou culturas positivas. Diante disso, recomenda-se terapia antimicrobiana empírica devido ao risco de rápida deterioração desses pacientes. O objetivo deste capítulo é entender como as características da imunossupressão contribuem para o perfil de infecções no contexto da neutropenia febril, de forma a ajudar na tomada de decisão quanto à terapia antimicrobiana a ser utilizada.

Considerando as diferentes causas de neutropenia

Os neutrófilos são os leucócitos mais abundantes no sangue e são as primeiras células a responder à maioria das infecções, principalmente bactérias e fungos. Apesar disso, os pacientes neutropênicos não são igualmente vulneráveis aos diferentes tipos de microrganismos patogênicos. Pacientes que desenvolvem neutropenia no contexto de quimioterapias citotóxicas ou regimes mieloablativos preparatórios para transplante de medula óssea quase sempre desenvolvem quebra da integridade mucocutânea, tipicamente com mucosite oral e gastrointestinal, servindo de pontos para infecção local (p. ex.: colite neutropênica) e porta de entrada para infecções sistêmicas. Essa combinação os torna mais suscetíveis a invasão e translocação de bactérias entéricas (como *Escherichia coli*) e infecções por *Candida* spp. Além disso, *Pseudomonas aeruginosa* também é um agente frequente, motivo pelo qual a cobertura empírica inicial requer a sua cobertura. Alguns estudos observacionais têm identificado um aumento de prevalência das infecções por bactérias Gram-positivas, principalmente associadas a uso de dispositivos venosos invasivos e uso de profilaxia bacteriana com quinolonas.[7,8] Fora desse contexto, infecções por Gram-negativos (enterobactérias e *P. aeruginosa*) ainda são os agentes mais prevalentes.[9,10]

É importante frisar que, apesar do risco de infecções por *Candida* pela fisiopatologia, fungos raramente são associados ao episódio inicial de febre durante neutropenia,[11,12] sendo indicada cobertura em caso de persistência de febre a despeito da terapia antimicrobiana após quatro dias, ou em caso de deterioração clínica.[4] Bactérias são os patógenos responsáveis pelo primeiro episódio infeccioso na maioria dos casos,[6,10,13] sendo necessário cobertura empírica inicial para fungos em um episódio de neutropenia febril, apenas em situações de alto risco, como as que são descritas a seguir.

Neoplasia hematológica

Pacientes hematológicos estão mais suscetíveis a infecção fúngica que pacientes com tumores sólidos. Entre as características que favorecem esse perfil de infecção estão a disfunção medular gerada pela neoplasia e, consequentemente, das células responsáveis pela imunidade além dos intensos regimes quimioterápicos e mieloablativos que, além de causar uma pancitopenia prolongada, apresentam maior incidência de mucosite, com comprometimento da barreira mucocutânea gastrointestinal, principal fonte de translocação de *Candida*.[14,15] Dentre as neoplasias hematológicas, os pacientes com leucemia mieloide aguda aparecem consistentemente como os pacientes de maior risco – em uma série de 11.802 pacientes com diagnóstico de neoplasias hematológicas, 71% dos casos de infecções por levedura e 69% das infecções por fungos filamentosos ocorreram em portadores de leucemia mieloide aguda.[16] Em 1992, uma série com 4.096 autópsias mostrou que 25% das infecções fúngicas em pacientes oncológicos ocorreram em pacientes com leucemia e receptores de transplante, uma incidência cinco vezes maior que em pacientes com tumores sólidos (uma incidência que variou de 1% a 8%, a depender do centro estudado).[17] Esses dados foram confirmados em séries de autópsias subsequentes: em 1996, Groll e cols. analisaram 8.124 autópsias e identificaram uma incidência de infecção fúngica em pacientes com tumores sólidos de cerca de 1,5%, enquanto nos pacientes com neoplasia hematológica a incidência encontrada foi 16% (a maioria em portadores de leucemia mieloide aguda), e 68% em pacientes com anemia aplástica.[18] O mesmo grupo estudou outras 2.707 autópsias em 2010, identificando uma prevalência de infecções fúngicas em 33% dos pacientes com neoplasia hematológicas, e 4,8% nos pacientes com tumores sólidos.[19]

Neutropenia prolongada

Um dos principais fatores de risco para infecção fúngica é o tempo prolongado de neutropenia. Um dos primeiros trabalhos a sinalizar a importância desse fator de risco foi o estudo de caso-controle realizado por Gerson e cols. em 1984, avaliando pacientes em tratamento para leucemia aguda.[20] Na amostra estudada por eles, o surgimento de achados radiológicos acontece a partir do 6º dia, em uma taxa de 1% ao dia até o 22º dia, aumentando significativamente pra quase 5% ao dia a partir do 22º até o 34º dia, no qual a curva entrava em um platô com uma frequência de quase 80% (Figura 28.1.1). Em 1995, Nucci e cols. também identificaram a duração da neutropenia severa (< 100 neutrófilos/mm³) como fator de risco independente para infecção fúngica, e a recuperação da neutropenia foi um fator protetor neste estudo (menor mortalidade nos pacientes que apresentavam recuperação da neutropenia).[21] Outros estudos também identificam a neutropenia prolongada como fator de risco para infecções fúngicas.[12,22]

Por outro lado, em pacientes com doenças medulares como a anemia aplástica, a neutropenia prolongada sem a perda de integridade da barreira mucocutânea os torna mais predispostos a infecções respiratórias por fungos como os da espécie *Aspergillus* e *Zygomicetes*, principais responsáveis pela mortalidade dos pacientes portadores de anemia aplástica,[23,24] especialmente quando associada a monocitopenia. Quanto ao perfil bacteriano, na maior parte das séries as bactérias Gram-positivas são os agentes mais frequentes (e dessas, os *Staphylococcus* coagulase-negativos), principalmente associadas a dispositivos venosos. Mesmo nas séries em que os Gram-negativos foram os organismos responsáveis por 51% das bacteremias, o microorganismo mais isolado era um Gram-positivo coagulase negativo (*S. Epidermidis* – 19%),[23] reforçando a im-

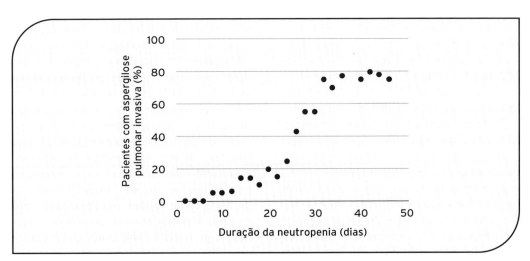

Figura 28.1.1. Porcentagem de pacientes neutropênicos que desenvolveram aspergilose pulmonar invasiva de acordo com a duração da neutropenia. (Adaptada de Gerson, et al.[20])

portância da preservação da integridade da mucosa no padrão das infecções dos pacientes neutropênicos.

É interessante também notar que as neutropenias por aumento da destruição periférica (ou seja, com mielopoiese medular preservada) têm um perfil de infecção completamente diferente das doenças medulares, possivelmente devido a uma reserva medular preservada que consegue produzir neutrófilos funcionantes, e que são capazes de chegar aos tecidos infectados. Em uma série com 31 crianças portadoras de granulocitopenia pura prolongada (média de 160 neutrófilos/mm^3 na primeira contagem, e duração média de 1,1 anos), nenhuma desenvolveu infecções graves ameaçadoras a vida.[25] O mesmo ocorre em pacientes portadores de neutropenias autoimunes (nos quais o perfil de infecções se correlaciona com a imunossupressão utilizada para tratamento da doença de base) e neutropenia idiopática crônica.[26,27]

Quando o problema não é só neutropenia: considerando outras imunossupressões associadas

Os pacientes que apresentam neutropenia febril, seja pela doença hematológica de base ou relacionada ao tratamento da doença oncológica, frequentemente apresentam outros defeitos associados de imunidade inata ou adaptativa. Essas anormalidades podem estar associadas à doença de base (p. ex., linfomas de células B, mieloma múltiplo, linfoma de células T), a comorbidades (p. ex., vírus da imunodeficiência humana adquirida (HIV), esplenectomia) e/ou aos tratamentos realizados (p. ex., corticosteroides, anticorpos monoclonais, quimioterapias e outras classes imunossupressoras), e contribuem para a ocorrência de diferentes tipos de infecções oportunistas que devem ser sempre consideradas em uma suspeita de infecção, principalmente nos quadros mais graves. Para entender o principal impacto de cada imunodeficiência é preciso compreender como o sistema imune se organiza para cumprir o seu papel de prevenir ou erradicar infecções.[28-31]

Imunidade humoral (anticorpos)

Imunoglobulinas têm um papel central na erradicação de bactérias por opsonização e fagocitose ou ativação de complemento na superfície bacteriana. A fagocitose mediada por anticorpos é o principal mecanismo de defesa contra bactérias encapsuladas, como pneumococo. A citotoxicidade celular dependente de anticorpos envolve a ativação de linfócitos pelas imunoglobulinas e interação com os receptores de superfície de leucócitos Fc, levando a eliminação de parasitas e bactérias patogênicos.

Neoplasias hematológicas como mieloma múltiplo ou leucemia linfocítica crônica, são exemplos de doenças com comprometimento de imunidade humoral comprometida, bem como imunossupressores como rituximab e ciclofosfamida.

Nesse contexto, é necessário atentar para bactérias encapsuladas, *Mycoplasma* e as infecções associadas a comprometimento de imunidade associadas a linfócitos T.

Linfócitos T

Os linfócitos T são células responsáveis pela imunidade celular, que nos protege contra organismos intracelulares, como vírus, e/ou organismos fagocitados que podem viver dentro dos macrófagos. Pacientes portadores de HIV (que infectam e destroem linfócitos T CD4+) e portadores de leucemia/linfoma de células T apresentam comprometimento desses componentes da imunidade adaptativa. Dentre os inúmeros tratamentos que comprometem a imunidade celular, a imunossupressão utilizada na prevenção e tratamento de rejeição de órgãos transplantados são os mais frequentemente utilizados, e sua função principal é inibir a ativação e as funções efetoras das células T. Como exemplos, podemos citar a ciclosporina e tacrolimo, drogas que agem bloqueando a ativação de

Capítulo 28 — Resposta Imune a Infecções e Cascata Inflamatória

linfócitos T, inibindo a atividade da fosfatase da calcineurina, o que por sua vez inibe a produção de citocinas por essas células. Já a rapamicina e seus derivados (sirolimus, everolimus, dentre outros) bloqueiam a proliferação dos linfócitos por meio da inibição do *mammalian target of rapamycin* (mTOR). O micofenolato de mofetila também inibe a proliferação de linfócitos por meio da inibição da síntese dos nucleotídeos guanina; já a azatioprina inibe a síntese de purina. Alguns anticorpos monoclonais como o alemtuzumab (anti-CD52), depletam os linfócitos por meio da lise mediada por complemento. A ciclofosfamida é um agente alquilante especialmente tóxico às células hematopoéticas, comprometendo de forma significativa a imunidade celular. Os corticoides também interferem na imunidade celular por meio da inibição de IL-2 e indução de apoptose, o que leva a depleção de células T.

Defeitos na imunidade celular nos torna mais suscetíveis a vírus (p. ex., citomegalovírus (CMV), *Herpes simplex*, *Epstein-Barr*), fungos (*Pneumocystis jirovecii*, *Cryptococcus*, *Aspergillus*) e bactérias intracelulares (micobactérias, *Listeria monocytogenes*, *Legionella pneumophila*).

Linfócitos B

Os linfócitos B são as únicas células capazes de produzir anticorpos. Estes anticorpos são secretados na circulação e nos fluidos de mucosa, neutralizando microrganismos e toxinas extracelulares (p. ex., sangue, fluidos da matriz extracelular e lúmens de órgãos que contêm mucosa, como trato gastrointestinal e respiratório). Dessa forma, um comprometimento da função desses linfócitos resulta em um perfil de infecções semelhantes ao encontrado no comprometimento humoral. É necessário considerar, assim, infecções por organismos encapsulados (*Streptococcus pneumoniae*, *Hemophilus influenzae*), infecções de trato gastrointestinal (p. ex., *Giardia lamblia*, *Salmonella*, Enterovírus) e *Mycoplasma*.

Além de quimioterápicos, corticoides e alguns anticorpos monoclonais como rituximab, considerar comprometimento imune em pacientes asplênicos. O baço contém um alto número de fagócitos sendo um importante local de destruição de bactérias opsonizadas por anticorpos, motivo pelo qual pacientes esplenectomizados são mais suscetíveis a infecções por bactérias encapsuladas.

Monócitos/células dendríticas/macrófagos

Monócitos, células dendríticas e macrófagos são alguns dos componentes do sistema imune inato. Os monócitos representam um dos dois grupos de fagócitos circulantes – células sanguíneas que são recrutadas para os sítios de infecção, onde eles reconhecem e ingerem micróbios para destruição intracelular. São menos abundantes que os neutrófilos, e durante reações inflamatórias, eles entram nos tecidos e se diferenciam em células chamadas macrófagos, que, diferentemente dos neutrófilos, sobrevivem nesses locais por longos períodos. Dessa forma, monócitos sanguíneos e macrófagos teciduais são dois estágios da mesma célula (sistema fagocítico mononuclear).

As células dendríticas por sua vez respondem aos microrganismos produzindo inúmeras citocinas que possuem duas principais funções: iniciar inflamação e estimular a resposta imune adaptativa. Interagem especialmente com linfócitos T, e são uma importante ponte entre o sistema imune inato e adaptativo por meio da apresentação de antígenos.

Pacientes portadores de anemia aplástica, leucemia de células pilosas, transplante de medula óssea alogênico, bem como os pacientes submetidos a tratamentos com corticoides, globulina antitimócitos, tacrolimus, entre outros, também apresentam comprometimento de função desses componentes do sistema imune inato. Dessa forma, encontram-se mais suscetíveis a infecções por microrganismos capazes de sobreviver no interior dos fagócitos (*Salmonella*, *Listeria*, *Legionella*, *Brucela* e *Histoplasma*), bem como micobactérias não tuberculosas e vírus.

Avaliando risco de complicações no paciente neutropênico febril

Pacientes neutropênicos apresentam um risco maior de complicações infecciosas que os pacientes não neutropênicos, e podem ser divididos entre os de menor a maior risco, o que pode ajudar na escolha da via de administração dos antimicrobianos (oral *vs*. intravenosa), o ambiente para acompanhamento (hospitalar ou ambulatorial) e a duração do tratamento.

De modo geral, os pacientes de "alto risco" apresentam neutropenia severa e prolongada (> 1 semana), apresentam alguma instabilidade clínica (seja do ponto de vista de controle de sintomas associados a doença de base, seja a presença de disfunções orgânicas) ou possuem múltiplas comorbidades/sinais de fragilidade, como doença pulmonar obstrutiva crônica (DPOC), baixa funcionalidade (escala de *performance status* da Eastern Cooperative Oncology Group (ECOG) 3/4) ou idade avançada (> 60 anos). Além disso, fatores como doença maligna de base (p. ex., leucemia mieloide aguda) e o estado de controle desta doença (p. ex., doença não controlada) e/ou intensidade do regime quimioterápico (p. ex., quimioterapia de indução para leucemia mieloide aguda ou transplante de medula óssea) são também considerados sinalizadores de alto risco.

Um dos primeiros trabalhos que tentaram fazer essa distinção, foi o estudo de Talcott e cols., publicado em 1988.[32] Nesse estudo, foram avaliados 261 pacientes, portadores de neoplasias malignas hematológicas e sólidas, e identificados como baixo risco os pacientes com as seguintes características: febre com início fora do ambiente hospitalar, sem outros achados clínicos no momento da admissão que motivassem internamento (p. ex., dor,

náuseas, hipovolemia) e com doença controlada. Somente 2% dos pacientes desse grupo apresentaram complicações ameaçadoras à vida, e nenhum morreu durante o estudo. Já cerca de 37% dos pacientes que apresentavam qualquer uma das seguintes características – febre durante o internamento hospitalar, ou outros achados clínicos à admissão ou ainda doença não controlada (recidiva de doença, refratariedade ao tratamento, ausência de recuperação medular desde o último tratamento, entre outros) – evoluíram com complicações ameaçadoras a vida, com uma taxa de mortalidade de 20%.

Esses critérios clínicos foram validados em 1992 em uma população de 444 pacientes, com taxa de complicações semelhantes: 33% *versus* 5% nos pacientes de alto e baixo risco, respectivamente.[33] Além disso, estudos subsequentes sugeriram que é seguro o uso deste modelo de predição para selecionar pacientes candidatos a uma estratégia de alta precoce para casa[34,35] – na qual os agentes antimicrobianos venosos eram mantidos mesmo no ambiente domiciliar.

Em 2000, a Multinational Association of Supportive Care in Cancer (MASCC) também desenvolveu um escore para identificação de pacientes de baixo risco, em um estudo multicêntrico, internacional, com 1.139 pacientes.[36] Foram analisadas inúmeras características presentes ao momento da admissão dos pacientes com febre, e sete foram selecionadas para compor o modelo por meio de regressão logística multivariada de modo a selecionar os pacientes de baixo risco (máximo de 26 pontos) (Tabela 28.1.1). O ponto de corte (21 pontos) foi selecionado para obter uma baixa taxa de falso-positivo na identificação de pacientes de baixo risco, de modo a possibilitar um planejamento terapêutico diferenciado para esse grupo de forma mais segura. Nesse estudo também foi comparado o desempenho do escore MASCC com o modelo preditivo desenvolvido por Talcott (Tabela 28.1.2).

Capítulo 28 — Resposta Imune a Infecções e Cascata Inflamatória

TABELA 28.1.1	MODELO PREDITIVO PARA PACIENTES NEUTROPÊNICOS DE BAIXO RISCO DA MASCC		
Características		**Peso**	**OR**
Carga de sintomas			
Sem sintomas ou sintomas leves		5	8,21
Sintomas moderados		3	3,70
Sem hipotensão		5	7,62
Sem DPOC		4	5,35
Tumor sólido ou infecção fúngica prévia		4	5,07
Sem desidratação		3	3,81
Paciente ambulatorial		3	3,51
Idade < 60 anos		2	2,45

DPOC: doença pulmonar obstrutiva crônica.
Esse escore mede a probabilidade de desfecho favorável, isto é, a probabilidade de resolução do episódio de neutropenia febril sem ocorrência de qualquer complicação grave.

TABELA 28.1.2	PERFORMANCE DOS MODELOS MASCC E TALCOTT (1.139 PACIENTES)						
	VP	**FP**	**FN**	**VN**	**Se**	**Sp**	**Erro de classificação**
MASCC > 21 (Der)	519	32	126	79	0,80	0,71	0,21
MASCC > 21 (Val)	220	23	90	50	0,71	0,68	0,30
Talcott (Der)	209	9	436	102	0,32	0,92	0,59
Talcott (Val)	92	7	218	66	0,30	0,9	0,59

Der: derivação; Val: validação; VP: verdadeiro positivo; FP: falso-positivo; FN: falso-negativo; VN: verdadeiro negativo; Se: sensibilidade; Sp: especificidade.

É importante notar que a variável "carga de sintomas" utilizada na construção desse modelo é uma variável subjetiva estimada pelo médico responsável pela avaliação do paciente. Essa avaliação surge por meio da resposta à pergunta "o quão doente está o paciente agora?" utilizando uma escala de 9 pontos, utilizada no estudo de Pompei e cols. realizado em 1991: não está doente (1 ou 2 pontos); levemente doente (3 ou 4 pontos); moderadamente doente (5 pontos), severamente doente (6 ou 7 pontos) e moribundo (9 pontos).[37]

Em 2006, Klastersky e cols. analisaram 178 episódios de neutropenia febril de baixo risco pelo MASCC que foram elegíveis a terapia antimicrobiana oral.[38] Para serem elegíveis, os pacientes deveriam ser capazes de engolir, não ter contraindicação a terapia oral e sem alergia a penicilina ou quinolona (terapia oral disponibilizada). A taxa de sucesso da terapia por via oral foi 95%, comparada com 85% de sucesso para os pacientes submetidos a terapia venosa. Entre os 178 pacientes com antibiótico oral, 79 receberam alta para casa após 24 h de observação intra-hospitalar, com uma taxa de sucesso de 96% (três pacientes necessitaram de readmissão) e nenhuma complicação grave, sugerindo uma segurança dessa alternativa terapêutica para esse grupo cuidadosamente selecionado. Resultados semelhantes foram encontrados em outros estudos,[39,40] sugerindo baixas taxas de complicações e nenhum óbito em pacientes de baixo risco pelo MASCC manejados com antimicrobianos orais e alta precoce para casa. Atualmente, há uma sugestão pela Infectious Disease Society of America (IDSA) de utilizar o escore MASCC como ferramenta para estratificação de risco na neutropenia febril.[4,41]

Recentemente, um novo modelo de estratificação de risco para neutropenia febril grave no primeiro ciclo de quimioterapia foi desenvolvido por Lyman e cols., utilizando dados de 3.638 pacientes.[42] Todavia, esse modelo é mais complexo que os anteriores, e utiliza variáveis como dados laboratoriais (taxa de filtração glomerular, fosfatase alcalina, bilirrubina etc.), intensidade da dose de quimioterapia planejada, tipo de câncer e quimioterapia utilizada, o que reduz a praticidade do modelo.

Conclusões

Neutropenia é uma condição clínica associada a maior mortalidade em pacientes oncológicos, deixando-os mais suscetíveis a uma variedade de agentes infecciosos não habituais. Entender como o sistema imunológico funciona é o passo inicial para tomada de decisão durante o cuidado desse perfil de paciente.

No caso descrito no início do capítulo, a paciente avaliada apresenta um baixo risco de complicações segundo o MASCC (26 pontos), porém a mesma apresenta uma neutropenia severa (< 100 neutrófilos/mm³) e também possui uma disfunção orgânica (renal), ainda que sem sinais de necessidade de suporte orgânico invasivo (o que a colocaria em um grupo de alto risco segundo a estratificação de Talcott). Dessa forma, é seguro adotar uma estratégia com tratamento hospitalar inicialmente, e possibilidade de alta precoce a depender da resposta ao tratamento. A paciente tem tumor sólido, sem outra imunossupressão significativa associada, com neutropenia de curta duração, sem mucosite, o que a coloca em um baixo risco de infecção fúngica, sendo adequado tratamento inicial somente com antibacteriano – após coleta de materiais para investigação etiológica.

O planejamento terapêutico inicial é tão importante quanto manter a vigilância aos sinais clínicos de falha ao tratamento, permitindo reajustar a estratégia em busca do melhor desfecho.

Referências bibliográficas

1. Georges Q, Azoulay E, Mokart D, Soares M, Jeon K, Oeyen S, et al. Influence of neutropenia on mortality of critically ill cancer patients: results of a meta-analysis on individual data. Crit Care. 2018 dez; 22(1):326. PubMed PMID: 30514339. Pubmed Central PMCID: 6280476.

2. Aapro MS, Bohlius J, Cameron DA, Dal Lago L, Donnelly JP, Kearney N, et al. 2010 update of EORTC guidelines for the use of granulocyte-colony stimulating factor to reduce the incidence of chemotherapy-induced febrile neutropenia in adult patients with lymphoproliferative disorders and solid tumours. Eur J Cancer. 2011 jan; 47(1):8-32. PubMed PMID: 21095116.

3. Bodey GP, Buckley M, Sathe YS, Freireich EJ. Quantitative relationships between circulating leukocytes and infection in patients with acute

leukemia. Ann Int Med. 1966 fev; 64(2):328-40. PubMed PMID: 5216294.

4. Freifeld AG, Bow EJ, Sepkowitz KA, Boeckh MJ, Ito JI, Mullen CA, et al. Clinical practice guideline for the use of antimicrobial agents in neutropenic patients with cancer: 2010 update by the infectious diseases society of america. Clin Infect Dis. 2011 fev; 52(4):e56-93. PubMed PMID: 21258094.

5. Lyman GH, Michels SL, Reynolds MW, Barron R, Tomic KS, Yu J. Risk of mortality in patients with cancer who experience febrile neutropenia. Cancer. 2010 dez; 116(23):5555-63. PubMed PMID: 20715160.

6. Legrand M, Max A, Peigne V, Mariotte E, Canet E, Debrumetz A, et al. Survival in neutropenic patients with severe sepsis or septic shock. Crit Care Med. 2012 jan; 40(1):43-9. PubMed PMID: 21926615.

7. Ramphal R. Changes in the etiology of bacteremia in febrile neutropenic patients and the susceptibilities of the currently isolated pathogens. Clin Infect Dis. 2004 jul; 39 Suppl 1:S25-31. PubMed PMID: 15250017.

8. Viscoli C, Varnier O, Machetti M. Infections in patients with febrile neutropenia: epidemiology, microbiology, and risk stratification. Clin Infect Dis. 2005 abr; 40 Suppl 4:S240-5. PubMed PMID: 15768329.

9. Larche J, Azoulay E, Fieux F, Mesnard L, Moreau D, Thiery G, et al. Improved survival of critically ill cancer patients with septic shock. Int Care Med. 2003 out;29(10):1688-95. PubMed PMID: 13680115.

10. Torres VB, Azevedo LC, Silva UV, Caruso P, Torelly AP, Silva E, et al. Sepsis-Associated Outcomes in Critically Ill Patients with Malignancies. Ann Am Thorac Soc. 2015 ago; 12(8):1185-92. PubMed PMID: 26086679.

11. Wisplinghoff H, Seifert H, Wenzel RP, Edmond MB. Current trends in the epidemiology of nosocomial bloodstream infections in patients with hematological malignancies and solid neoplasms in hospitals in the United States. Clin Infect Dis. 2003 mai; 36(9):1103-10. PubMed PMID: 12715303.

12. Horn R, Wong B, Kiehn TE, Armstrong D. Fungemia in a cancer hospital: changing frequency, earlier onset, and results of therapy. Rev Infect Dis. 1985 set-out; 7(5):646-55. PubMed PMID: 4059756.

13. Lanoix JP, Pluquet E, Lescure FX, Bentayeb H, Lecuyer E, Boutemy M, et al. Bacterial infection profiles in lung cancer patients with febrile neutropenia. BMC Infect Dis. 2011 jun; 11:183. PubMed PMID: 21707992. Pubmed Central PMCID: 3147018.

14. Krause W, Matheis H, Wulf K. Fungaemia and funguria after oral administration of Candida albicans. Lancet. 1969 mar; 1(7595):598-9. PubMed PMID: 4180129.

15. Nucci M, Anaissie E. Revisiting the source of candidemia: skin or gut? Clin Infect Dis. 2001 dez; 33(12):1959-67. PubMed PMID: 11702290.

16. Pagano L, Caira M, Candoni A, Offidani M, Fianchi L, Martino B, et al. The epidemiology of fungal infections in patients with hematologic malignancies: the SEIFEM-2004 study. Haematologica. 2006 ago; 91(8):1068-75. PubMed PMID: 16885047.

17. Bodey G, Bueltmann B, Duguid W, Gibbs D, Hanak H, Hotchi M, et al. Fungal infections in cancer patients: an international autopsy survey. Eur J Clin Microbiol Infect Dis. 1992 fev; 11(2):99-109. PubMed PMID: 1396746.

18. Groll AH, Shah PM, Mentzel C, Schneider M, Just-Nuebling G, Huebner K. Trends in the postmortem epidemiology of invasive fungal infections at a university hospital. J Infect. 1996 jul; 33(1):23-32. PubMed PMID: 8842991.

19. Lehrnbecher T, Frank C, Engels K, Kriener S, Groll AH, Schwabe D. Trends in the postmortem epidemiology of invasive fungal infections at a university hospital. J Infect. 2010 set; 61(3):259-65. PubMed PMID: 20624423.

20. Gerson SL, Talbot GH, Hurwitz S, Strom BL, Lusk EJ, Cassileth PA. Prolonged granulocytopenia: the major risk factor for invasive pulmonary aspergillosis in patients with acute leukemia. Ann Int Med. 1984 mar; 100(3):345-51. PubMed PMID: 6696356.

21. Nucci M, Pulcheri W, Spector N, Bueno AP, Bacha PC, Caiuby MJ, et al. Fungal infections in neutropenic patients. A 8-year prospective study. Rev Inst Med Trop Sao Paulo. 1995 set-out; 37(5):397-406. PubMed PMID: 8729749.

22. Muhlemann K, Wenger C, Zenhausern R, Tauber MG. Risk factors for invasive aspergillosis in neutropenic patients with hematologic malignancies. Leukemia. 2005 abr; 19(4):545-50. PubMed PMID: 15729382.

23. Weinberger M, Elattar I, Marshall D, Steinberg SM, Redner RL, Young NS, et al. Patterns of infection in patients with aplastic anemia and the emergence of Aspergillus as a major cause of death. Medicine. 1992 jan; 71(1):24-43. PubMed PMID: 1549057.

24. Torres HA, Bodey GP, Rolston KV, Kantarjian HM, Raad, II, Kontoyiannis DP. Infections in patients with aplastic anemia: experience at a

tertiary care cancer center. Cancer. 2003 jul; 98(1):86-93. PubMed PMID: 12833460.

25. Rajantie J, Kurki S, Juvonen E, Hovi L. Prolonged pure granulocytopenia in children. Acta Paediatr. 1993 out; 82(10):839-42. PubMed PMID: 8241642.

26. Gibson C, Berliner N. How we evaluate and treat neutropenia in adults. Blood. 2014 ago; 124(8):1251-8; quiz 378. PubMed PMID: 24869938.

27. Newburger PE, Dale DC. Evaluation and management of patients with isolated neutropenia. Semin Hematol. 2013 jul; 50(3):198-206. PubMed PMID: 23953336. Pubmed Central PMCID: 3748385.

28. Safdar A, Armstrong D. Infections in patients with hematologic neoplasms and hematopoietic stem cell transplantation: neutropenia, humoral, and splenic defects. Clin Infect Dis. 2011 out; 53(8):798-806. PubMed PMID: 21890754.

29. Abbas AK. Basic Immunology: Functions and Disorders of the Immune System. 5 ed. Elsevier; 2016.

30. Azoulay E, Mokart D, Kouatchet A, Demoule A, Lemiale V. Acute respiratory failure in immunocompromised adults. Lancet Resp Med; 2018 dez. PubMed PMID: 30529232.

31. Wiseman AC. Immunosuppressive Medications. Clin J Am Soc Nephrol. 2016 fev; 11(2):332-43. PubMed PMID: 26170177. Pubmed Central PMCID: 4741049.

32. Talcott JA, Finberg R, Mayer RJ, Goldman L. The medical course of cancer patients with fever and neutropenia. Clinical identification of a low-risk subgroup at presentation. Arch Intern Med. 1988 dez; 148(12):2561-8. PubMed PMID: 3196123.

33. Talcott JA, Siegel RD, Finberg R, Goldman L. Risk assessment in cancer patients with fever and neutropenia: a prospective, two-center validation of a prediction rule. J Clin Oncol. 1992 fev; 10(2):316-22. PubMed PMID: 1732432.

34. Talcott JA, Whalen A, Clark J, Rieker PP, Finberg R. Home antibiotic therapy for low-risk cancer patients with fever and neutropenia: a pilot study of 30 patients based on a validated prediction rule. J Clin Oncol. 1994 jan; 12(1):107-14. PubMed PMID: 8270967.

35. Talcott JA, Yeap BY, Clark JA, Siegel RD, Loggers ET, Lu C, et al. Safety of early discharge for low-risk patients with febrile neutropenia: a multicenter randomized controlled trial. J Clin Oncol. 2011 out; 29(30):3977-83. PubMed PMID: 21931024. Pubmed Central PMCID: 3675706.

36. Klastersky J, Paesmans M, Rubenstein EB, Boyer M, Elting L, Feld R, et al. The Multinational Association for Supportive Care in Cancer risk index: A multinational scoring system for identifying low-risk febrile neutropenic cancer patients. J Clin Oncol. 2000 ago; 18(16):3038-51. PubMed PMID: 10944139.

37. Pompei P, Charlson ME, Ales K, MacKenzie CR, Norton M. Relating patient characteristics at the time of admission to outcomes of hospitalization. J Clin Epidemiol. 1991; 44(10):1063-9. PubMed PMID: 1940999.

38. Klastersky J, Paesmans M, Georgala A, Muanza F, Plehiers B, Dubreucq L, et al. Outpatient oral antibiotics for febrile neutropenic cancer patients using a score predictive for complications. J Clin Oncol. 2006 set; 24(25):4129-34. PubMed PMID: 16943529.

39. Goodman LM, Estfan B, Montero A, Kunapareddy G, Lau J, Gallagher E, et al. Improving the Management of Patients With Low-Risk Neutropenic Fever at the Cleveland Clinic Taussig Cancer Institute. J Oncol Pract. 2017 mar; 13(3):e259-e65. PubMed PMID: 28282274.

40. Chamilos G, Bamias A, Efstathiou E, Zorzou PM, Kastritis E, Kostis E, et al. Outpatient treatment of low-risk neutropenic fever in cancer patients using oral moxifloxacin. Cancer. 2005 jun; 103(12):2629-35. PubMed PMID: 15856427.

41. Klastersky J, Paesmans M. The Multinational Association for Supportive Care in Cancer (MASCC) risk index score: 10 years of use for identifying low-risk febrile neutropenic cancer patients. Support Care Cancer. 2013 mai; 21(5):1487-95. PubMed PMID: 23443617.

42. Lyman GH, Kuderer NM, Crawford J, Wolff DA, Culakova E, Poniewierski MS, et al. Predicting individual risk of neutropenic complications in patients receiving cancer chemotherapy. Cancer. 2011 mai; 117(9):1917-27. PubMed PMID: 21509769. Pubmed Central PMCID: 3640637.

29

Hemostasia e Coagulação Sanguínea: Uso de Anticoagulantes

29.1 Paciente com Embolia Pulmonar Tem Indicação de Anticoagulação

Antônio Aurélio de Paiva Fagundes Júnior

Caso clínico

Paciente de 72 anos, portadora de HAS e osteoartrose de quadril, submetida a artroplastia de quadril direito há três dias, com boa evolução pós-operatória, evolui com quadro de dispneia e dor torácica ventilatório-dependente, além de tosse com hemoptoicos. Admitida na UTI consciente, orientada, com FC: 116 bpm, PA: 120/70 mmHg, com FR: 28 irpm e Sat: 88% (ar ambiente). Ausculta cardíaca e respiratória sem alterações. A probabilidade de embolia pulmonar avaliada pelo escore de Wells revelou uma probabilidade intermediária de embolia pulmonar. O resultado do D dímero revelou 1.359 ng/mL (VR < 600 ng/mL). A paciente foi submetida a angiotomografia de artéria pulmonar que revelou falha de enchimento na artéria pulmonar esquerda, compatível com embolia pulmonar (Figura 29.1.1).

Diante do resultado, foi iniciado tratamento com enoxaparina 1 mg/kg de 12/12 h, por cinco dias, seguido do início de dabigatrana 150 mg 12/12 h, mantido por seis meses.

Objetivos de estudo

- Revisar a fisiologia da coagulação (modelo celular e cascata da coagulação).
- Revisar o papel de cada um dos anticoagulantes, incluindo os novos anticoagulantes, e sua aplicação clínica.

Revisão sobre a coagulação do sangue

A clássica cascata da coagulação foi inicialmente proposta em 1964, por Macfarlane,[2] Davie e Ratnoff,[3] e divide a coagulação em uma via extrínseca (envolvendo elementos do sangue e também elementos que usualmente não estão presentes no espaço intravascular) e uma via intrínseca (iniciada por componentes presentes no espaço intravascular), que convergem para uma via comum, a partir da ativação do fator X,[4] com consequente ativação da trombina e do fibrinogênio e formação do coágulo.

O modelo celular, proposto mais recentemente, ao invés do modelo de cascata da hemostasia, sugere que o processo de hemostasia seja composto por três fases sobrepostas: iniciação, amplificação e propagação.

1. Iniciação: a expressão de FT é iniciada por lesão vascular ou por ativação endotelial por meio de citocinas nos processos inflamatórios. O FT combina-se com o fator VII ativando o fator X e fator IX.

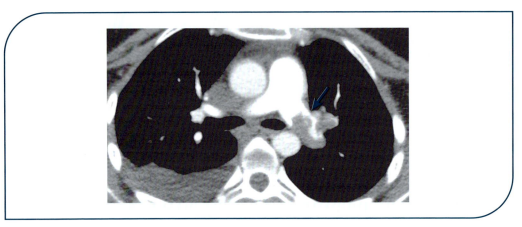

Figura 29.1.1. Angiotomografia com falha de enchimento em artéria pulmonar esquerda.[1]

2. Amplificação: uma pequena quantidade de trombina ativa as plaquetas, seguida de uma explosão de produção de trombina gerada pelo complexo protrombinase (composto pelo fator Xa e por cofatores ligados a plaquetas ativadas).

3. Formação de fibrina: uma série de reações de proteases provoca a conversão da proteína solúvel – fibrinogênio – em filamentos insolúveis de fibrina por meio da trombina, dando origem à formação de um trombo.

A trombina também ativa o fator XIII, que estabiliza o trombo por meio da "reticulação" da fibrina. A rede de fibrina resultante capta e retém os componentes celulares do trombo (plaquetas e/ou glóbulos vermelhos).[5] Independente do modelo, o fator Xa desempenha um papel central no processo de coagulação (Figura 29.1.2).

A heparina não fracionada (HNF) inativa várias enzimas pró-coagulantes, incluindo os fatores IIa (trombina), Xa, IXa, XIa e XIIa, ao ligar-se ao cofator antitrombina (AT). As heparinas de baixo peso molecular (HBPM) são obtidas a partir da heparina não fracionada por despolimerização, e assim como esta, inativam várias enzimas coagulantes por ligação à antitrombina (AT). Com menor afinidade também podem se ligar a outras proteínas que não sejam a AT, pelo que estão associadas a uma dose-resposta mais previsível e têm menos efeitos secundários não hemorrágicos. Devido a várias vantagens clínicas, as HBPM têm gradualmente substituído a HNF na maioria das indicações.

Os antagonistas da vitamina K são utilizados como anticoagulantes há mais de 50 anos. A vitamina K é essencial para a síntese de múltiplos fatores na cascata da coagulação: os fatores II (protrombina), VII, IX e X, bem como a proteína C e a proteína S. A varfarina, um derivado sintético da cumarina, é o mais utilizado, embora também se utilizem outros derivados da cumarina (fenprocumona e acenocumarol). Os antagonistas da vitamina K, apesar do custo acessível, apresentam diversas limitações para uso, como interações com fármacos e alimentos (p. ex., alimentos ricos em vitamina K), necessidade de monitorização do índice internacional normalizado (RNI) e frequentes ajustes posológicos, além da grande variabilidade na dose-resposta entre indivíduos.

O fondaparinux é um inibidor indireto sintético do fator Xa, administrado por via subcutânea, que potencializa a taxa de neutralização do fator Xa por meio da antitrombina (AT) e, ao contrário da heparina, não desativa a trombina.

Novos anticoagulantes orais (NOAC) foram desenvolvidos nos últimos anos, com objetivo

Capítulo 29 — Hemostasia e Coagulação Sanguínea: Uso de Anticoagulantes

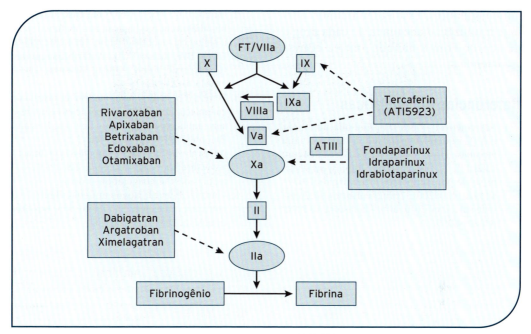

Figura 29.1.2. A cascata da coagulação e o mecanismo de ação dos anticoagulantes.[6]

de facilitar a posologia, reduzir o risco de sangramento e dispensar o controle do RNI, necessário com o uso dos antagonistas da vitamina K. Os NOAC dividem-se entre os que são inibidores do fator Xa como rivaroxabana, apixabana e edoxabana) e o inibidor direto da trombina, dabigatrana. Ambas classes têm as vantagens de serem administradas por via oral, com regime de dose fixa, início e fim de ação rápidos e farmacocinética e farmacodinâmica previsíveis. Rivaroxabana, apixabana e edoxabana ligam-se diretamente ao local ativo da molécula do fator Xa. Esta classe de medicações inibe tanto o fator Xa livre no plasma como o fator Xa ligado ao complexo protrombinase. A dabigatrana é um pró-fármaco, que é convertido em sua forma ativa no fígado e plasma. Atua como um inibidor direto da trombina competitivo e reversível, que inibe a trombina livre, a trombina ligada a fibrina e a agregação plaquetária induzida pela trombina.

O uso dos novos anticoagulantes orais está aprovado nas seguintes situações:

- Prevenção do tromboembolismo venoso em doentes submetidos a artroplastia de quadril ou do joelho eletivas.
- Tratamento do tromboembolismo venoso e embolia pulmonar.
- Prevenção do acidente vascular encefálico isquêmico e embolismo sistêmico em doentes com fibrilação atrial não valvar com fatores de risco.

No caso clínico descrito, a paciente apresentou um quadro de embolia pulmonar após cirurgia ortopédica, com diagnóstico confirmado por angiotomografia. O tratamento inicial foi a administração de enoxaparina, uma heparina de baixo peso molecular (HBPM), cujo efeito anticoagulante ocorre por ligação a antitrombina (AT). Após 5 dias da administração de enoxaparina, foi iniciado o tratamento com dabigatrana, inibidor direto da trombina, que foi mantido por um período de 6 meses após o diagnóstico. É fundamental a compressão da fisiologia da coagulação, assim como do mecanismo de ação das principais drogas anticoagulantes. Esse entendimento permite a utilização adequada de cada droga, de acordo com a melhor prática clínica recomendada.

Referências bibliográficas

1. Bastianetto P, Pinto DM. Embolia pulmonar e AVC isquêmico associado à trombectomia mecânica. Porto Alegre: J Vasc Bras. 2014 jun; 13(2):137-41. Disponível em: http://www.scielo.br/scielo.php?script=sci_arttext&pid=S1677-54492014000200137&lng=en&nrm=iso. Acessado em 24 fev 2019. http://dx.doi.org/10.1590/jvb.2014.059.

2. Macfarlane RG. An enzyme cascade in the blood clotting mechanism, and its function as a biological amplifier. Nature. 1964; 202:498-9.

3. Davie EW, Ratnoff OD. Waterfall sequence for intrinsic blood clotting. Science. 1964; 145:1310-2.

4. Ferreira CN, et al. O novo modelo da cascata de coagulação baseado nas superfícies celulares e suas implicações. São Paulo: Rev Bras Hematol Hemoter. 2010; 32(5):416-21.

5. A Cascata da Coagulação. Disponível em: https://www.thrombosisadviser.com/a-cascata-da-coagulacao/#the-coagulation-process.

6. Flato UAP, et al. Novos anticoagulantes em cuidados intensivos. São Paulo: Rev Bras Ter Intensiva. 2011 mar; 23(1):68-77.

Seção

7

Gastrointestinal e Hepático

30

Secreção Gástrica

30.1 Uso de Inibidores de Bomba de Prótons

Viviane Vidal Sabatoski Moura | Elayne Kelen de Oliveira

Caso clínico

Paciente masculino, 26 anos, apresentando choque séptico por pneumonia e usando noradrenalina 0,07 mcg/kg/min e cateter de oxigênio, alimentando-se pela boca com função renal e hepática normais. Devemos prescrever IBP para esse paciente?

Objetivos de estudo

- Revisar a fisiologia gástrica e seus mecanismos de proteção da mucosa.
- Revisar a farmacologia dos IBPs e antagonistas H2.

Fisiologia gástrica e mecanismos de proteção gástrica

A secreção ácida é essencial para a função gástrica, pois facilita a digestão proteica, permite absorção de microelementos, destrói microrganismos ingeridos e limita o crescimento bacteriano local. Os íons cloreto são transportados do citoplasma da célula parietal para o lúmen do canalículo através de transportador ativo, enquanto os íons hidrogênio são transportadas ativamente para o lúmen do canalículo em troca de potássio através da bomba H^+-K^+-ATPase. Os íons cloreto e hidrogênio se combinam então para formar o HCl que será liberado no lúmen gástrico. Histamina, acetilcolina e gastrina estimulam a secreção de ácido clorídrico enquanto a somatostatina a inibe (Tabela 30.1.1).

Para preservar a integridade da mucosa existem as barreiras epitelial e a pré-epitelial. A primeira é formada pela junção entre células epiteliais que impedem a difusão retrógrada de ácido e pepsina e geram os componentes da barreira pré-epitelial. A pré-epitelial é composta por uma associação entre muco-bicarbonato-fosfolipídeo e promove uma barreira física aos íons de hidrogênio, retém bicarbonato – neutralizando o ácido adjacente – e protege as células da exposição a pepsina. A secreção do muco é estimulada por hormônios gastrointestinais, como gastrina e secretina, e também por prostaciclina (PGE_2) e agentes colinérgicos. Além disso, a mucosa é protegida pela renovação contínua pelas células progenitoras, com completa troca da superfície epitelial em 3 a 7 dias e meses para a reposição de células glandulares. A aspirina, toxinas urêmicas e sais biliares podem ocasionar a dispersão dessas barreiras, promovendo as úlceras de estresse.

CMIB - Clínicas de Medicina Intensiva Brasileira · FISIOLOGIA E FARMACOLOGIA

TABELA 30.1.1		FATORES RELACIONADOS À SECREÇÃO ÁCIDA GÁSTRICA		
Mecanismo	Hormônio	Produzido por	Efeito na célula parietal	Efeitos adicionais
Neural	Acetilcolina	Nervo vago	Estimulatório	Estimula a produção de muco
Neural	VIP	Nervo vago	Dual (estimulatório +/ inibitório +++)	
Endócrino	Gastrina	Célula G	Estimulatório (direto e via histamínica)	Estimula a produção de muco
Parácrino	Histamina	Célula enterocromafins	Estimulatório direto	
Parácrino	Somatostatina	Célula D	Inibitório	

A microciruculação gástrica é fundamental para a integridade da mucosa. As células endoteliais produzem vasodilatadores (óxido nítrico – NO, e prostaciclina – PGI_2), fornecem bicarbonato e oxigênio, protegendo a mucosa contra lesões, e contrapõem os efeitos deletérios vasoconstritores (leucotrienos C4, tromboxane A2 e endotelina). Também evitam a aderência leucocitária, evitando o comprometimento da microcirculação. Quando a mucosa gástrica é exposta a um agente irritante ou a difusão retrógrada de ácido, há aumento do fluxo sanguíneo local mediado por resposta neuronal e por óxido nítrico. Isso permite a remoção e diluição do ácido e/ou dos agentes irritantes.

As hipoperfusões esplâcnica e gástrica, presentes em estados de choque e hipovolemia, podem gerar lesões na mucosa por isquemia local.[1] O limiar lesivo para formação de úlcera de estresse é uma redução em torno de 40% do valor basal de pressão arterial do paciente.[2] A ventilação mecânica também reduz o fluxo da mucosa gástrica em torno de 50-60%, pela pressão positiva no final da fase expiratória.[3] Assim, a ressuscitação eficaz e precoce protege contra a formação da úlcera de estresse em pacientes em choque circulatório (**Figura** 30.1.1 e **Tabela** 30.1.2).

Outros potenciais mecanismos de lesão da mucosa gástrica são a liberação de espécies reativas de oxigênio induzidas por isquemia e reperfusão local, e aumento da permeabilidade da mucosa gástrica com difusão retrógrada de íons de hidrogênio observado em modelos animais de choque hemorrágico. Como a expressão de COX-2 nesse tipo é protetora, sua supressão pelo uso de anti-inflamatórios e dexametasona pode agravar essas lesões.[2] Na realidade, os anti-inflamatórios não esteroidais (AINES) por si só geram sangramentos gastrointestinais. A inibição da síntese de prostaglandina *PGE2* via COX gera redução do fluxo na microcirculação. Além disso, os AINEs são fracamente ácidos, e no suco gástrico estão relativamente não ionizados e lipofílicos, conseguindo atravessar as membranas e en-

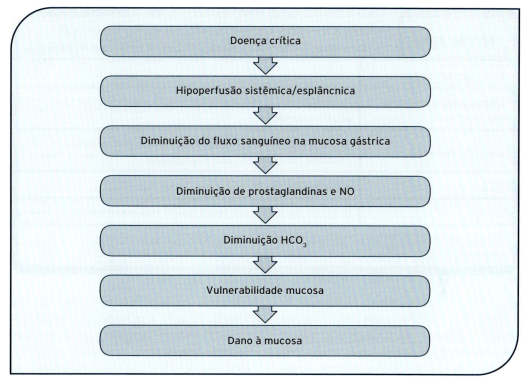

Figura 30.1.1. Mecanismo da lesão aguda da mucosa gástrica no paciente crítico.

trar no interior das células. O pH neutro das células promove a conversão para a forma ionizada, com acúmulo do fármaco e agressão local. O risco para sangramento, perfuração, obstrução, úlceras gástricas sintomáticas é quatro vezes maior no uso de AINEs.[2] Outra população em risco de úlceras de estresse são os pacientes com trauma craniano (TCE) e queimaduras extensas. Há alterações endoscópicas da mucosa gástrica em até 75% desses pacientes sem o uso de IBP, metade delas com sinais de sangramento, entretanto apenas uma porcentagem pequena apresenta alterações hemodinâmicas.[4]

Farmacologia dos IBP

Os inibidores da bomba de prótons (IBP) são pró-fármacos, absorvidos no intestino delgado e biotransformados por citocromos hepáticos. Atingem as células parietais pela circulação sistêmica e acumulam seletivamente em seus canalículos secretores ácidos. Nesse local são convertidos a espécies reativas e inibem de maneira irreversível a H^+-K^+-ATPase (bomba de prótons). Apenas após a síntese de novas bombas ocorre o retorno da secreção ácida (após 24 a 48 horas).[5,6] É interessante lembrar que durante o jejum prolongado há um número maior de bombas de prótons nas células parietais, sendo por isso sugerido seu uso de 20 a 60 minutos antes do café da manhã. A diferença entre os IBP em suas propriedades farmacológicas ainda não foi demonstrada como clinicamente significante.[6]

Risco × benefício de uso de IBP na UTI

Devido à alta prevalência de mecanismos disruptores do equilíbrio entre secreção ácida e proteção da mucosa em pacientes críticos,

TABELA 30.1.2	MECANISMOS ASSOCIADOS À LESÃO AGUDA DA MUCOSA GÁSTRICA NOS DIFERENTES CENÁRIOS	
Mecanismo de lesão	**Efeito**	
Choque/hipovolemia/ queimaduras	Redução do fluxo sanguíneo esplâncnico, redução de prostangladinas	
Ventilação mecânica	Redução da microcirculação gástrica por pressão positiva no final da fase expiratória	
TCE	Hipersecreção de gastrina	
AINEs	Inibição da COX com redução do fluxo sanguíneo	
Fatores adicionais: plaquetopenia, insuficiência hepática, distúrbios de coagulação, uso de heparina e antiagregantes		

a profilaxia farmacológica de úlceras de estresse foi considerada um dos pilares da terapia intensiva nos últimos 40 anos. A taxa de sangramento variava entre 15% e 50%, com alguns estudos demonstrando até 100% de sangramento oculto em pacientes intensivos. O uso de fármacos (IBP, antagonistas H2 ou sulcrafato) reduz em 10% o risco de sangramento (IC -12,0% a -7,0%). Entre eles, os IBPs são os fármacos mais eficazes, com redução de três vezes dos sangramentos quando comparados aos antagonistas H2.[7] A cada 1.000 pacientes de terapia intensiva, 73 têm sangramento em uso de antagonistas H2 e 25 com IBP, mas sem diferença de mortalidade e pneumonia.[7]

Ao longo dos últimos anos, o uso rotineiro de IBP tem sido rediscutido. Estudos mais recentes apontam redução de sangramentos para em torno de 5% e em algumas populações para próximo de 1%.[1] Ressuscitação precoce e agressiva de pacientes em choque, reduzindo tempo de hipoperfusão esplâncnica, e introdução precoce de dieta enteral, gerando tamponamento do ácido gástrico e estimulando a microcirculação gástrica, auxiliaram essa redução.[1] Estudo recente com 3.298 pacientes comparando pantoprazol *vs.* placebo, mostrou redução de sangramentos

clinicamente importantes (2,5% × 4,2%). Chama atenção a redução da prevalência de sangramentos mesmo no grupo placebo, quando comparado com estudos anteriores. Não houve diferença em mortalidade ou eventos clinicamente significativos.[8]

É importante considerar que o uso de IBP não é inócuo. Há aumento de risco de infecção por *Clostridium difficile* mesmo na ausência do uso de antibióticos, e risco aumentado de infecção recorrente por esse patógeno.[6] A principal via de infecção é a ingestão de esporos e formas vegetativas. Enquanto os esporos são naturalmente resistentes ao ácido, a forma vegetativa é morta pelo ácido gástrico.[3] Se o pH gástrico se encontra acima de 5, há um aumento na chance desse microrganismo sobreviver. Além disso, o uso de IBP está associado a aumento na frequência de pneumonia associada a ventilação mecânica. O aumento do pH gástrico gera aumento da colonização gástrica e traqueobrônquica especialmente por bacilos Gram-negativos,[2] promovendo a infecção provavelmente por microaspirações retrógradas. A associação de IBP com dieta aumenta o efeito alcalinizador.[8]

Portanto, a redução da prevalência de sangramento, associada aos potenciais efeitos adversos de IBP, diminuem a magnitude de benefício do uso rotineiro de IBP. O risco-benefício do uso da medicação deve ser avaliado individualmente. Paciente com fatores de risco maiores para sangramento, provavelmente serão os mais beneficiados do uso da medicação.

A profilaxia é geralmente recomendada em pacientes com fatores de risco maiores:[4,6]

- Coagulopatia definida como uma contagem de plaqueta menor que 50 mil, um RNI > 1,5 ou tempo parcial de tromboplastina maior que duas vezes o valor de controle.
- Necessidade de mais de 48 horas de VM.
- História de úlcera péptica ou sangramento no último ano.
- Trauma craniano, trauma raquimedular ou queimadura.

Também pode ser indicada quando o paciente tem dois ou mais dos seguintes fatores:

- Permanência na UTI por mais de uma semana.
- Sepse ou hipotensão.
- Falência hepática ou renal.
- História de úlcera péptica.
- Uso de altas doses de esteroides (acima de 250 mg/dia de hidrocortisona ou equivalente).
- Queimaduras acima de 35% da área da superfície corporal.
- Imediatamente após transplante de órgãos.
- Trauma craniano com escala de Glasgow menor que 10.
- Politrauma.
- Sangramento oculto por 6 dias ou mais.

Comentário do caso clínico

O paciente não apresenta risco maior para sangramento porque possui apenas um fator

de risco menor, dispensando a prescrição de de IBP ou similares.

Referências bibliográficas

1. Gordon G, et al. Prophylaxis against Upper Gastrointestinal Bleeding in Hospitalized Patients. N Engl J Med. 2018; 378:2506-162
2. Laine L, Takeuchi K, Tarnawski A. Gastric Mucosal Defense and Cytoprotection: Bench to Bedside. Gastroenterology 2008; 135: 41-60.
3. Buendgens L, Koch A, Tacke F. Prevention of stress-related ulcer bleeding at the intensive care unit: Risks and benefits of stress ulcer prophylaxis. World J Crit Care Med. 2016 fev; 5(1):57-64. ISSN 2220-3141
4. UpToDate. Stress ulcer prophylaxis in the intensive care unit.
5. Brunton LL, et al. Farmacoterapia da acidez gástrica, úlceras pépticas e doença do refluxo gastroesofágico. In: Goodman & Gilman manual de farmacologia e terapêutica; 2010.
6. UpToDate. Proton pump inhibitors: Overview of use and adverse effects in the treatment of acid related disorders.
7. Toews I, George AT, Peter JV, et al. Interventions for preventing upper gastrointestinal bleeding in people admitted to intensive care units. Cochrane Database Syst Rev. 2018; Issue 6.
8. Krag M, Marker S, Perner A, et al. Pantoprazole in patients at risk for gastrointestinal bleeding in the ICU. N Engl J Med. doi: 10.1056/NEJMoa1714919.
9. Huang HB, Jiang W, Wang CY, et al. Stress ulcer prophylaxis in intensive care unit patients receiving enteral nutrition: a systematic review and meta-analysis. Crit Care. 2018; 22:20.
10. Ye ZK, Liu Y, Cui XL, et al. Critical Appraisal of the Quality of Clinical Practice Guidelines for Stress Ulcer Prophylaxis. PLoS One. 2016 mai; 11(5).
11. Fujita Y. Effects of PEEP on splanchnic hemodynamics and blood volume. Acta Anaesthesiol Scand. 1993 mai; 37(4):427-31.
12. Alhazzani W, Alenezi F, Jaeschke RZ, et al. Proton Pump Inhibitors Versus Histamine 2 Receptor Antagonists for Stress Ulcer Prophylaxis in Critically Ill Patients. Crit Care Med. 41(3):693-705.

31 Absorção e Metabolismo de Nutrientes

31.1 Paciente com Síndrome Disabsortiva Pós-Pancreatite Crônica

Plinio Gomes

Objetivo de estudo

Descrever a inter-relação da pancreatite crônica com as alterações nutricionais subjacentes, fornecendo meios para a abordagem individualizada do tratamento, incluindo a suplementação enzimática e prescrição nutricional.

Caso clínico 1

Um homem de 45 anos, com histórico de três internações prévias por pancreatite aguda, apresentou-se ao serviço de emergência com queixa de dor abdominal intensa que irradiava para o dorso associada a náuseas e vômitos. O seu primeiro episódio de pancreatite aguda ocorreu aos 22 anos de idade na época em que fazia uso moderado de bebida alcoólica. Após dois anos desse primeiro episódio, apresentou um segundo que o fez parar de fazer uso de bebida alcoólica. Desde então apresenta frequentes episódios de dores abdominais. Uma tomografia computadorizada (TC) de abdome realizada recentemente demonstrou parênquima pancreático homogêneo, sem qualquer necrose mas com calcificações em topografia da cabeça, corpo e processo uncinado, que já existiam no passado. Foi feito o diagnóstico de pancreatite calcificada idiopática e tratado sintomaticamente.

Caso clínico 2

Um homem de 53 anos portador de depressão e alcoolismo apresenta dor abdominal e alterações de hábitos intestinais com episódios esporádicos de diarreia e fezes fétidas iniciadas há cinco anos e agora persistentes. Recentemente desenvolveu diabetes insulinodependente e crises recorrentes de dor abdominal, atribuídas a pancreatite crônica. Um estudo prévio de colangiopancreatografia retrógrada endoscópica (CPRE) demonstrou áreas de estreitamento do ducto pancreático e diversas áreas de dilatação ductular. TC de abdome revelou pseudocisto no corpo do pâncreas. Realizada CPRE com implantação de dois *stents* transpapilares. A dor do paciente resolveu rapidamente. Ambos os *stents* foram removidos duas semanas depois. Iniciada suplementação enzimática pancreática, 50 mil UI de lipase por refeição. A diarreia se resolveu após duas semanas. O paciente interrompeu o uso de álcool e permanece assintomático.

Objetivo de estudo

- Revisar a fisiologia da função pancreática.

Revisão de fisiologia

O pâncreas pode ser dividido em uma porção exócrina e outra endócrina. O pâncreas exócrino corresponde à maior parte da massa pancreática, sendo constituída basicamente por células acinares, organizadas na forma de ácinos que produzem enzimas digestivas, em sua forma inativa, tais como amilases, proteases, lipases e nucleases. Posteriormente, essas enzimas são secretadas nos ductos pancreáticos e transportadas até o duodeno, onde são ativadas. Por outro lado, a função endócrina do pâncreas é desempenhada por aglomerados de células, dispersas no tecido acinar pancreático, denominados ilhotas de Langerhans, composto por diferentes tipos de células. As células alfa produzem glucagon, as beta fabricam insulina, enquanto as delta produzem somatostatina. A pancreatite crônica é uma doença inflamatória do pâncreas associada a fibrose que acomete as suas funções exógena e endógena do pâncreas.

Pancreatite crônica

A pancreatite crônica (PC) é caracterizada por uma fibrose progressiva no parênquima glandular, inicialmente focal e mais tardiamente acomentendo todo o pâncreas sendo a sua principal causa o alcoolismo crônico. A PC pode ser classificada em PC crônica calcificada, PC crônica obstrutiva, pancreatite responsiva a corticosteroide e pancreatite idiopática. Hábito tabágico e fatores hereditários concorrem para o desenvolvimento da PC calcificada. Em um número expressivo de pacientes (10-25%) não é possível identificar fator causal, sendo denominada PC idiopática. Alguns marcadores genéticos vêm sendo reconhecidos na PC tais como mutações do PRSS1, CFTR e SPINK1, responsáveis pela ativação do tripsinogênio e fluxo de cálcio acinar.[1-4]

A abordagem inicial inclui a avaliação clínica, estudos por imagem, endoscopia e avaliação funcional. Clinicamente o paciente apresenta dor abdominal recorrente ou persistente exacerbada pela ingesta alcoólica ou alimentar, e perda da função exócrina e endócrina da glândula, tendo como consequências mais comuns perda de peso, esteatorreia e diabetes *mellitus*.[5] A perda de peso não intencional é um indicador importante e prevalente nos pacientes com PC, estando associada com aumento da morbimortalidade pela doença. A esteatorreia desenvolve-se após a perda de mais de 90% da capacidade enzimática secretória, e usualmente antecede o diabetes *mellitus*. Além do prejuízo à absorção da gordura, ocorrem com o passar do tempo deficiências na digestão e absorção de proteínas (azotorreia) e carboidratos, acarretando alterações intestinais características como distensão gasosa, fezes espumosas, oleosas com odor desagradável e diarreia explosiva. O diabetes *mellitus* decorre da destruição das ilhotas de Langherans, com comprometimento da produção de insulina e glucagon. A resistência insulínica é encontrada em uma minoria dos pacientes diabéticos com PC, não fazendo parte de sua fisiopatogenia.[6]

Embora a metformina seja conhecida como uma droga de primeira linha no controle da hiperglicemia em pacientes com diabetes tipo 2, os pacientes com DM associada a PC evoluem comumente para a necessidade de insulinoterapia.[7] Durante agudização de processos inflamatórios do pâncreas podem ser identificados hipermetabolismo, hipercatabolismo, icterícia, pseudocistos, fístula, ascite, derrame pleural, hipertensão porta e hemobilia. O diagnóstico laboratorial fundamental na PC é a comprovação da perda da função pancreática exócrina. Em pacientes portadores de síndromes digestivas, incluindo a PC, a insuficiência exócrina pancreática é subdiagnosticada e subtratada. As dosagens séricas da amilase e lipase têm baixa sensibilidade na PC. Testes funcionais diretos como o teste secretório com colecistoquinina-secretina são capazes de identificar alterações precoces na PC, possuem boa sensibilidade, mas

Capítulo 31
Absorção e Metabolismo de Nutrientes

esbarram no seu alto custo e invasividade, estando fora de emprego clínico diário. Já os métodos indiretos como a medida da elastase-1 (EL-1) fecal e o método do esteatócrito ácido têm se mostrado promissores, revelando alta sensibilidade de 90-100% e especificidade de 96-100% nas fases mais avançadas da insuficiência exócrina. A EL-1 é uma protease digestiva humana específica, sintetizada nas células acinares e secretada no duodeno, através do ducto pancreático. A EL-1 é sintetizada como zimogênio e a enzima madura tem peso molecular de 28 kDa. Durante o trânsito intestinal, a EL-1 liga-se principalmente a sais biliares e, em contraste com outras enzimas pancreáticas, não é degradada durante a passagem pelo intestino. A medida dessa enzima proteolítica nas fezes é feita por meio de um teste ELISA, com ampla aceitação em laboratórios clínicos.

A EL-1 fecal é considerada mais sensível e específica que outros testes de uso corrente na detecção de insuficiência pancreática exócrina. Não há consenso sobre o ponto de corte ideal para EL-1 em pacientes com PC sendo que diferentes valores valores já foram propostos. A quantificação da gordura fecal de 72 h é um método para diagnóstico da esteatorreia, sendo considerado o melhor método para acompanhar a resposta terapêutica à reposição enzimática. Pelo inconveniente do tempo de coleta e armazenamento de fezes, torna-se de difícil realização e pouco empregado em nosso meio. O método esteatócrito ácido correlaciona-se bem com a estimativa de gordura fecal quantitativa de 72 h. Embora simples, confiável e custo-efetivo, há falta de padronização do teste. Como método alternativo à quantificação da má absorção de gordura, tem sido empregado o método respiratório de análise do C13-MTG (triglicerídio de cadeia média marcado com carbono-13). É um teste respiratório simples, não invasivo, com boa acurácia e reprodutibilidade. Serve também para acompanhar a resposta à terapia de reposição enzimática (TERP). À medida que este teste estiver mais difundido, fornecerá valioso instrumental para a maior identificação da disabsorção de gorduras.[8]

A busca da interrupção do consumo alcoólico, o controle rigoroso da dor e a suspensão do tabaco são medidas prioritárias da abordagem inicial na PC. A restrição dietética está limitada aos episódios de agudização da inflamação, devendo a alimentação ser retomada o mais breve possível. Pode ser necessário o fracionamento das refeições para reduzir o estímulo pancreático e favorecer o controle glicêmico. A restrição da ingesta de gordura deve ser minimizada, pois prejudica a absorção de outros nutrientes e a própria ação da TERP. Em uma metanálise recentemente conduzida, demonstrou-se que a TERP aumenta a absorção de gordura e proteína e o faz mais eficazmente com maior dosagem, revestimento entérico, administração com alimentos e supressão ácida concomitante (bloqueador H^+, anti-H2). Os estudos de acompanhamento indicaram que a TERP aumenta os parâmetros nutricionais nas análises bioquímicas sanguíneas, melhora os sintomas gastrointestinais e a qualidade de vida sem eventos adversos significativos. Dosagens de vitaminas lipossolúveis, tiamina, vitamina B12, ácido fólico, cálcio, zinco e magnésio são recomendados no acompanhamento e individualização da prescrição nutricional.

A digestão dos triglicerídeos se inicia no estômago, sob efeito da lipase sublingual (crianças) e da lipase gástrica (adultos).[9] No paciente com PC, a TERP deve ser iniciada precocemente, após a avaliação nutricional caracterizar sinais de comprometimento nutricional. Devem-se selecionar produtos que contenham microesferas gastrorresistentes. A dose inicial é ajustada de acordo com o grau de insuficiência pancreática. Proporcionalmente, indivíduos mais jovens necessitarão de maior dosagem (UI de lipase) por quilo de peso. Em adultos, de modo geral, inicia-se com 25.000 UI durante as principais refeições e 10.000 UI nas colações intermediárias, respeitando-se a dose máxima de 75.000

UI por refeição.[10] No nosso meio, dispomos da apresentação de cápsulas de pancreatina (lipase + amilase + protease), sendo a dosagem baseada no componente lipase, 10.000 UI e 25.000 UI (Creon, Panzytrat, Ultrase). Têm origem animal (porcina). Devido ao seu alto custo, as orientações quanto à distribuição da dose de reposição enzimática ao longo da refeição favorece a eficácia terapêutica (metade no início e metade no meio da refeição).[11] Possíveis fatores concorrentes para a baixa efetividade da TERP são a deficiência de colipase, de secreção de bicarbonato intraduodenal e de sais biliares.

Referências bibliográficas

1. Derikx MHM, Drenth JPH. Genetic factors in chronic pancreatitis: implications for diagnosis, management and prognosis. Best Pract Res Clin Gastroenterol. 2010; 24:251-70.
2. Navarro S. Chronic pancreatitis. Some important historical aspects. Gastroenterol Hepatol. 2018; 41:474.e1-e8.
3. II Diretriz de Pancreatite Crônica. Galvão Alves J (coord.). Gastroenterol Endosc Dig. 2017; 36(Suppl 1):1-66.
4. Conwell DL, Lee LS, Yadav D, et al. American Pancreatic Association Practice Guidelines in Chronic Pancreatitis. Evidence-Based Report on Diagnostic Guidelines. Pancreas. 2014; 43:1143-62.
5. Cui YF, Andersen DK. Pancreatogenic Diabetes: Special Considerations for Management. Pancreatology. 2011; 11:279-94.
6. Kumar H, Manrai M, Sood AK, Sharma R. A clinical study of insulin resistance in patients with chronic pancreatitis. Diabetes & Metabolic Syndrome: Clinical Research & Reviews 2017; 11S:S282-S286.
7. Makuc J. Management of pancreatogenic diabetes: challenges and solutions. Diabetes Metab Syndr Obes. 2016; 9:311-5.
8. Muñoz JED. Diagnosis of chronic pancreatitis: Functional testing. Best Pract Res Clin Gastroenterol. 2010; 24:233-41.
9. Galvão-Alves J, Galvão MC, de Rodrigues RHR. Pancreatite Crônica – definição, classificação e avanços no diagnóstico. In: Temas de Atualização em Gastroenterologia. Rio de Janeiro: Organização José Galvão-Alves; 2018. p. 149-69.
10. Hamosh M. Lingual and gastric lipases. Nutrition. 1990; 6:421-8.
11. Sikkens ECM, Cahen DL, Kuipers EJ, Bruno MJ. Pancreatic enzyme replacement therapy in chronic pancreatitis. Best Pract Res Clin Gastroenterol. 2010; 24:337-47.

Índice Remissivo

Obs.: números em **negrito** indicam quadros e tabelas; números em *itálico* indicam figuras.

A

Absorção
  dos nutrientes nos capilares sanguíneos
    carboidratos, 28
    lipídeos, 30
    oxigênio, 28
    proteínas, 29
  dos nutrientes nos capilares sanguíneos
    oxigênio, 28
  renal da água no néfron distal, regulação hormonal na, *13*
Absorção, 36
Acetilcolina
  liberação de, 57
  molécula de, 57
  na fenda sináptica, 55
Acetoacetato, 210
Acetona, 210
Acidente vascular encefálico isquêmico, prevenção, 261
Ácido
  gama-aminobutírico, 70
  lático produzido nos tecidos, *25*
  pirúvico, 23
  valproico, 75

Acidose, 210
Adaptação à hipoxemia crônica, 163
ADH (*antidiuretic hormone*), 220
  em resposta ao estado de choque, efeito do
    caso clínico, 229
    objetivos de estudo, 230
Adrenalina, 20, 88
Agentes inotrópicos
  dobutamina, 115
  indicação para uso, 116
  levosimendan, 118
  milrinona, 116
  positivos, indicação para uso segundo diretriz da ACC/AHA, **116**
  uso de, 115
    caso clínico, 115
    objetivo de estudo, 115
Água
  canais de, *10*
  diurese da, *221*
  moléculas de, *10*
  taxa de difusão da, 10
  transporte por osmose, *11*
Alça de Henle, 224
Aldosterona, 227
β-amilase, 29
Alterações visuais, 64
Alvéolos pulmonares, 192
Anaerobiose, 25
Anemia, 81, 241

mecanismos de compensação na

caso clínico, 81

no doente crítico, causas evidentes e
obscuras

de, **246**

no paciente crítico, *243*

Anormalidades no controle da
respiração, 51

Antagonista da vitamina K, 260

Antibiótico(s)

betalactâmico, 39

parâmetros de farmacodinâmica
dos, *38*

Anticoagulante(s), mecanismo de ação
dos, 261

Anticonvulsivante, farmacologia da, 73

Anticorpos, 252

Anti-inflamatórios não esteroides, 241

Aporte de sódio ao néfron distal, *212*

Aquaporinas, *10*, 227

Arquitetura pulmonar, *193*

Arritmia cardíaca, 3

Artéria pulmonar esquerda,
angiotomografia com falha de
enchimento em, *260*

Aspergilose pulmonar, *251*

Atividade elétrica neuronal, 69

Auto-PEEP, 133, 182

dinâmica, 185

efeito da, *183*

na curva fluxo × volume, identificação
da, *185*

Autorregulação, *62*

AVCi maligno de artéria cerebral média
direita, *64*

Azotorreia, 272

B

Base excess, 85

Betabloqueador(es)

esquema de ação de acordo com a
seletividade e efeito no receptor, *112*

indicação

infarto agudo do miocárdio, 112

insuficiência aguda, 113

insuficiência cardíaca, 112

crônica descompensada, 113

uso na insuficiência cardíaca

caso clínico, 109

objetivos de estudo, 109

β-hidroxibutirato, 210

Bicarbonato, 216

Bile, 30

Biodisponibilidade, 36

BIPAP (*bilevel positive pressure airway*),
183

Bloqueadores neuromusculares

ação dos, 55

caso clínico, 55

objetivos de estudo, 55

Bomba de sódio e potássio, 12

Broncoespasmo, 176

C

Cadeia de hemoglobina, 243

Canal

de água, *10*

iônico de sódio, potássio e cálcio na
membrana celular, *4*

Candida, 250

Capilar sanguíneo, absorção dos nutrientes
nos, 27

Cápsula de Bowman, *204*

Carboidrato(s), 28

classificação, *29*

metabolismo dos, *24*

transporte através do meio
extracelular, *30*

Índice Remissivo

Cascata
  da coagulação, *261*
  de oxigenação, *82*
  inflamatória, 249
Catecolamina, 17
  síntese a partir do aminoácido tirosina, *88*
Cefaleia, 64
Célula(s)
  contrátil, potencial de ação na, fases, *5*
  dendríticas, 253
  do ramo ascendente espesso, *226*
  potencial elétrico da, 3
  principais do ducto coletor cortical, *227*
Células-tronco hematopoéticas pluripotentes, 242
Cetoacidose diabética, 207
  fisiopatogenia da, *209*
  protocolo para manejo da, *215*
Choque
  estratificação do, 154
  séptico, 23
    efeito endócrino-metabólico do uso de hidrocortisona no, 234
      caso clínico, 234
      objetivos de estudo, 234
Ciclo
  cardíaco, 141
    esquema do, *142*
  respiratório, variação da curva de pressão conforme o, *129*
Circulação
  coronariana, *101*
  liquórica, *60*
Citocinas contrarreguladoras, 244
CO_2
  diferença arteriovenosa de, 147
  produção de, 147

Coagulopatia, 269
  por *Clostridium difficile*, 268
Colapsibilidade da veia cava superior, 132
Compensação *borderline,* 109
Complexo PDH, inibição do, 25
Concentração urinária, 219
  fisiologia da, 219
Concentração inibitória mínima, 38
Conteúdo arterial de oxigênio, 83
Convulsão, 68
Coração, 100, 141
Corticoides, 234
  na prática clínica, controvérsias do uso de, 236
Cortisol, 234
  ação no organismo saudável, 234
  sintetizado pelo córtex adrenal, 234
Crânio, componentes do, 59
Creatinina, 200
  sérica, associação entre TFG e, *201*
Crise(s)
  epiléptica, 68
  focais, 71
  hiperglicêmicas no diabetes, tratamento, 212
  tipos de, classificação da ILAE 2017, *72*
Curva
  de dissociação da oxi-hemoglobina, *84*
  de Frank-Starling, *123*
  de Langfitt, 62, *63*
  de pressão arterial, 96
  de pressão PVC/PAD, *127*

D

Débito cardíaco, *122*, 141, *155*
  cálculo do, 154
  estimativa do, 153
  fatores cardiovasculares que influenciam o, 143
  regulação do, *152*

Deficiência(s)
de vasopressina no choque com o tempo, *232*
de vitamina B12, 244
nutricionais, 244
Desafio hídrico, 136
Desmielinização, 50
Determinante do retorno venoso, 141
Diabetes mellitus, descompensações do, 210
Difusão de eletrólitos, 12
Diluição urinária, 219
fisiologia da, 219
Disfunção(ões)
bulbar, 51
de ventrículo direito, fisiopatologia da, *166*
hepática, 25
mitocondrial, 25
respiratória, 50
Dispercepção, 71
Distância de tempo entre o fenômeno elétrico e início da ascensão da curva arterial correspondente à ejeção do volume sistólico, *94*
Distúrbio(s)
hidroeletrolíticos, 211
hiperglicêmico
caso clínico, 207
objetivos de estudo, 207
respiratório do sono, 51
Diurese
da água, *221*
osmótica, 216
Diuréticos, efeitos dos, 223
DO_2 crítico, conceito de, 81
Dobutamina, 20, 115
farmacocinética, 21
farmacologia, *119*
mecanismo de ação, *117*

meia-vida plasmática, 21
Doença(s)
intrarrenais, causas, **203**
pós-renais, causas, **203**
pré-renais, causas, **203**
pulmonar obstrutiva crônica, 179
renal, causas de, **203**
DPOC (doença pulmonar obstrutiva crônica), 179
exacerbação da, efeitos fisiopatológicos e efeitos de ventilação não invasiva na, *184*
Droga(s)
farmacocinética das, 35
caso clínico, 35
objetivos de estudo, 35
vasoativas, 17
vasopressora
efeitos adversos de uso de, 21
uso no controle da pressão arterial, 87
caso clínico, 87

E

Ecocardiograma, cálculo do VTI no, 151
caso clínico, 151
objetivos de estudo, 151
Ecografia
à beira do leito, 132
monitorização com, 151
Edema
cerebral, 15
pulmonar, 28
de origem neurogênica, 15
neurogênico, 52
Efeito(s)
celular adrenorreceptores
adrenalina para estimular receptores α-adrenérgicos, 20

Índice Remissivo

noradrenalina para estimular
receptores α e β-adrenérgicos, 20

objetivos de estudo, 17

vasopressores β como a
dobutamina, 20

da auto-PEEP, *183*

do ajuste de formato entre o pulmão
e a caixa torácica, comparação dos
efeitos do, *168*

espaço morto, *175*

shunt, 175

shunt pulmonar, 173

Warburg, 26

Eixo hipotálamo-hipófise-adrenal, *235*

fisiologia do, 234

Eletrólitos, efeitos no potencial de
membrana celular, 3

Elevação passiva das, teste de, 133

Encefalopatia hiponatrêmica, 15

Enchimento cardíaco, 141

Enfisema pulmonar, 28

Enzima lipase hormônio-sensível, 210

Epinefrina, 110

Equação
de Fick, 102, 148
hidráulica, *106*

Eritropoetina, regulação da expressão
de, 242

Esclerose múltipla
diagnóstico, 50
disfunção respiratória na, tipos, **51**
fisiopatologia, 49
tratamento, 52, **52**

Escore SOFA, 231

Espaço morto, 175

Espironolactona, 4

Estabilidade alveolar, 191

Estado
de hipercoagulabilidade, 161

de mal, 68

de mal convulsivo, 68

hiperglicêmico hiperosmolar
protocolo para, *215*

hiperglicêmico hiperosmolar, 207

volêmico, estratificação do, 154

Expiração normal, 182

F

Falência respiratória, 51

Fármacos, sobre fluxo coronário, 103

Farmacocinética, 35
conceitos, 36
absorção, 36
biodisponibilidade, 36
bioequivalência, 36
clearance, 36
$C_{máx}/MIC$, 39
fT > MIC, 39
meia-vida, 37
PK/PD, 37
volume de distribuição, 36
das drogas, 35
particularidades nos pacientes
críticos, 39

Fator de von Willebrand, 89

Fenda sináptica, esquema, 56

Fenilefrina, 21

Fenitoína, 75

Fenômeno "*slow flow*", 105

Ferro
carência de, 244
metabolismo do, 243

Fibrilação ventricular secundária a
hipercalemia, *7*

Fibrina, formação, 260

Física dos gases, 215

279

CMIB - Clínicas de Medicina Intensiva Brasileira

FISIOLOGIA E FARMACOLOGIA

Fisiologia
   aplicada à medicina
      características das vias aéreas inferiores, 192
      lei de Laplace, 192
      metabolismo surfactante, 194
      surfactante pulmonar, 193
      tensão superficial, 192
   gástrica, 265
Fluido, sobrecarga de, alterações patológicas, *125*
Fluido-responsividade
   estratégias para avaliação de, 126
      com pressão positiva, efeitos hemodinâmicos da, *126*
         parâmetros dinâmicos, 129
         parâmetros estáticos, 126
   preditores de, **130**
   sensibilidade e especificidade entre parâmetros dinâmico e estático de, *131*
Fluido-responsividade, 121, 124
Fluidoterapia, 136
Fluxo
   coronariano, 99, 100
      determinantes fisiológicos do, *102*
      lento, 105
      regulação do, 104
      reserva de, 105
   fracionado de reserva
      do miocárdio, 105
      representação esquemática, *105*
   sanguíneo
      cerebral, 61
      em uma pessoa em posição ortostática, distribuição do, *168*
      renal, 199
Fondaparinux, 260
Fosfato, 216

Fraqueza
   da musculatura expiratória, 50
   da musculatura respiratória, **51**
fT > MIC, 38
Função
   endotelial, 27
   glomerular, fisiologia da, *204*
Furosemida, 4, 223
   inibe o cotransportador de Na-K-Cl, *226*

G

Galactose, 29
Gases, física dos, 191
Gasometria
   arterial, 147
   venosa, 147
Glicogênese, 208
Glicose, 23, 29
   no fígado, *25*
   transporte, *32*
Glóbulo vermelho
   aumento da destruição dos, 245
   vida útil dos, 244
Glomérulo, *204*

H

Hemácias, mecanismos fisiopatológicos da redução de, *242*
Hematose, *28*
Hemocaterese, 245
Heparina não fracionada, 260
Hidrocortisona, por que a escolha pela, 236
Hidrocortisona no choque séptico, efeito endócrino-metabólico do uso de
   caso clínico, 234
   objetivos de estudo, 234

Índice Remissivo

posologia da, 236

Hipercalemia, 212

alterações das ondas P e PR na, 6

paciente apresentando arritmias cardíacas com, 3

Hipercetonemia, 210

Hiperglicemia, 209

Hipertensão intracraniana, 59

mecanismos de, 62

monitorização da, 63

Hiponatremia, efeitos no sistema nervoso central, 12

Hipoperfusão

esplâncnica, 266

gástrica, 266

tecidual, 121

Hiporexia, 6

Hipotensão arterial, 89

Hipoxemia, desenvolvimento da, 176

Hormônio(s)

anabólico, 208

antidiurético, produção pela hipófise posterior, *220*

contrarregulatórios da insulina, 208

da adrenal a partir do colesterol

síntese dos, *235*

I

Imunoglobulinas, 252

Imunidade humoral, 252

Índice de volume diastólico final de ventrículo direito, 126, 128

Infarto agudo do miocárdio, indicação de betabloqueadores, 112

Infecção(ões)

por *Clostridium difficile*, 268

resposta imune a, 249

Infusão, como pensar nela e conter a ansiedade de prescrevê-la, 136

Inibição do *mammalian target of rapamycin,* 253

Inibidores da bomba de prótons

farmacologia dos, 267

na UTI, risco × benefício de uso de, 267

uso de, 265

caso clínico, 265

objetivo de estudo, 265

Injúria renal aguda

definição, 201

induzida por isquemia, fisiopatologia da, *204*

Insuficiência

adrenal relativa no choque séptico, 236

cardíaca

aguda, indicação de betabloqueadores, 113

crônica, indicação de betabloquedores, 112

crônica descompensada, indicação de betabloqueadores, 113

sistema adrenérgico na, 110

uso dos betabloquadores na, 109

respiratória

aguda, 159

tipos, 160

Insulina, 208, 213

resistência à, 208

Integral velocidade-tempo do fluxo sanguíneo, 153

Interação cardiopulmonar, 121, 124

Intervalo PR, aumento do, *7*

Intubação orotraqueal, 159

J

Junção neuromuscular, 55

CMIB - Clínicas de Medicina Intensiva Brasileira

FISIOLOGIA E FARMACOLOGIA

K

KDIGO, classificação de, **201**

L

Lactato, produção de, 23

Lactose, 29

Lei

de Frank-Starling, 123

de Laplace, 192, 193

da tensão superficial de uma esfera, 191

de Poiseuille, 102, *103*

Lesão aguda da mucosa gástrica, mecanismos associados à, **268**

Levosimedan, 118

farmacologia, **119**

Linfócito

B, 253

T, 252

Lipídeo(s), 30

digestão de, *31*

transporte através do meio extracelular, 30

Lipogênese, 208

Lipólise, 210

Líquido cefalorraquidiano, 60

M

Macrófagos, 253

Magnésio, 216

Maltose, 29

Manobra de elevação passiva das pernas, maneira adequada para realizar a, *135*

Mecanismo

de aumento de débito cardíaco com o aumento do volume ventricular, *145*

de Frank-Starlin, 144

Meia-vida, 37

Membrana celular, 3

potencial de repouso da, *5*

Metabolismo celular, 23-26

MIC (concentração inibitória mínima), 38

Microcirculação, 100

gástrica, 266

Midazolam, 74

Mielina, papel da, 49

Milrinona, 116

farmacologia, **119**

mecanismo de ação, *117*

Miocárdio, potencial de ação no, fases, **6**

Miocardite aguda com IC aguda, 115

Modelo

celular, 259

MASCC e Talcott, *performance* dos, **255**

Monócito, 253

Mucosa gástrica, mecanismo associados à lesão aguda da, **268**

N

Néfron(s), 224

estrutura do, *200*

reabsorção de sódio pelos, *13*

Neoplasia

hematológica, 250

prolongada, 251

Neuroquímica, breve revisão sobre, 69

Neutrófilo, 250

Neutropenia, 249

diferentes causas de, 250

neoplasia hematológica, 250

Noradrenalina, 20

Norepinefrina, 110

Nutrientes, absorção e metabolismo de, 271

Nutriente, 27

absorção nos capilares sanguíneos, 27

Índice Remissivo

O

Onda

  "a"

    da curva de POAP, reconhecimento da, *12*

    da curva de PVC/PAD, reconhecimento da, *128*

  arterial, identificando adequadamente a, 91

    caso clínico, 91

    objetivo de estudo, 91

  de PIC normal, *63*

  de pressão arterial invasiva, fisiologia da, 92

  de pulso, 63

  dicrótica, 64

  formato de, analisando o, 93

  P e PR, alterações na hipercalcemia, *6*

  quadrada, *92*

  senoidal, *7*

Opacidade parenquimatosa, RX de tórax mostrando, *208*

Osmolalidade

  alterações durante a passagem de fluidos pelo néfron, *225*

  do córtex renal, 224

Osmolaridade sérica calculada, 12

Osmose, transporte de água por, *11*

Overdrive adrenérgico, 20

Óxido nítrico, 244

  papel do choque vasoplégico

    caso clínico, 43

    objetivos de estudo, 43

Oxigenação

  cascata de, *82*

  tecidual, 142

Oxigênio, 28

  consumo e oferta, relação entre, *85*

  conteúdo arterial de, 81

  difusão de, *31*

  fatores que afetam o consumo pelo miocárdio, 104

  relação do consumo durante o exercício, *152*

  transporte através do meio extracelular, 30

Oxi-hemoglobina, curva de, *84*

P

Paciente

  admitido no departamento de emergência com dor torácica e supra de ST

    caso clínico, 99

      ECG do, *100*

  admitido com DPOC exacerbado por broncoespasmo, apresentando auto-PEEP

    caso clínico, 179

    objetivos de estudo, 179

  admitido com síndrome do desconforto respiratório agudo e hipertensão arterial pulmonar

    caso clínico, 163

    objetivos de estudo, 163

  admitido em embolia pulmonar, mantendo hipoxemia, 173

  admitido no departamento de emergência com dor torácica e supra de ST

    caso clínico, 99

    objetivos de estudo, 99

  com ACi maligno evolui com rebaixamento súbito do nível de consciência

    caso clínico, 59

    objetivos de estudo, 59

  com anemia ferropriva admitido na UTI com rebaixamento de consciência, 241 caso clínico, 241

objetivo de estudo, 241

com choque séptico e hiperlactatemia

caso clínico, 23

objetivo de estudo, 23

com embolia pulmonar tem indicação
de anticoagulação, 259

caso clínico, 259

objetivos de estudo, 259

com falência secundária a esclerose
múltipla

caso clínico, 49

objetivos de estudo, 49

com hipercalemia apresentando
arritmias cardíacas

caso clínico, 3

objetivo de estudo, 3

com hiponatremia encontrado em
coma na sua residência

caso clínico, 9

discutir transporte transmembrana
de sódio e água, 9

efeitos da hiponatremia no sistema
nervoso central, 12

objetivos de estudo, 9

com síndrome disabsortiva
pós-pancreatite crônica

caso clínico, 271

objetivo de estudo, 271, 272

com TCE evolui com poliúria

caso clínico, 219

objetivo de estudo, 219

crítico, mecanismo de lesão aguda da
mucosa gástrica no, *267*

em choque circulatório, 147

caso clínico, 147

objetivos de estudo, 147

em choque, em ventilação
mecânica, é avaliado quanto
à fluido-responsividade

caso clínico, 121

em pós-operatório de cirurgia
bariátrica evolui com IRpA e
necessidade de intubação orotraqueal

objetivo de estudo, 159

em tratamento quioterápico para CA de
pulmão, admitido com neutropenia
febril, 249

caso clínico, 249

objetivos de estudo, 249

neutropênico de baixo risco da
MASCC, modelo preditivo para, **255**

neutropênico febril, 249

risco de complicações no,
avaliando, 254

previamente hipertenso admitido
chocado após hemorragia digestiva
alta, evoluindo com injúria renal
aguda

caso clínico, 199

fisiopatologia, 199

status epilepticus, caso clínico, 67

"Padrão bizarro", *7*

Pâncreas, 272

Pancreatite crônica, *272*

Papiledema, 65

Parênquima pulmonar, destruição do, 180

Pausa

expiratória, 133

técnica da, *186*

inspiratória, técnica da, *181*

positiva expiratória final, 181

PDH (piruvado desidrogenase), *24*

PEEP externa na auto-PEEP, efeito da
aplicação do, *187*

Perdas sanguíneas associadas à
flebotomia, sangramentos evidentes e
ocultos, 245

Perfusão

coronária, 101

determinantes de, 100

miocárdica, 99

Índice Remissivo

PK/PD (farmacocinética/farmacodinâmica), 35, 37

    conceito, *38*

Placa coronária epicárdica, rotura, 105

Policitemia, 84

Poliúria

    na síndrome cerebral perdedora de sal, 222

    no diabetes *insipidus* central, 221

Pool de surfactante, 194

Potássio, 214

    reposição de, **216**

Potencial

    de ação nervoso, 49

    de membrana, paciente com hipercalemia aporesentando arritmias cardíacas, 3

Pré-carga, 126

Pressão

    arterial, 87

        em paciente sob ventilação mecânica com pressão positiva, *132*

        invasiva, técnica de medição da, 91

    das vias aéreas em paciente sob ventilação mecânica com pressão positiva, *132*

    de oclusão da artéria pulmonar, 126, 127

    de perfusão cerebral, 59, 61

    de pulso, *95*

        variação da, 131

    expiratória final positiva intrínseca, 180

    intracraniana, 61

        autorregulação da, 59

        manifestações clínicas, 64

    osmótica, efeito sobre a difusão do soluto, *11*

    parcial de oxigênio, 28

Prostração, 6

Proteção gástrica, mecanismos, 265

Proteína(s), 29

    C reativa, 242

    digestão das, *30*

    G, 17

    transporte através do meio extracelular, 30

Pseudomona aeruginosa, 35

PSV (*pressure support ventilation*), 183

PVC/PAD (pressão venosa central/pressão de átrio direito), 127

Q

QRS, alargamento do, *7*

Quimiotripsina, 29

R

Reanimação volêmica, 212

Receptor(es)

    adrenérgico, mecanismos dos, *19*

    GABA, 67

    nicotínico pós-juncional, esquema de, 57

    NMDA, 67

Regulação hormonal da reabsorção renal do cloreto de sódio no néfron distal, *14*

Relação ventilação-perfusão, 173

Repolarização, 4

Resistência vascular sistêmica, 143

Responsividade a fluidos, 132

Resposta imune a infecções, 249

Ressuscitação hídrica, fases

    descalonamento, 137

    estabilização, 137

    otimização, 136

    relação entre as, *137*

    ressuscitação, 136

Restrição pulmonar do pós-operatório, 161

Retorno venoso, 141, 143

Ritmo

    pré-parada cardíaca, *7*

    sinusal, eletrocardiograma revelando, *4*

Rocurônio, 58

S

Sangramento gastrointestinal, 245

Sangue

    coagulação do, 259

    componentes do, *32*

Secreção ácida, 265

    gástrica, fatores relacionados à, **266**

Sepse na célula endotelial, resposta inflamatória à, *43*

Septo interventricular, movimentação paradoxa do, *165*

Shunt, 175

Sinal de uremia, 6

Sinalização celular, 9

Síndrome(s)

    da secreção inapropriada de ADH, 222

    de realimentação

        causas e repercussões orgânicas relacionadas à, 33

        marcadores, 33

    disabsortiva pós-pancreatite crônica, 271

    do desconforto respiratório agudo, tomografia computadorizada de paciente em fase aguda de, *167*

    do desconforto respiratório agudo, 163

    efeito da posição prona na, 169

Sistema

    adrenérgico, na insuficiência cardíaca, 110

    coronariano, aspectos anatômicos, 99

    gastrointestinal, 28

    nervoso autônomo, 103

    nervoso parassimpático, 103

    renina-angiotensina, 110

    respiratório, 28

Soluto concentração no extracelular e intracelular, 12

Sonda cardiovascular, posicionamento com visão ecocardiográfica, *153*

Squeezing, 93, 124

Status epilepticus, 68

    abordagem, fluxograma de, *76*

    apresentação clínica, 70

    classificação, 70

    complicações, 77

    desfechos, 76

    paciente com, 67

    patogênese, 68

    resolução do quadro clínico, 77

    terapêutica, 73

Sucrose, 29

Surfactante

    alveolar, papel do, 191

    pulmonar

        composição do, 194

        deficiência nas doenças pulmonares neonatais, 195

        funções do, 193

        metabolismo do, 194

        pool de, 194

        produção, 194

T

Taquicardia, 21

Tecido cardíaco, 144

Técnica da pausa expiratória, *186*

Tempo e PaO_2, relação entre, *82*

Tensão superficial, 192

    relação com o raio da esfera, *193*

Teoria Guytoneana, 122

Índice Remissivo

Teste
  de elevação passiva das pernas, 133
  de oclusão da válvula expiratória ao final da expiração, 133

Tidal wave, 63

Tirosina, *88*

Tontura, 64

Tônus muscular vascular
  regulação do, *44*
  vascular, 87

Transporte transmembrana, 9

Treino muscular, 53

Triglicerídeo, digestão, 273

Tripsina, 29

Troca
  de nutrientes e difusão dos capilares
    absorção dos nutrientes nos capilares sanguíneos, 27
    caso clínico, 27
    causas e repercussões orgânicas relacionadas à síndrome de realimentação, 33
  gasosa, 28

Trombina, 260

Tromboembolismo
  pulmonar, 173

venoso
  prevenção, 261
  tratamento, 261

V

Vasoconstrição
  compensatória, 176
  hipóxica, 163

Vasomotilidade, 103

Vasoplegia, 44

Vasopressina, 14, 89

Vasopressor(es)
  β, uso de, 20
  farmacologia dos, resumo comparativo, **90**
  para estimular receptores alfa-adrenérgicos, uso de, 20
  para estimular receptores α e β-adrenérgicos, uso de, 20

Ventilação
  alveolar, 174
  com pressão positiva, efeitos hemodinâmicos da, *126*

Via(s)
  aéreas inferiores, características, 192
  glicolítica, aumento na velocidade da, 24

IMPRESSÃO:

Santa Maria - RS | Fone: (55) 3220.4500
www.graficapallotti.com.br